W0371947

Aus dem Programm Huber :
Klinische Praxis

Von Guy Bodenmann sind bei Hans Huber erschienen:

für Paare, die Paare bleiben wollen:

Stress und Partnerschaft
Gemeinsam den Alltag bewältigen
3. Auflage 225 Seiten (ISBN 3-456-84054-3)

Beziehungskrisen
erkennen, verstehen und bewältigen
181 Seiten (ISBN 3-456-83634-1)

für Praktiker, die mehr über die Psychologie der Paarbeziehungen wissen möchten:

Bewältigung von Stress in Partnerschaften
Der Einfluss der Belastungen auf die Qualität und Stabilität von Paarbeziehungen.
288 Seiten (ISBN 3-456-82638-9)

Scheidung und ihre Folgen
Aus der Sicht verschiedener Disziplinen
Herausgegeben zusammen mit Meinrad Perrez.
214 Seiten (ISBN 3-456-82857-8)

Guy Bodenmann

Verhaltenstherapie mit Paaren

Ein modernes Handbuch für die psychologische Beratung und Behandlung

Verlag Hans Huber
Bern · Göttingen · Toronto · Seattle

Adresse des Autors:
Dr. Guy Bodenmann
Universität Freiburg
Institut für Familienforschung und -Beratung
Avenue de la Gare 1
CH-1700 Fribourg

Lektorat: Dr. Peter Stehlin
Herstellung: Therese Malsy
Druckvorstufe: Elisabeth Rumo
Umschlag: Atelier Mühlberg, Basel
Druck und buchbinderische Verarbeitung: AZ Druck und Datentechnik GmbH, Kempten
Printed in Germany

Bibliografische Information der Deutschen Bibliothek
Die Deutsche Bibliothek verzeichnet diese Publikation in der Deutschen Nationalbibliografie; detaillierte bibliografische Daten sind im Internet über http://dnb.ddb.de abrufbar.

Anregungen und Zuschriften bitte an:
Verlag Hans Huber
Länggass-Strasse 76
CH-3000 Bern 9
Tel: 0041 (0)31 300 4500
Fax: 0041 (0)31 300 4593
E-Mail: verlag@hanshuber.com
Internet: http://verlag.hanshuber.com

1. Auflage 2004

ISBN 3-456-84041-1

Vorwort

Scheidungsstatistiken und Untersuchungen zur Partnerschaftsqualität zeigen, dass viele Partnerschaften als unbefriedigend eingeschätzt werden und, obgleich sie nach wie vor die größte Bedeutung für das Wohlbefinden und die Lebenszufriedenheit haben, in vielen Fällen eine Quelle von chronischen Konflikten und Leid sind.

Gründe, weshalb Partnerschaften negativ verlaufen oder in einer Scheidung enden, gibt es viele und im Einzelfall unterschiedliche. Dennoch hat die Forschung in den letzten Jahren eine Fülle von empirischen Befunden zur Verfügung stellen können, welche es erlauben, zentrale Risikofaktoren besser zu kennen, zu verstehen und damit therapeutisch angehen zu können. Das Wissen, dass insbesondere *Kompetenzen* des Paares (bezüglich Kommunikation, Problemlösung und Stressbewältigung) für die Partnerschaftsqualität und einen günstigen Verlauf von großer Bedeutung sind, ist hilfreich sowohl für die Prävention von Beziehungsstörungen wie auch für deren Behandlung.

Dieses Buch versucht die neusten Erkenntnisse der Forschung und der daraus abgeleiteten und entwickelten Methoden darzustellen und dem Praktiker und der Praktikerin in der Eheberatung und Paartherapie zugänglich zu machen. Obgleich es bereits sehr gute Bücher zu Verhaltenstherapie mit Paaren in deutscher und englischer Sprache gibt, hatte ich das Bedürfnis, ein neues Buch zu diesem Thema zu schreiben, welches zum einen den direkten Bezug zwischen theoretischen Modellen, aktuellen Forschungsbefunden und dem therapeutischen Handeln verdeutlicht und zum anderen auch neuste Entwicklungen in diesem Bereich einbezieht, wie dies bisher nirgendwo sonst geschehen ist. Im Besonderen denke ich an unseren eigenen therapeutischen Zugang vor dem Hintergrund des *Konzepts des dyadischen Copings*, welcher auch bewältigungsorientierte Intervention (BOI) genannt wird, und die Impulse, die von Jacobson und Christensen (1996) mit der Akzeptierungsarbeit eingebracht wurden. Beide Methoden stellen eine wesentliche Erweiterung des bisherigen Repertoires der Verhaltenstherapie mit Paaren dar und eröffnen viel versprechende Möglichkeiten einer noch effizienteren Arbeit mit Paaren. Inzwischen haben wir jahrelange Erfahrung mit dem bewältigungsorientierten Zugang und sehen dessen Eignung und Wirksamkeit mannigfach bestätigt. Ich denke, dass er eine Zugangsweise in der Verhaltenstherapie mit Paaren eröffnet, die für die betroffenen Paare ebenso wie die Therapeuten und Therapeutinnen in hohem Maße gewinnbringend ist.

Dieses Buch versteht sich jedoch nicht nur als eine Darstellung der *Neuerungen* in der Verhaltenstherapie mit Paaren, sondern hat den Anspruch, auch die „klassischen" Methoden zu würdigen und deren Nützlichkeit und Wirksamkeit in Erinnerung zu rufen. Erst beide Elemente zusammen ermöglichen eine wirksame und effiziente, moderne Behandlung von Beziehungsstörungen. In diesem Sinne habe ich mir erlaubt, Methoden, die bereits anderswo ausführlich dargestellt wurden (z.B. im Buch „Partnerschaftsprobleme: Diagnose und Therapie" von Schindler, Hahlweg & Revenstorf, 1998) hier etwas weniger ausführlich darzustellen und den Hauptakzent auf die bewältigungsorientierte Methode zu legen.

Ich danke meiner Sekretärin Elisabeth Rumo herzlich für die Bearbeitung des Manuskriptes, Frau Andrea Trepp für das Korrekturlesen und Herrn Schär für die Gestaltung der Graphiken.

Ich hoffe, dass dieses Buch nicht nur die Integration der Stress- und Partnerschaftsforschung und den daraus entstehenden Nutzen für die Praxis verständlicher macht, sondern auch neue Impulse in der Prävention und Therapie mit Paaren geben kann.

Fribourg, im September 2003 Guy Bodenmann

Inhaltsverzeichnis

1. Hintergrund

1.1 Historische Entwicklung der Verhaltenstherapie mit Paaren

Während historisch gesehen in den Anfängen der Psychotherapie (vgl. Psychoanalyse) vor allem individuum-orientiert vorgegangen wurde (mitunter durch ein medizinisches Krankheitsmodell motiviert, welches die Ursachen von Störungen in der Person begründet vermutete und daher auch den Behandlungsschwerpunkt auf das Individuum legte), hat in den letzten vierzig Jahren die Paar- und Familientherapie und damit auch die Verhaltenstherapie bei diesen beiden Zielgruppen maßgeblich an Bedeutung gewonnen. Die Aussage von Manus (1966), dass Paartherapie eine Technik auf der Suche nach einer Theorie sei, begann allmählich einem Forschungsstrang zu weichen, welcher sich zu einem der profiliertesten entwickeln sollte. Dabei haben paartherapeutische Behandlungen nicht erst seit den Systemikern (z.B. Bateson, 1979; Haley, 1984) Einzug in Behandlungskonzepte gefunden, sondern erfolgten bereits ab den späten 30er Jahren auf psychodynamischem Hintergrund (z.B. Mittelmann, 1944; Oberndorf, 1938). Der Beginn einer auch *wissenschaftlich fundierten* Paartherapie kann jedoch historisch in die späten 60er Jahre gelegt werden. Zu diesem Zeitpunkt lieferten verschiedene Autoren die Grundsteine für diesen Behandlungsansatz und formulierten theoretische Annahmen, welche sich in Interventionen bei Paaren fruchtbar niederschlugen.

Die Verhaltenstherapie mit Paaren wurde in den *USA* allen voran von Gary Birchler, Don Baucom, Marion Forgatch, John Gottman, Gayla Margolin, Howard Markman, Cliff Notarius, Hyman Hops, Neil Jacobson, Gerald Patterson, Harold Rush, Jim Sackett, John Vincent und Robert Weiss beeinflusst, die dieser Therapieform in Forschung und Praxis namhafte Impulse gaben. Im *deutschen Sprachraum* wurde die Verhaltenstherapie mit Paaren insbesondere durch Kurt Hahlweg, Dirk Revenstorf,

Ludwig Schindler und Dirk Zimmer bekannt (vgl. Hahlweg, 1986; Schindler, Hahlweg & Revenstorf, 1998; Revenstorf, 1993; Zimmer, 1985), die über Jahre hinweg Pionierarbeit leisteten und der verhaltenstherapeutischen Arbeit mit Paaren zum Durchbruch verhalfen. Nicht zu vergessen sind auch die wesentlichen Beiträge (insbesondere im Rahmen der Forschung) von Claas Schaap in den Niederlanden und Patricia Noller in Australien. Im *französischsprachigen Raum* haben Madeleine Beaudry und Jean-Marie Boisvert (1988) der Verhaltenstherapie mit Paaren den Weg geebnet, auch wenn sich dieser Ansatz in dieser Sprachregion bisher eher schwach zu etablieren vermochte.

Zu Beginn basierten die Interventionen weitgehend auf den theoretischen Annahmen der operanten und sozialen Lerntheorien und umfassten entsprechend insbesondere respondente Methoden wie den *Verhaltensaustausch* (Reziprozitätstraining), wobei aufgrund der intensiven und sophistizierten Forschung bei Paaren bald auch weitere Elemente wie das Kommunikations- und Problemlösetraining oder kognitive Interventionen folgten. Maßgeblich beeinflusst wurde die Verhaltenstherapie mit Paaren ab den 70er Jahren durch Neil Jacobson, welcher bis kurz vor seinem frühen Tod Ende der neunziger Jahre innovative Beiträge veröffentlichte und eine *integrative Therapie* postulierte, welche verhaltenstherapeutische, kognitive und humanistische Elemente vereinte (z.B. Jacobson, 1992; Jacobson & Christensen, 1996). Wesentliche Impulse, durch einen stärkeren Einbezug von *kognitiven Methoden* (z.B. Reattributionstraining), gaben der Verhaltenstherapie mit Paaren auch Don Baucom und Kim Halford.

Seit ihren Anfängen hat sich die Verhaltenstherapie mit Paaren konstant weiterentwickelt. In diesem Buch werden diese Neuerungen beschrieben, wobei die Charakteristika der Verhaltenstherapie (unabhängig ob in der Individual- oder Paartherapie) (siehe Kasten 1 und 2) gewahrt blieben.

1.2 Charakteristika der Verhaltenstherapie mit Paaren

Die Verhaltenstherapie mit Paaren orientiert sich an denselben Kriterien wie die Verhaltenstherapie bei Individuen (vgl. Margraf & Lieb, 1995; Perrez, 1997; Reinecker, 1987) (siehe Kasten 1).

Kasten 1. Definition von Verhaltenstherapie

"Die Verhaltenstherapie ist eine auf der *empirischen Psychologie* basierende psychotherapeutische Grundorientierung. Sie umfasst störungsspezifische und -unspezifische Therapieverfahren, die aufgrund von möglichst hinreichend überprüftem Störungswissen und psychologischem Änderungswissen eine systematische Besserung der zu behandelnden Problematik anstreben. Die Maßnahmen verfolgen konkrete und operationalisierte Ziele auf den verschiedenen Ebenen des Verhaltens und Erlebens, leiten sich aus einer Störungsdiagnostik und individuellen Problemanalyse ab und setzen an prädisponierenden, auslösenden und/oder aufrechterhaltenden Problembedingungen an. Die in ständiger Entwicklung befindliche Verhaltenstherapie hat den Anspruch, ihre Effektivität empirisch abzusichern" (Margraf, 2000, S. 3).

Das Störungsverständnis und die Interventionsmethoden basieren im Rahmen der Verhaltenstherapie mit Paaren weitgehend auf den empirischen Erkenntnissen und theoretischen Modellen der klassischen Lerntheorien, namentlich der *klassischen Konditionierung* (Angermeier & Peters, 1973; Pawlow, 1972), *operanten Konditionierung* (Angermeier, Bednorz & Hursh, 1994; Skinner, 1974), der *sozialen Lerntheorien* (Bandura, 1979; Jacobson & Margolin, 1979; Patterson & Reid, 1970; Rotter, 1954), der *kognitiven Theorien* (Abramson, Seligman & Teasdale, 1978; Beck et al., 1994), den Erkenntnissen der *Motivations- und Emotionspsychologie* (z.B. Lazarus, 1993), der *Persönlichkeitspsychologie* (z.B. Asendorpf & Banse, 2000;

Neyer, 2003), der *Neuropsychologie* (z.B. Gottman & Levenson, 1992; Kiecolt-Glaser et al., 1993) sowie der partnerschaftlich erweiterten *Stress- und Copingtheorien* (z.B. Bodenmann, 2000a; Karney & Bradbury, 1995). Diese enge Verknüpfung zwischen theoretischen Modellen, empirischer Forschung und verhaltenstherapeutischer Paartherapie hat sich als äußerst fruchtbar erwiesen und hat zu einer konstanten *Weiterentwicklung* der Verhaltenstherapie mit Paaren geführt. In diesem Zuge wurden neuere Modelle und Methoden entwickelt, die ihrerseits wieder der empirischen Wirksamkeitsüberprüfung (als einem weiteren zentralen Kriterium der Verhaltenstherapie) unterzogen wurden (siehe Kasten 2).

Kasten 2. Charakteristika der Verhaltenstherapie mit Paaren

- Wissenschaftliche Fundierung und Einbezug neuster Forschungserkenntnisse
- Fokussierung auf das Hier und Jetzt *(Performanzbedingungen)*
- Fokussierung auf das Training von Kompetenzen *(z.B. Kommunikation, Problemlösung, Stressbewältigung)*
- Klare Zieldefinitionen *(zusammen mit dem Paar)*
- Klare Festlegung der Methoden *(zusammen mit dem Paar)*
- Aktive Mitarbeit des Paares *(Paarübungen, Hausaufgaben)*
- Transparenz bezüglich Störungserklärungsmodell, Zielen und Methoden der Paartherapie
- Hilfe zur Selbsthilfe *(Selbstmanagement des Paares fördern)*
- Wissenschaftliche Überprüfung der Effektivität
- Kontinuierliche Weiterentwicklung

In der praktischen Arbeit äußern sich die Grundsätze der Verhaltenstherapie insbesondere in der *Transparenz* hinsichtlich Störungserklärungsmodell (welche Faktoren führten zur

Entstehung der Störung und welche Bedingungen halten sie aufrecht: Ätiologie- und Performanzerklärungen) und der für die Zielerreichung eingesetzten Methoden, welche mit dem Paar zusammen erarbeitet und definiert werden. Ein zentrales Element bildet zudem die *kompetenzorientierte Vorgehensweise*, bei welcher die Förderung von zentralen Kompetenzen, insbesondere der Kommunikations-, Problemlösungs- und Copingkompetenzen mittels Paarübungen (Rollenspielen) im Vordergrund stehen. Es wird davon ausgegangen, dass das Paar durch den Erwerb von wichtigen Kompetenzen zur Bewältigung von Alltags- und Partnerschaftsanforderungen nicht nur dazu befähigt wird, die aktuellen Probleme zu überwinden, sondern auch dazu ermächtigt wird, künftige Anforderungen und Schwierigkeiten kompetenter angehen und bewältigen zu können, womit *Hilfe zur Selbsthilfe* geleistet wird. Im Gegensatz zu anderen Therapierichtungen ist das Paar in der Verhaltenstherapie mit Paaren sowohl während der Therapiesitzungen (z.B. im Rahmen von Paarübungen) wie auch zwischen den Therapiesitzungen (z.B. Paarstunden, Hausaufgaben) aktiv und in den Erwerb oder die Aufrechterhaltung der erworbenen Kompetenzen eingebunden. Die Verhaltenstherapie mit Paaren kann daher als *kompetenz- und übungsorientierter Ansatz* bezeichnet werden.

Sie gliedert sich in die Phasen: (1) Beziehungsaufbau, (2) Diagnostik und Problemanalyse, (3) Planungsphase (Festlegung der Problembereiche, der Ziele, der Interventionsmethoden und des Behandlungsplans), (4) Interventionsphase (Interventionen während der Therapiesitzungen und in den Paarstunden zuhause) sowie (5) Evaluationsphase (formative und summative Evaluation des Therapieprozesses und der Wirksamkeit der Intervention).

1.3 Theoretischer und empirischer Hintergrund der Verhaltenstherapie mit Paaren

1.3.1 Methoden der Erforschung von Partnerschaften

Die frühen Proponenten der verhaltenstherapeutischen Paartherapie wie Neil Jacobson, Alan Gurman, Gayla Margolin und andere griffen auf die empirischen Ergebnisse einer Reihe von hochkarätigen Forschern lerntheoretischer Provenienz zurück wie Robert Weiss, Gerald Patterson, Marion Forgatch, Hyman Hops, John Vincent, Gary Birchler, Harold Rush, John Gottman, Howard Markman und Cliff Notarius. Dieser Gruppe gemeinsam ist die Methode, die partnerschaftliche Interaktion über die *systematische Verhaltensbeobachtung* zu untersuchen. Erstmals standen nicht mehr die Selbsteinschätzungen der Partner (mittels Fragebogen oder Interview) im Vordergrund bzw. frühkindliche Erfahrungen mit relevanten Bezugspersonen (wie in psychodynamischen oder bindungstheoretischen Zugängen), sondern die konsequente Analyse dyadischer Interaktionsprozesse. Dieser Forschungszugang mittels Verhaltensbeobachtung war eine logische Konsequenz der theoretischen Annahme der verhaltenstheoretisch orientierten Paarforscher, wonach die Partnerschaftszufriedenheit und eheliche Stabilität eine Folge der relativen Häufigkeit von positiven und negativen Verhaltensweisen seien, welche die Partner im Alltag austauschen (vgl. Stuart, 1969; Weiss, Hops & Patterson, 1973). Entsprechend interessiert, wie Paare miteinander kommunizieren, wie sie sich in der Interaktion verhalten, welche positiven und negativen Reize sie aussenden, wie sich diese Reize wechselseitig beeinflussen (vgl. Sequenzanalysen) und welche Verläufe die Interaktionen nehmen (vgl. Zwangsprozess, Eskalationen).

Ursprünglich mittels Tonband, später mit Videokassetten wurden die dyadischen Interaktionen aufgezeichnet und mit lerntheoretisch fundierten Beobachtungssystemen detailliert ausgewertet. Im Zuge dieser Analysen entstanden bedeutende

Interaktionsbeobachtungssysteme wie das MICS (Marital Interaction Coding System) von Weiss und Summers (1983), das CISS (Couple's Interaction Coding System) von Gottman (1979), Notarius, Markman und Gottman (1983), das RCISS (Rapid Couple's Interaction Coding System) von Krokoff, Gottman und Haas (1989), das SPAFF von Gottman (1994), der DISC (Dyadic Interaction Scoring Code) von Filsinger (1981), das CSIC (Coding System for Interpersonal Conflict) von Raush et al. (1974) und das KPI (Kategoriensystem für Partnerschaftliche Interaktion) von Hahlweg et al. (1984). In den 90er Jahren hat Bodenmann (1995, 2000a) mit dem SEDC (System zur Erfassung des Dyadischen Copings) erstmals ein Kategoriensystem vorgeschlagen, welches die systematische Beobachtung von Stressäußerungs- und Copingprozessen bei Paaren erlaubte und damit über die bisherigen Verhaltenskategorien im Rahmen eines neuen Referenzsystems hinausging.

Inhaltlich basieren die meisten Kategoriensysteme auf der Erfassung von positiven und negativen Verhaltensweisen der Partner, welche insbesondere in neueren Systemen durch die relative *Häufigkeit*, relative *Dauer* und die *Abfolge* der Verhaltensweisen (Sequenzanalysen) abgebildet werden können. Die Videoaufnahmen der Paare sind meist bezüglich *Dauer* (meist 10 bis 15 Minuten), *Vorgabe* (z.B. Konfliktthema, neutrales oder positives Gesprächsthema) und *Setting* (z.B. natürliches Umfeld des Paares zuhause oder im Labor) standardisiert. John Gottman schlug zudem ein speziell arrangiertes, alltagsnahes Setting mit seinem *Appartement Lab* an der University of Washington (Seattle) vor, einer Wohnung, welche mittels Kameras in nahezu sämtlichen Zimmern die pausenlose Beobachtung des Paares und seiner Interaktionen erlaubte.

John Gottman und Bob Levenson (vgl. Gottman & Levenson, 1988, 1992) revolutionierten die Untersuchungen bei Paaren zudem durch die zusätzliche Erfassung von *physiologischen Maßen* (neben den Verhaltensbeobachtungsmaßen) während der gesamten Dauer der dyadischen Interaktion, womit dieser Forschergruppe neben den Videodaten dazu korrespondierende physiologische Parameter (z.B. Pulsfrequenz, Blutdruck, galvanischer Hautwiderstand) zur Verfügung standen, was zu neuen und bahnbrechenden Erkenntnissen führte (siehe Kapitel 1.3.2.3.2). Inzwischen erfassen einige Forschergruppen physiologische oder *endokrinologische Parameter* bei Paaren, wodurch die psychobiologischen Aspekte zusehends mehr ins Forschungsbewusstsein rücken (vgl. Fehm-Wolfsdorf, Groth, Kaiser & Hahlweg, 1999; Kiecolt-Glaser et al., 1993). In Europa sind Forschergruppen in Braunschweig, Kiel, Trier und Zürich aktiv, welche physiologische oder endokrinologische Parameter bei Paaren erfassen.

Mit der systematischen Verhaltensbeobachtung gewannen die Paarforscher einen relativ *unverfälschten*, *reliablen* und *validen* Einblick in die Art und Weise, wie die Partnerin und der Partner miteinander umgehen und welche Dysfunktionen in der Interaktion mit Partnerschaftsstörungen kovariieren. Entgegen der landläufigen Meinung, dass die videographierte Interaktion nicht repräsentativ für die wirkliche Kommunikation des Paares sei (aufgrund von Reaktivität oder sozialer Erwünschtheit) erweist sich dieser Zugang als hoch valide (auch im Hinblick auf die ökologische Validität). Aus der Forschung ist bekannt, dass sich Paare höchstens während der ersten zwei Minuten *reaktiv* verhalten (vgl. Gottman, 1994) und danach sehr rasch in ihr herkömmliches Interaktionsmuster übergehen (meist genügt ein Stich- oder Reizwort eines Partners, damit die für das Paar typische Interaktionsdynamik ihren Lauf nimmt). Dieses entspricht dabei weitgehend ihrem im natürlichen Umfeld gezeigten Verhalten, auch wenn es in der Regel weniger negativ ausfällt (z.B. geringere Auftretenswahrscheinlichkeit von Gewalt). Damit haben wir es mit einem *konservativen Fehler* zu tun, d.h. das beobachtete Verhalten wird in seiner Negativität unterschätzt. Gelingt es bereits auf der Basis dieser Datenlage die Partnerschaftsqualität und -stabilität mit der heute vorliegenden Präzision von rund 85% vorherzusagen, wird deutlich, wie potent dieser Forschungszugang ist.

So konnten Gottman und Krokoff (1989) nachweisen, dass zwischen der dyadischen Interaktion im Labor und zu Hause (im natürlichen Umfeld) eine bemerkenswert hohe Korrelation von $r = .59$ ($p < .01$) bei den männlichen Versuchspersonen vorlag, während bei den Frauen lediglich eine Korrelation von $r = .11$ gefunden wurde. Für eine befriedigende Validität von Laboruntersuchungen im Bereich der partnerschaftlichen Interaktion spricht auch die Studie von Vincent, Friedman, Nugent und Messerly (1979). Diese Autoren konnten nachweisen, dass es unzufriedenen Paaren äußerst schwer fällt, sich gemäß Instruktion wie zufriedene Paare zu verhalten und umgekehrt zufriedene Paare große Mühe haben, sich wie unzufriedene zu benehmen (d.h. Paare können sich sehr schlecht verstellen und haben Mühe, einen anderen Eindruck von sich geben zu wollen). Wie Birchler et al. (1975) nachwiesen, ist das Interaktionsmuster von Paaren zudem paartypisch und spiegelt eingeschliffene Verhaltensreaktionen wider, die in dieser Art gegenüber anderen Interaktionspartnern nicht gezeigt werden (so kann ein Partner oder eine Partnerin bestens in der Lage sein, mit einer fremden Person charmant und umgänglich zu kommunizieren, während sich im Umgang mit der eigenen Partnerin oder mit dem eigenen Partner ein destruktiver Kommunikationsstil eingeschliffen hat).

Ein weiteres Indiz für die Güte dieses Forschungszugangs liefert die Untersuchung von Krokoff, Gottman und Roy (1988), die keine Unterschiede zwischen sich freiwillig meldenden und randomisiert aufgebotenen Paaren fanden, was auch bezüglich der Stichprobenauswahl für die externe Validität dieses diagnostischen Zuganges spricht.

Die systematische *mikroanalytische Kodierung* von Interaktionsverläufen zufriedener und unzufriedener Paare liefert seit Jahrzehnten eine Fülle von interessanten Erkenntnissen, welche die Grundlage für therapeutische Interventionen bei Paaren wurden. Es hat sich zudem gezeigt, dass die an diesen Untersuchungen teilnehmenden Paare selten (bis gar nie) negative Effekte erfahren (vgl. Fichten & Wright, 1983), und dass die gefundenen Verhaltensweisen eine relativ hohe zeitliche Stabilität aufweisen (d.h. nicht rein situativ fluktuieren) (vgl. Gottman & Levenson, 1999). In Kapitel 1.4.3 wird ein kurzer Überblick über diese Befunde gegeben.

1.3.2 Theoretische Modelle, die für die Verhaltenstherapie mit Paaren wichtig sind

1.3.2.1 Lerntheoretische Annahmen einer dysfunktionalen Partnerschaftsentwicklung

Wenn die Interaktion eines Paares im Alltag zusehends negativer wird (häufiges Ignorieren der Bedürfnisse des anderen, Egozentrik, häufiges Streiten mit eskalativen Ausgängen etc.) spielt sich die Negativität vorerst lediglich auf der *behavioralen Ebene* ab. Es wird jedoch schnell deutlich, dass die Konsequenzen von häufiger Negativität im Verhalten auch auf andere Bereiche generalisieren. So führt eine quantitativ häufige Negativität in der dyadischen Interaktion neben einer negativen Reziprozität auf der Verhaltensebene auch zu ungünstigen Veränderungen auf der *kognitiven*, *emotionalen* und der *physiologischen* Ebene. Die Variable *R*eaktion der SORCK-Verhaltensgleichung (vgl. Kanfer & Philips, 1978; Kanfer, Reinecker & Schmelzer, 1990), welche diese vier Ebenen (behavioral, kognitiv, emotional, physiologisch) umfasst, widerspiegelt damit negative Veränderungen innerhalb der Partnerschaft, die insbesondere durch die kognitiven und emotionalen Komponenten von großer Tragweite sind (siehe Abbildung 1).

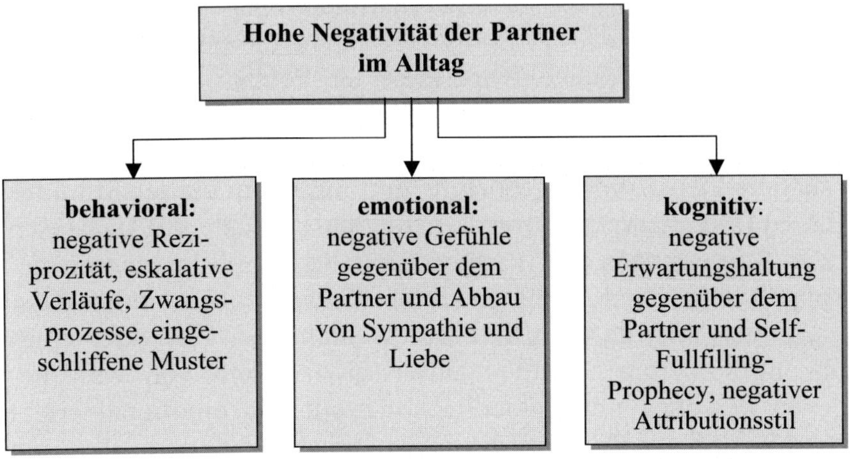

Abbildung 1. Auswirkungen von hoher Negativität im Alltag

Auf der behavioralen Ebene stellt eine *chronfizierte Negativität* im Alltag deswegen ein gravierendes Problem dar, weil sie zur Entwicklung eines eingeschliffenen Verhaltensmusters führt und damit Gewöhnungscharakter erhält ("habit" siehe Hull, 1951). Die Partnerin und der Partner gewöhnen sich an diese Art des negativen Umgangs miteinander und pendeln sich auf einem negativen Interaktionsniveau ein, welches die Freiheitsgrade im Verhaltensrepertoire einschränkt. Während zufriedene Paare selbst in Konfliktsituationen die Möglichkeit haben, neutral, positiv oder negativ zu reagieren, ist bei unzufriedenen Paaren die Bereitschaft zur Negativität bereits zu Beginn eines Konfliktgesprächs signifikant erhöht und wird im Verlauf des Streitgesprächs verhaltensbestimmend (Hahlweg, 1991). Damit wird das negative Verhalten des Partners oder der Partnerin immer mehr prädominierend, das Verhaltensrepertoire verarmt bezüglich positiver Äußerungen und baut sich im negativen Bereich aus. Die Palette an hostilen Verhaltensweisen wird differenzierter, das Spektrum breiter und der Ausdruck an Hostilität verfeinert sich (z.B. Zunahme an paraverbal negativen Bemerkungen).

Mit diesem im Alltag immer häufigeren negativen Verhalten geht eine *emotionale* Veränderung einher, die einer klassischen Konditionierung (siehe Angermeier & Peters, 1973; Pawlow, 1972) höherer Ordnung entspricht. Die *klassische Konditionierung* erster Ordnung besteht darin, dass im Verlauf des eskalierenden Konfliktgesprächs ein unkonditionierter Stimulus (UCS) (z.B. starke emotionale Erregungszustände mit Herzrasen oder Aggressionen des Partners) mit der Konfliktsituation gekoppelt wird. Die Konfliktsituation ist ursprünglich ein neutraler Stimulus (NS), da Konflikte per se nicht den Charakter eines unkonditionierten Stimulus aufweisen, sondern von verschiedenen Personen unterschiedlich beurteilt und emotional erlebt werden. Infolge der Koppelung zwischen UCS und NS lösen künftig Konfliktsituationen (nun als konditionierter Stimulus: CS) beim Partner Unbehagen und aversive Gefühlszustände aus (bis hin zu Angstreaktionen) (siehe Abbildung 2).

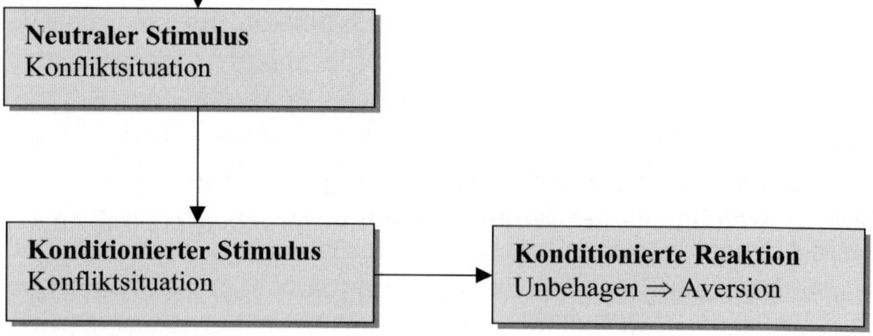

Abbildung 2. Klassische Konditionierung 1. Ordnung bei Paarkonflikten

In der Folge wird der Partner oder die Partnerin mit den eskalierenden Konfliktsituationen, die jedes Mal aversive Gefühlszustände wie Wut, Hilflosigkeit und Ohnmacht (einhergehend mit einer starken physiologischen Erregung) auslösen, gekoppelt und wird nun selbst zu einem konditionierten Stimulus höherer Ordnung, der nun selber in der Lage ist (auch ohne Konflikte) negative Gefühle auszulösen.

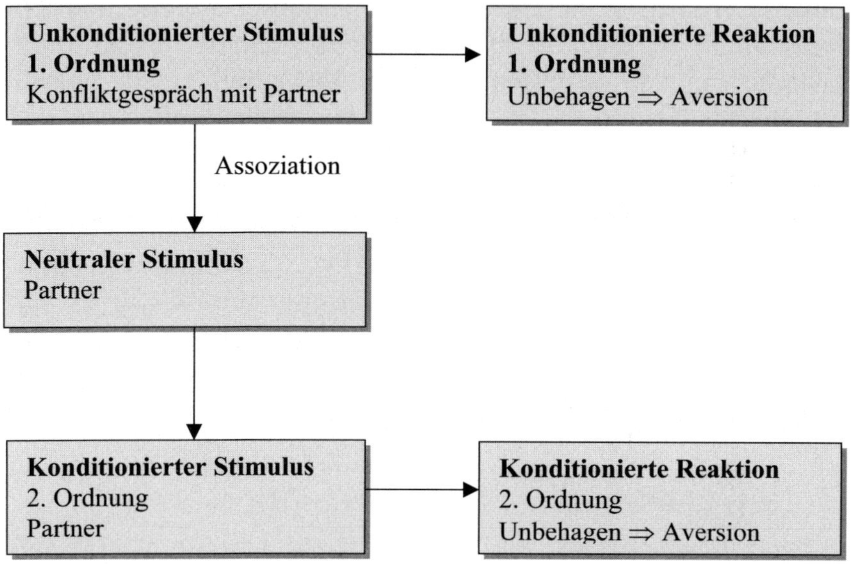

Abbildung 3. Klassische Konditionierung 2. Ordnung bei Paarkonflikten

Nach einer solchen Konditionierung höherer Ordnung ist der Partner, welcher vorher lerntheoretisch gesprochen neutral oder positiv besetzt war (im Falle einer ursprünglich sehr starken positiven Besetzung des Partners würde im Schema von einer *Gegenkonditionierung*, vgl. Reinecker, 1987, auszugehen sein), zu einem Stimulus, welcher beim anderen Gefühle des Unbehagens, der Antipathie bis hin zu Angst und Ablehnung hervorrufen kann. Da Unbehagen und Angst antagonistische Gefühle zu Sympathie, Zuneigung und Liebe sind, wird deutlich, wie sich häufiges negatives und insbesondere eskalatives Verhalten (im Sinne der skizzierten Konditionierungsprozesse) affektiv destruktiv auf die Partnerschaft auswirkt und zu einem Zerfall von Liebesgefühlen gegenüber dem Partner oder der Partnerin führen kann. Was nun einsetzt ist eine destruktive Spirale, welche sich erneut im offenen Verhalten gegenüber dem Partner niederschlägt. Mowrer (1960) hat diesen Prozess in seiner *Zwei-Faktoren-Theorie*, einer Verbindung der klassischen und operanten Lerntheorie, beschrieben. Gemäß dieser Theorie lernt ein Individuum in einer ersten Phase eine negative Assoziation zwischen einem neutralen Stimulus (NS) und einem unkonditionierten Stimulus (UCS) (klassische Konditionierung) und beginnt in einer zweiten Phase den konditionierten Stimulus (CS) zu meiden, um den negativen Konsequenzen zu entkommen (operante Konditionierung; siehe Skinner, 1974). Durch die Vermeidung ist es unmöglich, diese negative Assoziation durch eine *Löschung* (Extinktion), *Gewöhnung* (Habituation) oder ein *Überlernen* (Gegenkonditionierung) wieder aufzulösen, wodurch das Unbehagen oder die Angst gegenüber diesem Stimulus persistiert (siehe Abbildung 4).

S ---------	**r** ---------	**s** ---------	**R** ---------	$\not{C}^{-}$
Konflikt	Unbehagen	Motivation	Vermeidung	Wegfall von neg. Gefühlen

Abbildung 4. Zwei-Faktoren-Theorie von Mowrer bei Paarkonflikten

Aufgrund der erwähnten Konditionierungsprozesse können sowohl Konflikte (konditionierte Stimuli 1. Ordnung) wie auch der Partner (konditionierter Stimulus höherer Ordnung) zu einem *Hinweisreiz* für negative Gefühle werden und auf der Verhaltensebene zu Vermeidung disponieren. Damit wird auf der einen Seite die Abnahme positiver Gefühle gegenüber dem Partner begünstigt, (da gemeinsame positive Erfahrungen in der Kommunikation und befriedigende sexuelle Erfahrungen, welche zu erneuten Gegenkonditionierungen führen könnten, fehlen) und auf der anderen Seite der Abbau von negativen Gefühlen gegenüber dem Partner (durch die Vermeidung) verunmöglicht, wodurch sich die verhaltensmäßige Distanzierung auch auf eine *gefühlsmäßige Abkühlung* der Beziehung bis hin zu einer negativen Besetzung der Partnerschaft auszuwirken beginnt.

Besonders fatal sind jedoch die Folgen von häufiger behavioraler Negativität im Beziehungsalltag auf der *kognitiven Ebene* (siehe Abbildung 5). Die Erfahrung, dass ein Partner oder eine Partnerin in vielen Situationen negativ reagiert, einen unangemessen behandelt und es an Bekundungen von Zuneigung und Liebe ermangeln lässt, führt bei häufigem Erleben solcher negativer Interaktionen zur Ausbildung bestimmter *Erwartungen* und Einstellungen in bezug auf künftiges Verhalten, jedoch auch zu spezifischen, dysfunktionalen *Attributionstendenzen* im Falle von bereits gezeigtem Verhalten (vgl. Karney, Bradbury, Fincham & Sullivan, 1994).

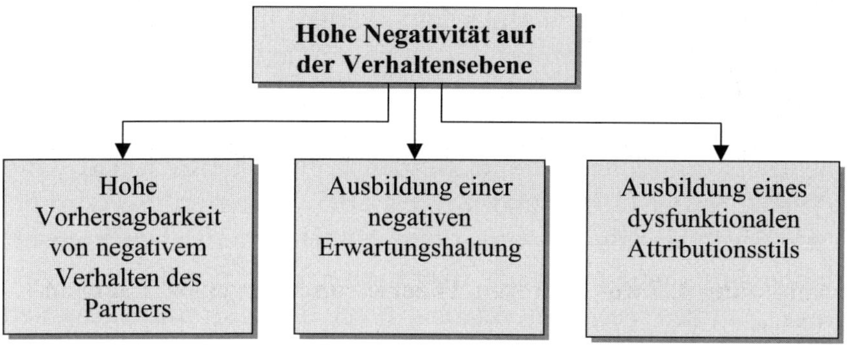

Abbildung 5. Kognitive Auswirkungen von häufigem negativem Verhalten

Während die hohe Rate an negativem und die geringe Häufigkeit von positivem Verhalten auf der behavioralen Ebene problematisch ist (und den Leidensdruck des Paares direkt beeinflusst) sind aus klinisch-psychologischer Sicht jedoch insbesondere die *destruktiven Erwartungs- und Attributionsprozesse,* welche aufgrund der häufigen Negativität im Alltag zustande kommen, fatal. Dies aus mehreren Gründen: Zum einen bewirken die negativen Erwartungen des einen Partners, dass der andere sich entsprechend zu verhalten anfängt ("selffullfilling prophecy"). Wie aus der Sozialpsychologie mit dem *Rosenthal-Effekt* bekannt ist, beeinflussen die Erwartungen der Umgebung das eigene Verhalten maßgeblich (z.B. Rosenthal, 1966). Die Partnerin oder der Partner beginnen dadurch, sich dem anderen gegenüber negativ zu verhalten, lediglich weil sie annehmen, dass dies ohnehin von ihnen erwartet wird. Zweitens findet eine Einschränkung der Wahrnehmung auf negatives, inzwischen erwartungskonformes Verhalten statt (die Partner nehmen das negative Verhalten als Bestätigung ihrer Erwartungen an und tendieren dazu, auch neutrales oder positives Verhalten in diese Richtung zu interpretieren; vgl. Gottman, Notarius, Markman, Bank, Yoppi & Rubin, 1976; Markman, 1984). Wie diese Autoren bereits in den siebziger und achtziger Jahren zeigen konnten, liegt bei unzufriedenen Paaren eine höhere Diskrepanz zwischen intendiertem Inhalt des Verhaltens seitens des einen Partners und der perzipierten Wirkung seitens des anderen Partners vor. Bei unzufriedenen Paaren werden positiv intendierte Sendungen häufiger neutral oder negativ beurteilt. Ähnliche Befunde werden auch von Beach und Aries (1983), Noller (1980) und Yelsma (1984) referiert. So wird bei unzufriedenen Paaren positives Verhalten als heuchlerisch, hinterhältig und unehrlich interpretiert (d.h. negativ bewertet) und neutrales Verhalten ohnehin unter diese Rubrik subsumiert (da der Partner ja auch freundlich und verstärkend sein könnte). In diesem Stadium der Beziehung wird jedes Verhalten negativ bewertet und damit die Möglichkeit zu einer differenzierteren Wahrnehmung oder auf eine Verhaltensänderung a priori verunmöglicht.

Hinzu kommt, dass auch retrospektiv, im Sinne von *Kausalattributionen*, das Partnerverhalten negativ, d.h. auf stabile und globale Persönlichkeitsmerkmale des Partners bezogen wird. Das Verhalten der Partnerin oder des Partners wird als Ausdruck eines schlechten Charakters interpretiert und nicht als situativ gesehen, wodurch das Verhalten als stabil und unveränderbar gilt. Wie aus der Literatur bekannt ist, sind solche stabile und globale Attributionstendenzen in hohem Maße dysfunktional und gehen mit einer niedrigeren Partnerschaftsqualität und psychischen Dysfunktionen einher (vgl. Abramson, Seligman & Teasdale, 1978; Bradbury & Fincham, 1990; Fincham & Bradbury, 1993; Harvey, 1987; Schütz, 1999).

Während in mehreren Querschnittuntersuchungen die Zusammenhänge zwischen ungünstigen Kausalattributionen und einer niedrigen Partnerschaftsqualität belegt wurden, konnten Fletcher, Fincham, Cramer und Heron (1987), Fincham und Bradbury (1987) sowie Fincham und Bradbury (1993) auch einen kausalen Zusammenhang nachweisen. So zeigten Fincham und Bradbury (1993) in ihrer 1-Jahres-Längsschnittstudie, dass die ein Jahr früher getätigten ungünstigen Kausalattributionen bei Verhaltensweisen des Partners mit einer signifikant niedrigeren Partnerschaftszufriedenheit ein Jahr später zusammenhingen und dieser Effekt nicht durch andere möglicherweise konfundierende Variablen (wie z.B. Depression, Selbstwertgefühl, anfängliche Partnerschaftszufriedenheit) erklärt werden konnte. Innerhalb der Attributionsdimensionen (Lokus, Stabilität, Globalität) erwies sich eine stabile und globale Kausalzuschreibung als signifikanter Prädiktor (v.a. bei den Frauen). Neben negativen Effekten von ungünstigen Kausalattributionen auf die selbsteingeschätzte Partnerschaftszufriedenheit wiesen Bradbury und Fincham (1992) auch negative Zusammenhänge zu im offenen Verhalten beobachtbaren Interaktionsvariablen (Problemlösung, Kommunikationsqualität) nach.

Der lerntheoretische Ansatz liefert damit plausible Erklärungen, weshalb Partnerschaftskonflikte nicht nur auf der behavioralen, sondern auch auf der emotionalen und kognitiven Ebene Effekte haben. Während die Lerntheorien mit dem *Zwangsprozess* (siehe Kapitel 1.4.3.4) ein ätiologisches Modell anbieten, wie die partnerschaftliche Kommunikation und Interaktion zerfällt, liegt ihr Schwerpunkt jedoch insbesondere in der Beschreibung der aufrechterhaltenden Prozesse (Performanzbedingungen) und der Erklärung der fortschreitenden negativen Dynamik durch das Zusammenspiel der verschiedenen (behavioralen, emotionalen, kognitiven und physiologischen) Ebenen.

1.3.2.2 Austauschtheoretische Annahmen einer dysfunktionalen Partnerschaftsentwicklung

Interessante Aspekte zum Verständnis von negativen Partnerschaftsverläufen und Scheidung liefert auch die *Austausch-* und *Equitytheorie* (vgl. Thibaut & Kelley, 1959; Walster et al., 1977). Generell charakterisieren folgende Punkte die Austauschtheorie, die in Kasten 3 resümiert werden.

Kasten 3. Grundannahmen der Austauschtheorie

(1) Der Fokus der Theorie liegt auf der Interaktion zwischen sozialen Partnern.
(2) Inhalt dieser sozialen Interaktion ist der Austausch von An- und Unannehmlichkeiten, Ressourcen und Fertigkeiten.
(3) In diesem Interaktionsprozess versucht jeder Interaktionspartner angenehme Erfahrungen (Nutzen) zu maximieren, bei einem gleichzeitigen Versuch, unangenehme Aspekte (Kosten) zu minimieren und eine positive Gesamtbilanz zu erzielen.
(4) Die Partnerin und der Partner evaluieren die Kosten und Nutzen einer Beziehung, indem sie mit einem allgemeinen oder persönlichen Standard (allgemeingültige Normen oder eigene frühere Erfahrungen) („level of comparison“) respektive mit Alternativen („level of comparison for alternatives“) (andere attraktive Partner, die eine Maximierung der Gewinnbilanz in Aussicht stellen) verglichen werden. Das

Vergleichsniveau repräsentiert die subjektive Überzeugung der Person, was sie verdient.
(5) Erfüllt die Partnerschaft die an sie gestellten Standards nicht, entsteht Unzufriedenheit.
(6) Liegt in diesem Zustand der Unzufriedenheit eine attraktive Alternative (bei gleichzeitig geringen Barrieren) vor, wird die Beziehung aufgelöst und es kommt zur Scheidung.

(vgl. Kitson, Holmes & Sussman, 1983; Levinger, 1976; Lewis & Spanier, 1979; Sabatelli, 1984).

Gemäß der Austauschtheorie liegen dabei keine Unterschiede zwischen Partnerschaften und anderen sozialen Beziehungen vor. Entsprechend geht die Austauschtheorie im Kontext der Partnerschaft davon aus, dass die subjektive *Bilanzierung* der Partner, welcher Nutzen respektive welche Kosten ihnen die Partnerschaft bereitet, darüber entscheidet, wie die Partnerschaftszufriedenheit beurteilt wird und wie die Scheidungsintention ausfällt. Gemäß dieser Theorie wird ein Partner oder eine Partnerin dann in einer Beziehung zufrieden sein und diese aufrechterhalten wollen, wenn die internen Attraktoren der Beziehung höher sind als die externen. Zweitens wird dann eine Scheidung unwahrscheinlich, wenn trotz attraktiven Alternativen gleichzeitig relevante Barrieren vorliegen. Als Barrieren können dabei religiöse, moralische oder gesellschaftliche Normen, eine ungünstige ökonomische Situation, Verlust von Status und Ansehen, finanzielle Überlegungen oder ein reduzierter Kontakt zu den Kindern etc. figurieren (vgl. auch Bodenmann, 2002) (siehe Kasten 4).

Kasten 4. Nutzen, Kosten und Barrieren in der Austauschtheorie

Nutzen einer Partnerschaft
- Liebe, Geborgenheit
- Physische Attraktivität des Partners

- Emotionale Befriedigung und Bindungssicherheit
- Gute Kommunikation und emotionaler Austausch
- Übereinstimmung in Normen, Zielen und Einstellungen
- Sexuelle Befriedigung
- Prestige, Status, Ansehen dank dem Partner
- Finanzielle Vorzüge und gehobener Lebensstandard dank dem Partner
- Gemeinsamkeiten und bereichernde geteilte Erfahrungen
- persönlicher Wachstum in der Beziehung

Kosten einer Partnerschaft

- Häufige Abwesenheit des Partners oder der Partnerin
- Konflikte, Missverständnisse und Negativität
- Mangelndes Interesse an der Beziehung
- Störendes Verhalten (Alkoholabusus, Gewalttätigkeit, störende Gewohnheiten)
- Rücksichtnahme auf den Partner oder die Partnerin, Einschränkungen
- Untreue

Barrieren *(Inhibitoren für eine Scheidung)*

- Schlechte Wirtschaftslage mit geringen Stellenangeboten
- hohe Kosten der Scheidung
- Status- oder Prestigeverlust
- Negative Reaktionen der Umwelt und Familie
- Verlust des sozialen Netzwerks (Freunde, Bekannte, Rückzug von Verwandten)
- Einschränkungen oder Verlust des Kontakts zu den Kindern
- Religiöse Bedenken (Ehe als Sakrament und lebenslängliches Bündnis mit Treuegelübde)
- Restriktives Scheidungsrecht

Mittels der beiden Dimensionen (a) *Kosten-Nutzen* und (b) *Alternativen-Barrieren* lässt sich gemäß der Austauschtheorie die Zufriedenheit und Stabilität von Paarbeziehungen vorhersagen. Sind Nutzen und Barrieren hoch, ist mit einer stabilzufriedenen Partnerschaft zu rechnen. Sind dagegen Nutzen und Barrieren gering, ist die Wahrscheinlichkeit für eine Scheidung erhöht. Stabil-unzufriedene Paare dagegen weisen hohe Kosten und gleichzeitig hohe Barrieren (d.h. die Partnerschaft ist unzufriedenstellend, die Möglichkeit sie zu beenden jedoch gering) auf, während die Konstellation vorhandener Nutzen, jedoch gleichzeitig attraktivere Alternativen ebenfalls zur Scheidung prädisponieren kann, da diese Paare zwar durchaus zufrieden sind, jedoch gleichwohl eine attraktivere Alternative die jetzige, der Verstärkererosion unterworfenen Beziehung, in Frage stellen kann (siehe Abbildung 6). So interessant die austauschtheoretischen Annahmen für ein Verständnis von Partnerschaftszufriedenheit und –stabilität sind, so gering ist leider bisher die empirische Überprüfung dieser Hypothesen.

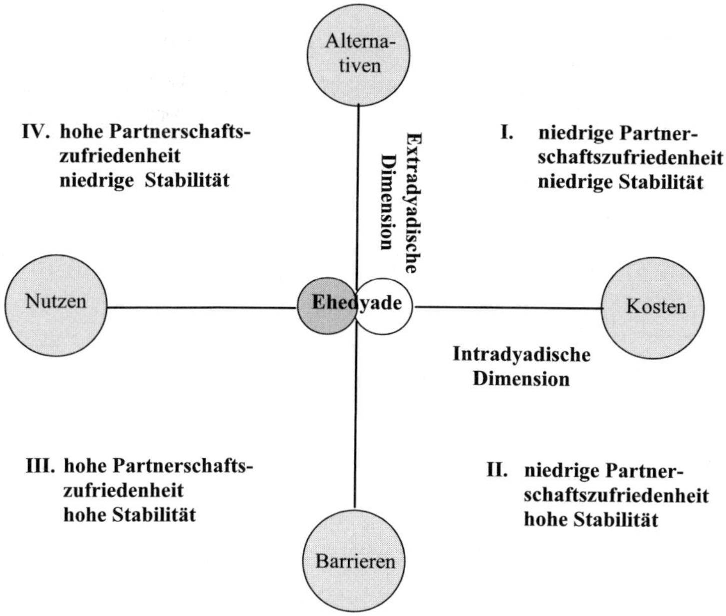

Abbildung 6. Das austauschtheoretische Scheidungsmodell von Lewis und Spanier (1979)

1.3.2.3 Stresstheoretische Annahmen einer dysfunktionalen Partnerschaftsentwicklung

Kurz zusammengefasst gehen stresstheoretische Annahmen davon aus, dass Beziehungen durch die Einwirkung von äußeren Stressoren zugrunde gehen und intradyadische Probleme häufig Folge dieser ungünstigen äußeren Einflüsse sind. Zurzeit können drei stresstheoretische Modelle unterschieden werden: das *Vulnerabilitäts-Stress-Adaptationsmodell* von Karney und Bradbury (1995), das *sozial-physiologische Modell* von Gottman und Levenson (1992) sowie der *systemisch-prozessuale stresstheoretische Ansatz* von Bodenmann (1995, 2000a).

Vulnerabilitäts-Stress-Adaptationsmodell von Karney und Bradbury

Mit dem *Vulnerabilitäts-Stress-Adaptationsmodell* von Karney und Bradbury (1995) wird ein integrativer Ansatz vorgeschlagen, welcher die empirischen Befunde aufgrund von Metaanalysen zu ordnen versucht (siehe Abbildung 7). Es wird davon ausgegangen, dass eine andauernde, prädisponierende Vulnerabilität oder überdauernde Eigenschaften (dazu zählen beispielsweise Neurotizismus, Bindungsstil, Bildungsniveau, dysfunktionale Informationsverarbeitung oder innerhalb des Paares die Anwesenheit von Kindern, gemeinsamer Besitz, die Partnerschaftsdauer vor der Eheschließung) im Zusammenspiel mit belastenden Ereignissen (z.B. erhöhte berufliche Anforderungen, kritische Lebensereignisse wie Arbeitslosigkeit, schwere Krankheiten aber auch Spannungen oder schwere Konflikte zwischen der Partnerin und dem Partner) auf die, dem Paar zur Verfügung stehenden Adaptationsmöglichkeiten einwirken. Diese kovariieren ihrerseits mit der Beziehungsqualität und -stabilität. Zu den überdauernden Eigenschaften zählen nach Karney und Bradbury (1995) sowohl *vulnerabilisierende Faktoren* (im Sinne von Risikofaktoren) für Scheidung, jedoch auch *protektive Variablen* (z.B. sicherer Bindungsstil). Die adaptiven Prozesse repräsentieren die Bewältigungsressourcen des Paares, wobei unter diese Variable die B-Variable im ABC-X-Modell von Hill (1958), Burr (1973), McCubbin und McCubbin (1989) oder das dyadische Coping bei Bodenmann (1995) subsumiert werden können.

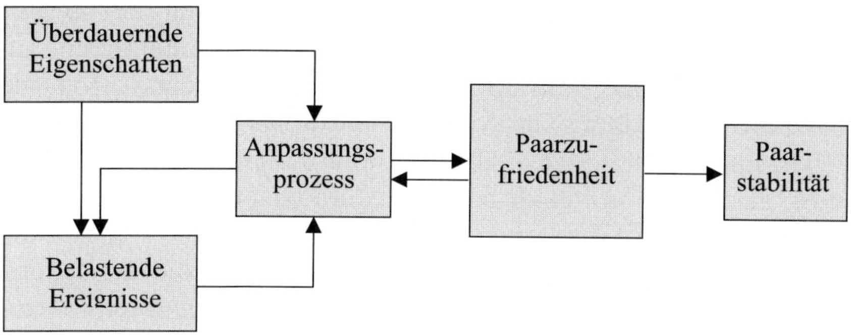

Abbildung 7. Das Vulnerabilitäts-Stress-Adaptationsmodell von Karney und Bradbury (1995)

Das Modell wurde von Lösel und Bender (1998) in leicht adaptierter Form (durch die Einführung von kognitiven, personalen und sozialen Ressourcen sowie die austauschtheoretischen Aspekte wie Investitionen, Barrieren oder Alternativen) erweitert (vgl. auch Brandtstädter & Felser, 2003).

Sozial-physiologisches Modell von Gottman und Levenson

Das sozial-physiologische Modell von Gottman und Levenson (1988, 1992) und Levenson und Gottman (1985) ist genau genommen in zwei Modelle zu differenzieren: (1) das *Modell der physiologischen Grundaktivität* („baseline physiological arousal model"), wonach die physiologische Grundaktivität (d.h. kardiovaskuläre Parameter und elektrodermale Daten) vor einem Konfliktgespräch den Partnerschaftsverlauf vorhersagen lassen und (2) das *Interaktionsmodell physiologischer Erregung*

(„interaction physiological arousal model“), welches davon ausgeht, dass im Verlauf von eskalierenden Streitgesprächen physiologische Reaktionen resultieren, die mit einem ungünstigen Partnerschaftsverlauf assoziiert sind.

Beim ersten Modell wird davon ausgegangen, dass bereits vor einem Konfliktgespräch erhöhte physiologische Reaktionen dafür stehen, dass die Partnerin oder der Partner bereits vorgängig einen negativen Verlauf des Gesprächs antizipieren, auf Hostilität und eine destruktive Kommunikation gefasst sind und entsprechend schon im Vorfeld dieser potentiell negativen Erfahrung physiologisch aktiviert sind. Längerfristig bedeutet dies, dass Paare mit einer hohen physiologischen Grundaktivität bereits vor dem Auftreten von Konflikten die Erwartungshaltung aufgebaut haben, dass ohnehin alle Versuche, die Beziehung positiv zu gestalten hoffnungslos sind, und ein negativer Verlauf der Partnerschaft unausweichlich und unkontrollierbar ist. Beim Interaktionsmodell hingegen ist die physiologische Erregung ein Korrelat der negativen Interaktionsdynamik. Stress entsteht in der Auseinandersetzung mit dem Partner oder der Partnerin und der ungünstigen Kommunikation des Paares (vgl. Gottman & Levenson, 2000).

Die Autoren zeigen dabei, dass im Verlauf von eskalierenden Streitgesprächen insbesondere seitens des Mannes eine starke physiologische Erregung ("flooding") stattfindet, die mit einem erheblichen Stress (schneller Puls, niedrige Hautleitfähigkeit, höhere motorische Aktivität) einhergeht und die ohnehin schon schwächeren Kommunikationsressourcen des Mannes weiter beeinträchtigen (siehe Abbildung 8).

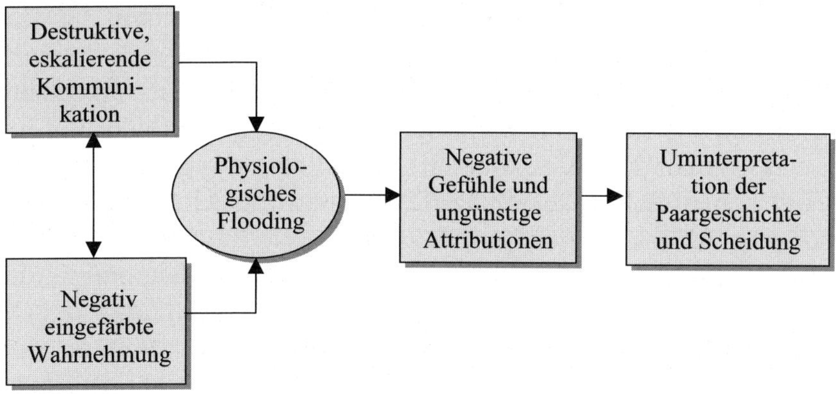

Abbildung 8. Das sozial-physiologische Modell von Gottman 1994

Der Mann (bei Frauen scheint das Phänomen weniger häufig beobachtbar zu sein, was mit einer anderen hormonellen Ausstattung zusammenhängt) erlebt die Situation als hoch aversiv, wobei es zu einem stressbedingten Rückzug kommt, der für die Frau ihrerseits als in hohem Maße negativ bewertet und als provozierend erlebt wird. Während noch vor einigen Jahren (vgl. z.B. Noller, 1980) davon ausgegangen wurde, dass der Rückzug des Mannes in Konfliktsituationen eine typisch patriarchalische Strategie sei (wonach der Mann durch dieses Verhalten die Frau ins Leere laufen lassen will), zeigen die Studien von Gottman und Levenson, dass es sich in vielen Fällen um eine unwillkürliche Reaktion handelt, die nicht strategisch eingesetzt wird, sondern eine Konsequenz dieser emotionalen Erregung ist (vergleichbar einem black-out). Der Mann hat gemäß Gottman und Levenson in dieser Situation, in der er sich argumentativ in die Enge getrieben und kommunikationsmäßig unterlegen fühlt, aufgrund seiner hohen physiologischen Erregung v.a. zwei Möglichkeiten der Reaktion: (a) *Rückzug* mit den typischen Leerlaufhandlungen (Fingernägel betrachten, an die Decke starren, durch Partner hindurchsehen) oder aber *Gewaltäußerungen*.

Wie Gottman et al. (1995) zeigen konnten, kann diese physiologische Überschwemmung bei einigen Männern (Typ II

„batterers“) zu Gewaltäußerungen disponieren, wenn die Impulskontrolle versagt und die Erregung mittels dieser destruktiven Verhaltensweise abgebaut wird. In beiden Fällen (Rückzug oder Gewalt) fühlt sich der Mann an die Wand gespielt und hat laut Gottman keine adäquaten Verhaltensstrategien mehr zur Verfügung. Babcock, Waltz, Jacobson und Gottman (1993) konnten zudem nachweisen, dass ein Zusammenhang zwischen der Gewaltausübung des Mannes und seinem selbstperzipierten Einfluss in der Partnerschaft (Macht in der Beziehung) besteht (vgl. auch Studie zum Phänomen der *overattribution* und *empathic accuracy* von Schweinle, Ickes & Bernstein, 2002). Männer mit wenig Macht in der Partnerschaft erwiesen sich im Sinne eines kompensatorischen Effekts als häufiger gewalttätig als Männer, die sich als ihrer Partnerin ebenbürtig erlebten. Realisiert der Mann, dass er in einem Konfliktgespräch seiner Frau unterlegen ist, kann diese Einbusse bezüglich seines Einflusses zu starken physiologischen Symptomen und in der Folge zu Gewaltäußerungen disponieren.

Stress-Scheidungs-Modell von Bodenmann

Bodenmann (1995, 2000a, 2002) hat ein Scheidungsmodell vorgeschlagen, in dem Stress eine zentrale Rolle beim Zerfall von Paarbeziehungen spielt. Entgegen anderer Annahmen, beispielsweise von Willi (1975), nach denen die Gründe für Partnerschaftskrisen in der Regel im Paar selber liegen (z.B. Kollusionskonzept), indem die beiden Partner nicht zusammenpassen oder gravierende grundlegende Differenzen zwischen den Partnern vorliegen (die mitunter im Entwicklungsprozess aufbrechen), postuliert Bodenmann, dass in vielen Fällen paarexterne Stressoren für den Niedergang einer Paarbeziehung verantwortlich sind. Bedenkt man, dass zwischen 85-95% der Partnerinnen und Partner zu Beginn ihrer Beziehung respektive zum Zeitpunkt der Eheschließung glücklich sind und sich nicht vorstellen können, dass ihre Ehe einmal geschieden werden könnte (vgl. Bodenmann, Bradbury & Madarasz, 2002;

Döring et al., 1986), stellt sich die Frage, wie es möglich ist, dass diese Paare wenige Jahre später in einer Ehekrise sind oder sich scheiden lassen. In seinem systemisch-prozessualen Modell (Bodenmann, 2000a) geht der Autor davon aus, dass dieser destruktive Prozess in vielen Fällen aufgrund der Alltagsbelastungen des Paares erklärt werden kann, die im Verlauf der Paarbiograpie in der Regel im mittleren Erwachsenenalter (durch berufliche Profilierung, Familienzuwachs, Mehrfachrollen der Frauen etc.) ihren Höhepunkt erreichen. Es ist daher plausibel, dass in dieser Phase auch die meisten Scheidungen stattfinden.

Es hat sich dabei gezeigt, dass insbesondere alltägliche Widrigkeiten ("daily hassles" siehe Kanner et al., 1981) für die Abnahme der Partnerschaftsqualität verantwortlich sind. Während *Makrostressoren* wie kritische Lebensereignisse (siehe Dohrenwend & Dohrenwend, 1974; Filipp, 1990; Hobfoll, 1989) im Sinne von schweren Erkrankungen, Todesfällen naher Bezugspersonen, Behinderungen oder Umzug häufig eher zu einer stärkeren Kohäsion des Paares führen (das Paar rauft sich zusammen und die Partnerin und der Partner stellen sich gemeinsam mit vereinten Kräften dem Schicksalsschlag entgegen oder haben zumindest gegenseitiges Verständnis füreinander), untergräbt *chronischer* Alltagsstress die Paarbeziehung. Es wird angenommen, dass Alltagsstress (vorausgesetzt, dass die individuellen und dyadischen Copingressourcen des Paares ungenügend sind) über längere Zeit hinweg die Partnerschaft unterminiert (vergleichbar einem korrosiven Prozess) und lange Zeit unbemerkt zu einer Distanzierung des Paares führt, bis die Partnerin und der Partner sich allmählich auseinander entwickelt haben und sich wie zwei Fremde gegenüberstehen. Diese Entfremdung erfolgt durch vier Prozesse: (a) permanenter Stress verringert die Zeit, die der Partner und die Partnerin gemeinsam verbringen können und reduziert damit die Gelegenheiten für Gemeinsamkeiten, emotionale Kommunikation und persönlichen Austausch, (b) Stress verschlechtert die dyadische Kommunikation, (c) Stress erhöht das Risiko für die

Entwicklung von somatischen und psychischen Störungen und (d) Stress legt problematische Persönlichkeitszüge offen (Demaskierung der Persönlichkeit) (siehe Abbildung 9).

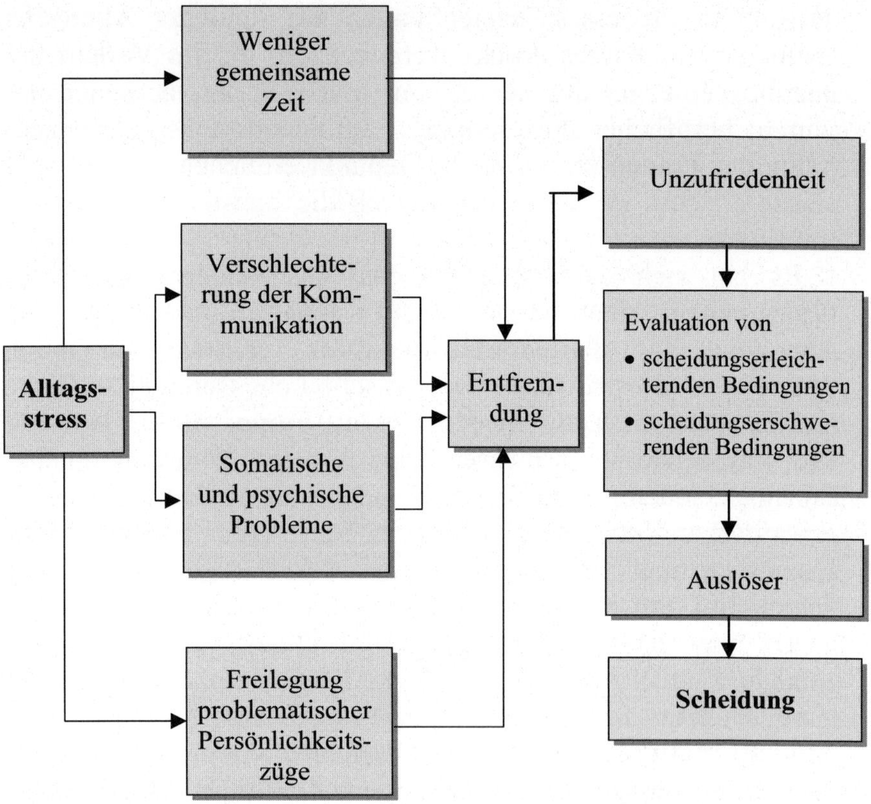

Abbildung 9. Scheidungsmodell von Bodenmann (2002)

Stress reduziert rein *quantitativ* die für den Partner verfügbare Zeit (aufgrund von Überstunden im Beruf, der eigenen Absorption durch Belastungen, häufige Abwesenheit von zu Hause, fehlende Koordinationsmöglichkeiten des Tagesablaufs usw.) und führt dadurch zu *weniger gemeinsamen Aktivitäten* und Unternehmungen mit der Konsequenz, dass dyadische Erfahrungen und Erlebnisse, welche das "Wir-Gefühl" des Paares ausbilden und erhalten, reduziert werden oder gänzlich wegfallen, wodurch das Paar weniger Verbindendes aufweist. Zweitens reduziert Stress die *Möglichkeiten intimer, emotionaler Begegnungen* (Selbstöffnung und intime Kommunikation, dyadisches Coping, erfüllende Sexualität), da diese Form der Begegnung unter Zeitdruck kaum realisiert wird oder bei nicht gegebener raum-zeitlicher Nähe erschwert oder verunmöglicht wird. Gerade aber dieser Mangel an intimer und persönlicher Kommunikation führt dazu, dass die Partner sich immer weniger in ihren persönlichen Ansichten, Meinungen, Gefühlen und Wünschen austauschen, sich damit zusehends weniger persönlich begegnen und kennen und die unterschiedliche Entwicklung der beiden Partner, die Teil ihres Lebens sind, nicht mehr angemessen und aus erster Hand mitbekommen. Die unter Stress zunehmend oberflächlicher werdende Kommunikation, die sich auf die knappe Mitteilung des Wesentlichen, die rasche Lösung von Alltagsproblemen und die sachliche Schilderung von faktischen Details zu begnügen beginnt, verliert damit an emotionaler Tiefe und an zwischenmenschlicher Begegnung. Die Partner verlieren sich immer mehr aus den Augen, kennen sich nicht mehr und werden sich fremd und unnahbar.

Drittens verschlechtert sich unter Stress die *Kommunikationsqualität.* Stress bewirkt bei der gestressten Person häufig eine erhöhte Egozentrik (Absorption durch den Stress und Konzentration auf sich selber) und damit geringere soziale Offenheit, was sich in einem reduzierten Interesse an den Belangen anderer sowie durch weniger Empathiefähigkeit und Verständnis äußert. Gleichzeitig reagieren die Partner unter Stress schneller gereizt und ungeduldig, tendieren eher zu sarkastischen Bemerkungen und äußern sich non-, para- und verbal negativer. Unter Stress eskaliert die Kommunikation schneller und die Partner reagieren häufig negativ auf Gesprächsvorhaben des anderen, nur um in Ruhe gelassen zu werden, nicht noch mehr Belastendes zu erfahren und sich abzuschotten. Dieser Rückzug stößt jedoch selten auf längerfristiges Verständnis des anderen, wirkt verletzend, zurückstoßend und kränkend und führt seinerseits zum Rückzug des anderen Partners und damit wiederum zur Entfremdung und Erkaltung der wechselseitigen Gefühle.

Chronischer Stress kann zudem eine *Verschlechterung der Gesundheit* bewirken, welche ebenfalls negativ mit der Partnerschaftsqualität korrelieren kann, insbesondere wenn dadurch das Gleichgewicht zwischen den Partnern gestört ist, durch die Erkrankung Zusatzbelastungen oder gravierende Einschränkungen fürs Paar (z.B. im sozialen Verstärkungsbereich oder bezüglich Sexualität) entstehen und sich das Verstärkeruniversum des Paares ausdünnt. So können stressbedingte Erkrankungen eines Partners (Herz-Kreislauf-Erkrankungen, Ulcus, Krebs usw.) erhebliche Einschränkungen des Verstärkeruniversums (z.B. gemeinsame sportliche, soziale, kulturelle oder sexuelle Aktivitäten) für die Dyade mit sich bringen, einen erhöhten Pflegeaufwand und eine stärkere Rücksichtnahme bedeuten sowie das Ressourcengleichgewicht in der Partnerschaft empfindlich stören, wodurch sich das Leben des Paares drastisch verändern kann. Stressbedingte Gesundheitsbeeinträchtigungen können längerfristig zu Unzufriedenheit, Hader und Resignation in der Partnerschaft führen (vgl. im Detail Bodenmann, 2000a).

Ein weiterer Einfluss von Stress auf die Partnerschaft liegt darin, dass es unter Stress schwerer fällt, eigene problematische Persönlichkeitseigenschaften (Unbeherrschtheit, Egoismus, Dominanz, Geiz etc.) zu verbergen. Stress demaskiert und führt häufig dazu, dass unangenehme Seiten, die man gerne vor dem Partner verstecken möchte, zu Tage treten und sich offenbaren. So können *Persönlichkeitsmerkmale* wie Rigidität, Intoleranz, Ängstlichkeit, Dominanz häufig unter Belastungen nicht mehr vertuscht werden und Schwächen sichtbar werden, welche den Partner stören und mit denen er oder sie nicht gerechnet hat. Besonders bei Partnern, welche sich etwas *vorgespielt* haben und ein anderes Bild von sich zu vermitteln versuchten, kann Stress zu herben *Enttäuschungen* führen und mit *Ernüchterung* und *Frustration* einhergehen. Obgleich Stress damit gleichzeitig die Chance bietet, sich besser und intimer kennen zu lernen, ist dies nur dann ein Gewinn für das Paar, wenn es diese Realität anerkennen und schätzen kann.

Durch die erwähnten Mechanismen führt chronischer Alltagsstress längerfristig zu Zerrüttung, Distanz und einer Abnahme der Liebe und Zuneigung gegenüber dem Partner und der Partnerin. Die Partner, die unter Normalbedingungen durchaus gut funktionieren können, sehen sich unter Stress plötzlich mit einem Einbruch dieser Kompetenzen konfrontiert, reagieren negativ oder kapseln sich vermehrt ab, ziehen sich zurück und interagieren weniger mit dem Partner. Ein Hauptproblem liegt darin, dass sich durch diese Prozesse der Partner und die Partnerin allmählich voneinander zu entfremden beginnen, sich zusehends weniger gut kennen (da wie erwähnt die emotionale Kommunikation seltener wird) und sich auseinander entwickeln. Problematisch ist, dass dies lange Zeit unbemerkt geschieht, die Partner diese sukzessive, leise und stete Entfremdung nicht realisieren und die Partnerschaftsqualität von Stress langsam und ohne Einhalt unterhöhlt wird. Die Partner schenken häufig anderen Dingen (als der Partnerschaft) mehr Beachtung und geben beruflichen Herausforderungen und der Karriere, den Kindern oder anderen Interessen (Hobby, ehrenamtliche Tätigkeiten in Vereinen, Gesellschaften, Politik etc.) mehr Raum als ihrer Partnerschaft.

Mit diesem beschriebenen Prozess kompatibel nannten Geschiedene in einer retrospektiven Untersuchung von subjektiven Scheidungsgründen die unterschiedliche Entwicklung der Partner als eine der zentralen Ursachen für die Scheidung (vgl. Bodenmann, Bradbury & Madarasz, 2002). Gemäß unserer Scheidungstheorie ist dabei nicht diese unterschiedliche Entwicklung das wirkliche Problem, da sich im Verlauf des Lebens und der Partnerschaft zwangsläufig beide Partner entwickeln und damit verändern (dies ist ein normaler und auch wünschenswerter Prozess), sondern die Tatsache, dass die Partnerin und der Partner stressbedingt häufig an ihrer gegenseitigen Entwicklung nicht teilnehmen, weil ihnen die Zeit und das Interesse fehlen, sie diese Entwicklung dadurch nicht wahrnehmen und den Partner aus den Augen verlieren. Schließlich realisieren sie abrupt und schmerzhaft, dass sich vieles verändert hat, ohne dass sie es all die Jahre hindurch bemerkt haben.

Während im Scheidungsmodell von Bodenmann (2000a, 2002) auf der einen Seite dieser negative Zusammenhang zwischen Stress und der Partnerschaftsqualität und –stabilität postuliert wird, wird auf der anderen Seite betont, dass das Schicksal eines Paares jedoch maßgeblich von dessen Copingfertigkeiten abhängt. Da Stress (Hektik, schneller Wandel, hohe Mobilität und Veränderungen, Mehrfachbeanspruchungen durch verschiedene Rollen etc.) ein Feind aller moderner Paare ist, hängt es entscheidend davon ab, wie gut die Copingfertigkeiten des Paares (individuelles und dyadisches Coping) ausgebildet sind. In seinem Modell der Scheidungsvorhersage bezieht Bodenmann denn auch Copingressourcen als zentrale Moderatorvariablen ein. Nicht das Belastungsausmaß per se ist entscheidend, sondern die Art des Umgangs mit Stress auf der individuellen und dyadischen Ebene. Der Ansatz hat eine breite empirische Fundierung erfahren (siehe Kapitel 1.7).

1.4 Empirische Befunde, die für die Verhaltenstherapie mit Paaren wichtig sind

1.4.1 Die Bedeutung von Partnerschaft und Ehe heute

Entgegen den Argumenten, wonach die Partnerschaft oder Ehe in unserer Zeit ausgedient hätte (vgl. Perrez, 1979), zeigen eine Reihe von Untersuchungen, dass weder die Attraktivität der Partnerschaft oder Ehe noch deren Bedeutung für das Glück des Menschen abgenommen haben (vgl. Schneewind et al., 1996). Vielmehr zeigt sich, dass eine zufriedenstellende Partnerschaft nach wie vor (a) eine der bedeutendsten *Ressourcen* darstellt (siehe zur Übersicht Bodenmann, 2002), (b) ein zentraler *Protektivfaktor* bei psychischen und physischen Störungen ist (z.B. Hahlweg, 1997; Köcher, 1993) und (c) eine zentrale Bedingung für die *Lebenszufriedenheit* bildet (z.B. Ruvolo, 1998). Es sollte daher ein Bestreben von Eheberatern und Paartherapeuten sein, die Partnerschaft als wichtigstes soziales Gefäß mit präventiven und therapeutischen Methoden so weit wie möglich zu fördern (neben der Funktion für die Partner selber spielt eine funktionierende Partnerschaft im Falle von Kindern auch für deren gesunde Entwicklung und Wohlbefinden eine zentrale Rolle; siehe zum Überblick Bodenmann, 2003). In einer jüngst von uns durchgeführten Untersuchung an Jugendlichen fand sich dieses Bild erneut bestätigt. Nicht nur gaben 97% der Befragten an, dass für sie eine Partnerschaft zu den wichtigsten Bedingungen für ihr Lebensglück gehöre, sondern 80% der befragten Jugendlichen waren sogar der Ansicht, dass die Ehe eine lebenslange Beziehung darstelle (siehe Bodenmann, 2002).

Die Bedeutung der Partnerschaft und Ehe spiegelt sich auch in der Tatsache wider, dass rund 95% der Bevölkerung im Verlauf ihres Lebens mindestens einmal heiraten und rund 75%-80% der Geschiedenen (75% der Frauen und 83% der Männer) sich nach der Scheidung *wiederverheiraten* (Glick, 1984; Norton & Glick, 1976) und dies, obgleich das Scheidungsrisiko bei Zweit- bzw. Drittehen noch höher liegt (Glick, 1984). Nach Cherlin (1981) heiratet rund die Hälfte der Geschiedenen innerhalb von 36 Monaten nach der Scheidung erneut.

Diese Ergebnisse zeigen, dass das Bestreben, die Partnerschaftsqualität und -stabilität zu fördern und zu erhalten nach wie vor eine wichtige Aufgabe der Gesundheitsversorgung darstellt, und die Prävention bei Paaren ebenso wie Paartherapie in diesem Zusammenhang eine zentrale Funktion erfüllen. Dies umso mehr, als heutige Partnerschaften von einer hohen und historisch gesehen noch nie dagewesenen *Instabilität* betroffen sind und die meisten Untersuchungen zeigen, dass die Partnerschaftsqualität im Verlauf der Zeit abnimmt (Brandtstädter & Felser, 2003; Glenn, 1998). Inbesondere im Zuge der Elternschaft (z.B. Belsky, 1985; Belsky, Ward & Rovine, 1986; Cowan & Cowan, 1988; El Giamal, 1999; Wallace & Gotlib, 1990) respektive im Verlauf der ersten Ehejahre (Lindahl,

Clements & Markman, 1998) sinkt die Partnerschaftszufriedenheit signifikant.

So referiert beispielsweise Hendrick (1981) einen negativen Zusammenhang zwischen der Dauer der Partnerschaft und der Partnerschaftszufriedenheit von $r = -.22$ und Blood und Wolfe (1965) belegen eine kontinuierliche Abnahme der Partnerschaftszufriedenheit in Abhängigkeit der Ehedauer mit Scores von 5.36 (im ersten Ehejahr) zu 5.02 (nach 3-9 Jahren) zu 4.77 (nach 10-19 Jahren) zu 4.20 (nach 20-29 Jahren) und schließlich zu 4.10 (nach mehr als 30 Jahren).

Es scheint dabei, dass die Effekte besonders bei den Frauen stärker sind als bei den Männern. Mathes und Wise (1983) fanden in ihrer Untersuchung nur für Frauen signifikante Effekte und auch Blood und Wolfe (1965) berichten vor allem von Veränderungen der Partnerschaftszufriedenheit bei den Frauen. Danach beschrieben sich in den ersten zwei Jahren nach der Eheschließung rund 52% der Ehefrauen als sehr glücklich, während sich diese Einschätzung zwanzig Jahre später bei nur noch 6% findet.

Eine kontinuierliche Abnahme der Partnerschaftszufriedenheit über die Zeit kann heute als gesichert angesehen werden (vgl. Glenn, 1998), auch wenn einzelne Studien einen u-förmigen Verlauf (hohe Ausgangswerte und im Alter erneut hohe Zufriedenheitsscores) postulieren (vgl. Heil, 1991; Spanier, Lewis & Cole, 1975). In der 9-Jahres-Längsschnittstudie von Lindahl et al. (1998) fand sich nach vier Jahren (seit Beginn der Partnerschaft) keine weitere Abnahme mehr. Neben der negativen Veränderung bezüglich der Partnerschaftszufriedenheit wird in der Literatur ebenfalls eine Verschlechterung der dyadischen Interaktion in Abhängigkeit der Beziehungsdauer festgestellt (Lindahl et al., 1998). Interessanterweise ist zudem die Interaktion der beiden Partner in der Regel negativer als diejenige eines Partners mit einer fremden Person (vgl. Birchler et al., 1975; Birchler & Webb, 1977; Ryder, 1968; Winter, Ferreira & Bowers, 1973).

1.4.2 Prädiktoren für negative Partnerschaftsverläufe und Scheidung

Die Forschung zum Verlauf von Partnerschaften respektive zur Scheidungsvorhersage hat in den letzten Jahrzehnten eine Menge an Wissen bereitgestellt, weshalb Partnerschaften, die ursprünglich glücklich begannen, nach einiger Zeit unzufriedenstellend werden oder geschieden werden (vgl. zum Überblick Bodenmann, 2001a; Bradbury, 1998; Bradbury, Fincham & Beach, 2000; Hahlweg, 1986; Karney & Bradbury, 1995; Schneewind, Graf & Gerhard, 1999).

Es ist heute möglich, mit einer mittleren Wahrscheinlichkeit von rund 80% vorherzusagen, welche Partnerschaften einen ungünstigen Verlauf nehmen respektive ein hohes Scheidungsrisiko aufweisen (siehe Kasten 6) und einige Forscher gehen gar soweit, den Partnerschaftsverlauf und das Scheidungsrisiko mathematisch zu modellieren (z.B. Gottman, Swanson & Murray, 1999).

Kasten 5. Bedeutung verschiedener Variablen für die Partnerschaftsqualität und -stabilität

Variablen	Studien	Befunde
Introversion/ Extraversion	Bentler & Newcomb (1978), Geist & Gilbert (1996), Nemechek & Olson (1996), Richmond, Craig & Ruzicka (1991), Russell & Wells (1994)	Nicht signifikant oder uneindeutig
Neurotizismus *(im EPI oder NEO-FFI)*	Bouchard, Lussier & Sabourin (1999), Eysenck & Wakefield (1981), Karney & Bradbury (1995), Kelley & Conley (1987), Kitamura, Watanabe, Aoki & Fujino (1995), Kurdek (1993), Luteijn (1994), Russell & Wells (1994)	Empirisch erhärteter Prädiktor

Psychopathie *(im MMPI)*	Hjemboe & Butcher (1991), Jockin, McGue & Lykken (1996), McCranie & Kahan (1986), McGue & Lykken (1992), Snyder & Regts (1990)	Empirisch erhärteter Prädiktor, doch mehr Längsschnitt-studien erforderlich
Partnerschafts-zufriedenheit	Buehlman et al. (1992), Gottman (1994), Gottman & Levenson (1992), Karney & Bradbury (1995), Kurdek (1993)	Empirisch erwiesen, aber insgesamt schwacher Effekt
Kommunika-tions- und Problemlöse-kompetenzen	Bradbury et al. (2000); Gottman (1994), Gottman et al. (1998), Kurdek (1993) (siehe für detaillierten Über-blick Kapitel 1.4.3 und 1.5)	Empirisch am besten erwiesen
Positive Erwar-tungen, Bezie-hungseffizienz, Attributionen	Bradbury & Fincham (1990, 1992), Drigotas et al. (1999), Harvey (1987), Johnson et al. (1999), Kelley & Conley (1987), Kurdek (1993), Vanzetti et al. (1992)	Gewisse empirische Evidenz, doch noch mehr Längsschnitt-studien erforderlich
Stress und Coping	Bodenmann (1995, 2000a), Bodenmann et al. (1996), Karney & Bradbury (1995) (siehe für detaillierten Überblick Kapitel 1.4.3)	Empirisch erhärtete Prädiktoren, doch noch weitere Längs-schnittstudien erforderlich

Homogenität zwischen den Partnern	Bahr, Chappell & Leigh (1983), Bentler & Newcomb (1978), Deal et al. (1992), Grau & Bierhoff (1998), Hahlweg (1986), Kurdek (1993)	Empirisch erhärteter Prädiktor
Bindungsstil	Collins & Read (1990), Crowell et al. (1999), Feeney & Noller (1990), Guerrero (1998), Hazan & Shaver (1987), Shaver & Brennan (1992)	Zu wenig empirische Evidenz, noch weitere Forschungen notwendig
Scheidung in der Herkunftsfamilie	Diekmann & Engelhardt (1995), Rosenkranz & Rost (1998), Sanders et al. (1999)	Empirisch in einigen Studien erwiesen, weitere Forschungen notwendig

Kasten 6. Scheidungsvorhersagegenauigkeit mittels psychologischer Prädiktoren in prospektiven Längsschnittstudien

Autoren	Dauer der Studie	Anzahl Paare	Vorhersage-richtigkeit
Bodenmann (1995, 1997)	2 Jahre	70	98%
Bodenmann & Cina (2000)	5 Jahre	63	73%
Buehlman, Gottman & Katz (1992)	3 Jahre	54	94%
Fowers & Olson (1986)	3 Jahre	112	81%

Gottman (1994)	2 Jahre	90	84%
Gottman, Coan, Carrère & Swanson (1998)	6 Jahre	57	83%
Gottman & Levenson (1999)	4 Jahre	85	91%
Hill & Peplau (1998)	15 Jahre	65	95%
Kurdek (1993)	5 Jahre	286	81%
Larsen & Olson (1989)	2 Jahre	179	84%
Lindahl et al. (1998)	9 Jahre	36	80%
Rogge & Bradbury (1999)	4 Jahre	56	68%
Williams & Jurich (1995)	5 Jahre	207	80%

Als entscheidende Prädiktoren haben sich neben *Neurotizismus* (gemäß dem Konstrukt von Eysenck & Eysenck, 1969) oder manifesten klinischen Störungen gemäß DSM-IV (z.B. affektive Störungen, Angststörungen, psychotische Störungen jeweils des einen Partners oder beider Partner) *Kompetenzdefizite* erwiesen (vgl. Bentler & Newcomb, 1978; Kelley & Conley, 1987; Kurdek, 1993).

Es gilt heute als gesichert, dass die Kompetenzen beider Partner darüber entscheiden, wie eine Partnerschaft verläuft. Als relevante Kompetenzen gelten dabei: (a) Kommunikationskompetenzen, (b) Problemlösefertigkeiten und (c) Stressbewältigungskompetenzen, wobei die Kommunikation als *die* zentrale Prädiktorvariable bezeichnet werden kann (vgl. Jacobson & Margolin, 1979).

Merkmale wie *Attraktivität*, *Intelligenz*, *Status* oder selbst *Sex-Appeal* spielen nachweislich eine untergeordnete Rolle für das längerfristige Beziehungsglück. Ob ein Paar längerfristig glücklich und stabil zusammen ist, hängt vielmehr von der Bewältigung der paarinternen und –externen Alltagsanforderungen an die einzelnen Partner und die Partnerschaft ab. Je besser die Kommunikationskompetenzen, die Problemlösefertigkeiten und die individuellen und dyadischen Stressbewältigungskapazitäten sind, desto günstiger ist die Prognose. Diese Kompetenzen sind nicht nur wichtig, um die Alltagsanforderungen, welche sich einem Paar stellen, angemessen bewältigen zu können, sondern ebenso für den Erhalt der Liebe und deren Wachstum. Die Liebe eines Paares muss konstant genährt und gepflegt werden. Hierzu braucht es Kompetenzen, um sich emotional austauschen zu können, sich liebevoll zu begegnen, aber auch, um zu verhindern, dass sich der Alltagsstress destruktiv auf die Beziehung auszuwirken beginnt.

1.4.2.1 Bestehen Kompetenzdefizite bereits vor der Ehe?

Da die meisten Paare auf dem Höhepunkt ihrer Liebe und gegenseitigen Zuneigung heiraten, sind spätere Partnerschaftsprobleme meist nicht Folge einer ursprünglich ungenügenden Liebe, sondern einer Abnahme dieser Liebe. Diese Abnahme hängt mit zwei Phänomenen zusammen: (a) der *Verstärkererosion*, d.h. der Habituation und Gewöhnung infolge einer sich im Alltag breit machenden Monotonie durch unzureichende Stimulation und Bereicherung und (b) *mangelnden Kompetenzen*, wodurch die Alltagsanforderungen die Zuneigung und Liebe gegenüber dem Partner verschütten (vgl. Kapitel 1.3.2.3)[1].

Indizien dafür, dass diese Kompetenzdefizite bereits vor der Ehe bestehen, sind bisher spärlich (vielmehr gehen wir davon aus, dass sie Folge von Stress sind, d.h. und unter Stress ein-

[1] Berscheid (1983) sieht ein Problem moderner Partnerschaften zudem in der hohen Emotionalität. Gemäß seiner Theorie sind Beziehungen umso kurzlebiger und instabiler, je emotionaler sie sind, wobei es unbedeutend ist, ob die mit der Beziehung verknüpften Emotionen positiver oder negativer Natur sind.

brechen). Zwar fanden Raush, Barry, Hertel und Swain (1974) und Markman (1981) in Longitudinalstudien (in der Regel von zwei bis fünf Jahren) Hinweise darauf, dass negative Kommunikations- bzw. Eskalationsmuster bei unzufriedenen Paaren teils schon vor der Heirat bestehen, doch ist auch bei dieser Gruppe die These wahrscheinlicher, dass die negativen Veränderungen erst im Verlauf der Beziehung ein störendes Ausmaß erreichen ("sleeping effect"; Markman, 1981). Für diese Interpretation sprechen auch die bereits zitierten Befunde von Birchler et al. (1975) und von Gottman und Porterfield (1981). Kelley, Huston und Cate (1985) wiesen in ihrer Untersuchung nach, dass Konflikte tatsächlich meistens schon vor der Ehe bestehen und auf relativ stabile inadäquate Konfliktlösekompetenzen schließen lassen, dass sich aber die negativen Konsequenzen erst im Verlauf der Partnerschaft aufgrund einer veränderten Kausalattribuierung entfalten würden. Die Autoren nehmen an, dass zu Beginn der Beziehung (Verliebtheitsphase) die Probleme häufig heruntergespielt oder verzerrt wahrgenommen werden, mit zunehmender Dauer der Partnerschaft aber zusehends als störend erlebt und auf eine mangelnde Passung zwischen den Partnern oder auf Kompetenzdefizite des Partners zurückgeführt werden. Dass Konflikte erst im Verlauf der Beziehung an Bedeutung gewinnen, zeigen auch Dickson-Markman und Markman (1988). So variiert der Intensitätsscore von Kommunikationsproblemen (auf einer Skala von 0 bis 100) von 21 (beim Übergang zur Heirat) zu 23 (Flitterwochen), 26 (nach zwei Ehejahren) und 37 (beim Übertritt in die Elternschaft). Während auch Noller und Feeney (1998) Unterschiede bei Neuvermählten bezüglich Kompetenzen fanden, und unzufriedene Paare signifikant niedrigere Kompetenzen aufwiesen, lag in ihrer Längsschnittstudie jedoch kein Interaktionseffekt zwischen den eingangs erfassten Kompetenzen und dem Verlauf der Paarbeziehung (außer bei Problemlösekompetenzen) vor. Zusammenfassend lässt sich folgern, dass Kompetenzdefizite zwar bereits vor der Ehe vorliegen können, dass dies jedoch nicht der Regelfall ist. Vielmehr sprechen unsere Beobachtungen dafür, dass die meisten Paare eigentlich relativ angemessene Kompetenzen (z.B. bezüglich Kommunikation) haben, diese jedoch unter Stress einbrechen und nicht mehr angemessen umgesetzt werden können. Stress und dessen Bewältigung ist damit von zentraler Bedeutung um Kompetenzdefizite bezüglich Kommunikation und Problemlösung verstehen zu können (siehe Abbildung 10).

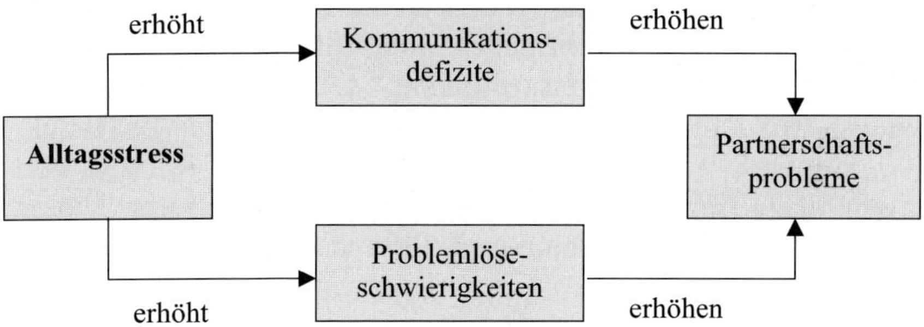

Abbildung 10. Der Einfluss von Stress auf dyadische Kompetenzen

Anders sieht es bezüglich *Gewalt* aus. Mehrere Studien zeigen, dass eheliche Gewalt meist schon zu Beginn der Partnerschaft feststellbar ist. 59% der Frauen, welche physische Gewalterfahrungen in der Partnerschaft machten, berichteten bereits über voreheliche Gewalt seitens des Partners (O'Leary et al., 1989; O'Leary & Cascardi, 1998).

1.4.2.2 Können Kommunikationsdefizite oder Neurotizismus auch den Zeitpunkt der Scheidung voraussagen?

Interessant sind die Erkenntnisse, wonach die verschiedenen Prädiktoren eine Trennung oder Scheidung zu unterschiedlichen Zeitpunkten vorherzusagen erlauben. So zeigten Gottman und Levenson (2002), dass unterschiedliche Interaktionskategorien eine unterschiedliche Dauer der Partnerschaft vorhersagen. Gestützt auf eine 14-Jahres-Längsschnittstudie referieren die Autoren, dass emotional impulsive Streitmuster des Paares ("emotionally volatile attack-defend pattern") eine frühe Scheidung (innerhalb der ersten sieben Jahre) anzeigen, während Paare, die ihre Konflikte sehr verhalten und defensiv austragen ("emotionally inexpressed pattern") sich zu einem späteren Zeitpunkt (häufig erst, wenn die Kinder das Elternhaus verlassen) scheiden lassen. Während die Befunde von Gottman und Levenson (2002) umstritten sind (die Berechnungen beruhen beim letzten Messzeitpunkt der Untersuchung auf lediglich 15 Fällen) (vgl. Kritik von DeKay, Greeno & Houck, 2002), verdient insbesondere die Studie von Karney und Bradbury (1997) Beachtung. So zeigte sich in ihrer Untersuchung während vier Jahren (mit Messzeitpunkten nach jeweils sechs Monaten), dass *Neurotizismus* bereits zu Beginn der Partnerschaft mit einer geringeren Partnerschaftszufriedenheit einherging, während mangelnde dyadische Kommunikationskompetenzen spätere negative Veränderungen bezüglich der Beziehungsqualität beeinflussten (ein Befund, der mit den stresstheoretischen Annahmen von Bodenmann kompatibel ist). Paare, die bereits zu Beginn (aufgrund von Neurotizismus) unzufrieden waren, erfuhren einen steileren Abfall bezüglich der Partnerschaftszufriedenheit und wiesen entsprechend zu einem früheren Zeitpunkt die Scheidung ein. Die Frage, welche Faktoren zu welchem Zeitpunkt die Scheidung begünstigen, wird in den nächsten Jahren mit Sicherheit weiteres Forschungsinteresse auslösen.

1.4.3 Empirische Befunde bezüglich der dyadischen Kommunikation von unzufriedenen Paaren

Internationale Studien (durchgeführt von Forschern in Australien, Deutschland, der Schweiz, Holland und den USA) zeigen in konsistenter Weise, dass sich zufriedene von unzufriedenen oder stabile von scheidungsgefährdeten Paaren in der Art und Qualität ihrer Kommunikation signifikant unterscheiden (vgl. zum Überblick, Fincham & Beach, 1999; Weiss & Heyman, 1997). Die Hauptmerkmale einer destruktiven Kommunikation sind in Kasten 7 aufgeführt.

Kasten 7. Charakteristika der Paarkommunikation bei unzufriedenen Paaren

- häufige Negativität und geringe Positivität
- lange Konfliktdauer
- hohe Vorhersagbarkeit des negativen Verhaltens
- häufige und schnelle Konfliktbereitschaft
- negative Ausgänge von Konflikten (Eskalation)
- Verwendung von gegenseitiger negativer Beeinflussung (Zwangsprozess)
- Häufige Missverständnisse bezüglich gesendeten (intendierten) Inhalten und deren Rezeption durch den Partner
- Distanz-Nähe-Probleme (mit häufigem Rückzug des Mannes)
- geringe Selbstöffnung
- ungünstiges Verhältnis zwischen Positivität und Negativität in der Kommunikation

1.4.3.1 Häufige Negativität und geringe Positivität

Der Interaktionsstil unzufriedener oder scheidungsgefährdeter Paare zeichnet sich durch einen hohen Austausch von negativen Interaktionen aus. Es sind dabei nicht die *Konfliktthemen*, die zufriedene von unzufriedenen Paaren unterscheiden (Gottman, 1994), (am häufigsten wird bei beiden Gruppen über Finanzen, Erziehung, Sexualität und Herkunftsfamilie gestritten), sondern die *Art der Konfliktaustragung* und die Tatsache, dass unzufriedene Paare in den meisten Fällen zu keiner konstruktiven Konfliktlösung kommen[2]. Unzufriedene Paare sind in ihrem Kommunikationsverhalten signifikant häufiger negativ und weisen längere Sequenzen von negativem Schlagabtausch auf als glückliche Paare (vgl. Hahlweg, 1991). Unzufriedene Paare weisen dabei sowohl auf der *verbalen* (Inhalt), *paraverbalen* (Tonfall, Bedeutungsgehalt) wie der *nonverbalen Ebene* (Gestik, Mimik, Körperhaltung, Distanzregulation) signifikant mehr negatives Verhalten auf als zufriedene Paare. Ihr Interaktionsstil ist inhaltlich gekennzeichnet durch mehr *Desinteresse* an Äußerungen des Partners, häufigere *Kritik* und Du-Botschaften ("Du hörst mir ja wieder mal nicht zu"; "Du könntest Dich auch mal galant zeigen"; "Nicht nur Du bist müde"), *Vorwürfe* mit Verallgemeinerungen und Pauschalisierungen ("Immer musst Du zu spät kommen, nie kannst Du pünktlich sein"), *negativen Charakterzuschreibungen* ("Du bist so ein Miesmacher, verdirbst einem immer jede Freue mit Deinem Geiz") und *Hostilität* (verächtliche, abwertende, destruktive Bemerkungen). Formal zeichnet sich die Kommunikation unzufriedener Paare durch häufige *Unterbrechungen*, *Ins-Wort-Fallen*, einen schnellen *Sprechrhythmus* und *mangelndes Zuhören* aus. Beide Partner verharren auf ihren Positionen, sind in ihrer Argumentationslogik gefangen und interessieren sich nicht für den Standpunkt

---

[2] Kröger, Hahlweg, Braukhaus, Fehm-Wolfsdorf und Groth (2001) konnten zudem nachweisen, dass sich die Konfliktthemen bei Frauen und Männern kaum unterscheiden. Sowohl bei den Männern wie den Frauen fungierten *Kommunikationsprobleme* an erster Stelle.

und die Sicht des anderen. Jeder ist überzeugt, dass er oder sie im Recht ist und versucht durch Beharrlichkeit, Dominanz und Gemeinheiten den anderen von seiner Sichtweise zu überzeugen. Die Negativität kann sich bis zu Drohungen oder Gewaltäußerungen steigern (vgl. Birchler, Weiss & Vincent, 1975; Christensen & Shenk, 1991; Cousins & Vincent, 1983; Daigen & Holmes, 2000; Gottman, 1979; 1994; Gottman, Markman & Notarius, 1977; Gottman & Krokoff, 1989; Hahlweg, 1986; Hahlweg, Revenstorf & Schindler, 1984; Margolin & Wampold, 1981; Raush, Barry, Hertel & Swain, 1974; Schaap, 1982; 1984; Ting-Toomey, 1983).

Kasten 8. Charakteristika der Negativität bei unzufriedenen Paaren

- häufige *Verallgemeinerungen* und *Generalisierungen* ("immer", "nie", "überall")
- häufige *Charakterzuschreibungen* ("Du bist...")
- häufige *Du-Botschaften* (Kritik, Vorwürfe)
- häufiges *Abschweifen* vom Thema in die Vergangenheit (Aufwärmen von alten Geschichten, Schuldzuweisungen)
- *Beharren* auf der eigenen Sicht und mangelndes Eingehen auf den Partner (geringe Bereitschaft zuzuhören, dominantes Verhalten gekennzeichnet durch häufiges Unterbrechen, sich gegenseitig ins Wort fallen)
- hohe *Emotionalität* (schneller Sprechrhythmus, lautes Sprechen, drohende Gebärden und verbale Drohungen)

Gleichzeitig findet man bei unzufriedenen Paaren weniger *positive Affekte* (Empathie, Wärme, Aufmerksamkeit, Zärtlichkeit, etc.), geringere soziale *Verstärkung* (Zustimmung, Übereinstimmung, Versicherung, etc.) und weniger *versöhnende* und die Interaktion erleichternde Handlungen bei Konflikten (Themenwechsel, Humor, Akzeptanz, Paraphrasierungen, etc.) (Schaap, 1984).

Kasten 9. Charakteristika der Positivität bei unzufriedenen Paaren

- geringes Interesse (Neugierde) am Partner (wenig Nachfragen) und reduzierte Empathie
- seltene Zustimmung
- geringe Anerkennung
- wenig Komplimente und Lob
- seltene Liebesbezeugungen und Zärtlichkeiten (Umarmungen, Küssen, Streicheln, Verwendung von Kosenamen)
- spärliches positives Verstärkungsverhalten (Mhm, Ja, gut)
- kaum Wärme und Zuneigung in der Haltung und der Stimme

Diese Befunde beruhen nicht nur auf Querschnittuntersuchungen, sondern konnten auch in mehreren *Längsschnittstudien* untermauert werden. So in der 2-Jahres-Längsschnittuntersuchung von Bodenmann (1995), der 5-Jahres-Längsschnittstudie von Filsinger und Thoma (1988), der 3-Jahres-Längsschnittstudie von Gottman und Krokoff (1989), der 5-Jahres-Längsschnittuntersuchung von Markman (1984) oder der 2-Jahres-Längsschnittuntersuchung von Huston und Vangelisti (1991), um nur einige zu nennen.

Gemäß der Untersuchungen von Gottman (1994) und Gottman, Coan, Carrere und Swanson (1998) haben sich insbesondere vier Kommunikationsmerkmale als besonders destruktiv für den Verlauf einer Partnerschaft herauskristallisiert: (a) *defensive Kommunikation* ("defensiveness"), (b) *verächtliche Kommunikation* ("contempt"), (c) *provokative Kommunikation* ("belligerence") sowie (d) *Rückzug und Gesprächsverweigerung* ("stonewalling") (siehe Kasten 10). Gottman (1994) konnte bei Paaren, bei welchen diese vier Kommunikationsfehler gehäuft auftreten, mit einer Wahrscheinlichkeit von 93% die Scheidung vorhersagen.

Kasten 10. Problematische Kommunikationsverhaltensweisen

Vorwürfe/Kritik
Verhalten des Partners wird kritisiert, die Sicht auf das Negative gelenkt und der eigene Ärger ausgedrückt ("Du kommst immer zu spät", "Nie ist Verlass auf Dich", "Ich habe Dir dies hundertmal gesagt und es ist immer noch nicht erledigt!").

Defensive Kommunikation
(Verteidigung/Abwehr/Verantwortungszurückweisung)
Bei dieser Art der Kommunikation zieht sich der defensive Partner innerlich zurück, verteidigt sich, geht nicht auf den "wahren" Grund der Diskussion ein, sondern bezieht sich egozentrisch auf die eigene Verteidigung ohne die Sicht des Partners ernst zu nehmen oder verstehen zu wollen. Es geht mehr um die Wahrung des eigenen Gesichts als um den eigentlichen Diskussionsgegenstand. Die Kommunikation ist gekennzeichnet durch Entschuldigungen, Rechtfertigungen, Gegenanklagen oder Gegenvorwürfe, Gegenkritik, "Ja-Aber-Äußerungen", Entschuldigungen bei gleichzeitigen Beleidigungen des Partners und Schuldzurückweisungen. Meist erfolgt die defensive Kommunikation mit kleinlauter Stimme oder erhöhter Stimme, einem verkrampften Lächeln, abgewandter Körperhaltung (z.B. mit verschränkten Armen), Wegrücken oder sich zur Seite ducken.

Verächtliche Kommunikation *(Abwertungen des Partners, den Partner lächerlich machen, gemeine Bemerkungen machen)*
Mitteilung von mangelndem Respekt und Achtung des Partners. Sarkastische und zynische Bemerkungen, feindseliger Humor, sich über den Partner lustig machen, Beleidigungen, Augen verdrehen, Namensnennungen, Sachen, die dem Partner wichtig sind lächerlich machen oder abwerten. Bei der verächtlichen

Kommunikation findet man häufig heruntergezogene Mundwinkel, verdrehte Augen, einen eisigen oder sarkastischen Tonfall oder Herabblicken auf den Partner.

Dominante Kommunikation *(den Partner als Kind behandeln, ihm ins Wort fallen, dominieren)*
Bestreben des Partners, in der Diskussion die Oberhand zu behalten, den anderen klein zu machen, die eigene Position durchzusetzen, dem anderen keinen Raum zu lassen, sich auf Autoritäten zu beziehen und das verbale Territorium durch laute, eindringliche, jede Silbe betonende Aussprache zu behaupten. Dominante Kommunikation charakterisiert sich durch ununterbrochenes Reden. Der andere wird bevormundet, es wird Lehrer gespielt (Abwertungen oder herablassende Kritik, Zitieren von Autoritäten, inflexible häufige Wiederholungen des eigenen Standpunktes ohne auf Argumente des Partners einzugehen). Das Sprechtempo ist hoch. Häufig hebt der dominante Partner sein Kinn an, zeigt mit dem Indexfinger auf den Partner und betont gewichtig und arrogant die eigenen Aussagen. Der Blick ist meist starr und intensiv.

Provokation *(den Partner provozieren, die Beziehung in Frage stellen etc.)*
Die provokative Kommunikation zeichnet sich vor allem durch rhetorische, meist unbeantwortbare Fragen aus, die darauf abzielen, den Partner bloßzustellen, ihn oder sie zu erniedrigen und der Lächerlichkeit preiszugeben. Der Partner fragt ungläubig nach, äfft den Partner fragend nach ("Hast Du das wirklich so gemeint?") oder spielt intimes Wissen über die Partnerin oder den Partner aus. Das Kinn ist häufig nach vorn geschoben, der Mund leicht geöffnet, die Finger trommeln auf den Tisch, die Sprache wird grob und ordinär.

Rückzug aus der Kommunikation
Abweisendes, ignorierendes Verhalten dem Partner gegenüber, so tun, als wäre der Partner nicht existent, ihn nicht beachten oder nicht auf ihn eingehen, Blickkontakt vermeiden, sich von ihm oder ihr wegdrehen, sich mit sich selber beschäftigen (Nägel kauen, Fingernägel betrachten, Gegenstände im Raum fixieren, etc.) und jegliches Feedbackverhalten unterlassen. Der Partner wirkt angespannt und genervt, abweisend und unzugänglich, ja unerreichbar. Interessant an der Kategorie Rückzug ist, dass der Partner zwar physisch noch präsent ist, jedoch psychisch nicht erreicht werden kann (siehe Kapitel 1.4.3.7).

Nonverbale Negativität
Nonverbale Zeichen des gegen den Partner gerichteten Unmuts, der Ablehnung, Abweisung, Kritik, welche sich in Kopfschütteln bzw. abschätziger Gestik und Mimik äußert (z.B. sich ärgerlich abwenden, unwirsche Gesten, grobe Gesten, drohende oder schimpfende Handbewegungen, abschätzige Grimassen, etc.). Ferner sind offensichtliche Langeweile (z.B. demonstratives Wegschauen, Gähnen bei seinen oder ihren Ausführungen, schadenfreudiges oder hämisches Grinsen etc.) Anzeichen von nonverbaler Negativität.

1.4.3.2 Längere Konfliktdauer bei unzufriedenen Paaren

Mehrere Studien belegen eine längere Konfliktdauer bei unzufriedenen Paaren im Vergleich zu zufriedenen Paaren. In einer Untersuchung von Phillips (1975) wiesen unzufriedene Paare eine Konfliktdauer von 180 Stunden pro Jahr gegenüber 16 Stunden bei zufriedenen Paaren auf und auch die einzelnen Konfliktdiskussionen dauerten im Durchschnitt mit 5.1 Stunden (bei unzufriedenen Paaren) gegenüber 0.5 Stunden (bei zufriedenen Paaren) länger. Gottman und Krokoff (1989) wiesen in ihrer 3-Jahres-Längsschnittstudie allerdings darauf hin, dass die Vermeidung von Problemen und Konflikten für die Partnerschaftsqualität negativer ist, als deren Auftreten per se. Allerdings sind Konflikte nur dann für die Paarbeziehung positiv, wenn sie konstruktiv bewältigt werden, d.h. wenn das Paar eine für beide akzeptable Lösung findet (vgl. auch Margolin, 1983). Trotzdem gibt es Hinweise darauf, dass ein hohes Konfliktniveau (z.B. bereits vor der Eheschließung) prognostisch ungünstig ist. Die 2-Jahres-Längsschnittuntersuchung von Kelley, Huston und Cate (1985) mit 21 Paaren auf der Grundlage von Interviewdaten verdeutlicht, dass Paare, die bereits vor der Heirat eine hohe Konfliktneigung aufwiesen, einen ungünstigeren Partnerschaftsverlauf hatten. Je mehr Konflikte in der Phase nach dem Entscheid für eine Eheschließung stattfanden, desto geringer waren nach 2 Jahren die Partnerschaftszufriedenheit und das Gefühl der Liebe bei der Frau gegenüber ihrem Partner. Das Ausmaß an Liebe zum Zeitpunkt der Eheschließung hatte hingegen keinen prädiktiven Wert für die weitere Entwicklung der Beziehung. Die Autoren interpretieren die Tatsache, dass Konflikte anfangs weniger gravierend erlebt werden damit, dass in dieser Phase die *Attribuierung* günstiger ist als zu späteren Zeitpunkten (vgl. Kapitel 1.6). In der Verliebtheitsphase werden Konflikte heruntergespielt und in ihrer Bedeutung minimiert, im Verlauf der Partnerschaft nehmen sie an Tragweite zu und werden auf mangelnde Passung oder persönliche Schwächen des Partners (siehe Kapitel 3.5.1.2) zurückgeführt. Damit einhergehend nehmen die Partnerschaftszufriedenheit und das Gefühl der Liebe ab.

1.4.3.3 Hohe Vorhersagbarkeit des negativen Verhaltens

Weiter ist bei unzufriedenen Paaren die Negativität in hohem Masse vorhersagbar und wird vom Partner oder von der Partnerin erwartet (Gottman, 1979). Die hohe Vorhersagbarkeit ist eine Konsequenz der Häufigkeit der konfliktreichen Auseinandersetzungen. So zeigte Hahlweg (1991), dass bei unzufriedenen Paaren die bedingte Wahrscheinlichkeit, dass Partner B auf Partnerin A mit einer negativen Verhaltenskategorie reagiert, wenn Partnerin A die Kommunikation negativ begonnen hat rund doppelt so hoch ist im Vergleich zu zufriedenen Paaren (z.B. Kritik von Partnerin A wird unmittelbar mit einer negativen Verhaltensäußerung von Partner B beantwortet). Im Verlauf des Konfliktgesprächs steigt die bedingte Wahrscheinlichkeit für Negativität gegen 70-80%, wodurch die Freiheitsgrade im Hinblick auf eine neutrale oder positive Interaktion zusehends zugunsten der Negativität eingeschränkt werden. Wie Jacobson, Follette und McDonald (1982) weiter zeigen konnten, neigen unzufriedene Paare dazu, unmittelbar auf negative Verhaltensweisen ihrer Partner zu reagieren, was wiederum nicht unbeantwortet gelassen wird. Damit liegt in der Interaktion eine hohe negative Reziprozität vor (wechselseitig negative, hostil-dominante Verhaltensweisen) (Billings, 1979), die mit einer größeren Wahrscheinlichkeit zu negativen Eskalationen führt.

1.4.3.4 Negative Konfliktdynamik (Eskalation)

Ein weiteres Kennzeichen der destruktiven Kommunikation von unzufriedenen Paaren ist die erhöhte Wahrscheinlichkeit für eskalative Ausgänge. Während zufriedene Paare nach relativ kurzer Zeit einlenken, sich durch Humor oder anderes Versöhnungsverhalten (den Partner in die Arme nehmen, sich entschuldigen, über den Streit lachen etc.) den Konflikt beenden und eine Lösung finden, steigern sich unzufriedene Paare in die Negativität hinein. Ihre Kommunikation wird zusehends negativer verstrickt und ist durch hohe Emotionalität charakterisiert. Die Partnerin und der Partner steigern sich in negative Gefühle hinein, machen diesen Luft und heizen den Konflikt weiter an. Die Position des anderen wird nicht wahrgenommen, respektiert oder zu verstehen versucht, wodurch die eigene Meinung und Ansicht durchzusetzen einem dominanten Drang gleichkommt, der mit allen Mitteln zu befriedigen versucht wird. Beide Partner wähnen sich im Recht und versuchen, den anderen mit allen Mitteln (siehe negative Formen der Kommunikation oben) zu unterwerfen und klein zu kriegen. Häufig endet dieses Bemühen im Ausstoß von Drohungen oder Gewaltäußerungen.

1.4.3.5 Verwendung von gegenseitiger negativer Beeinflussung (Zwangsprozess)

Ein bei unzufriedenen Paaren häufig zu beobachtendes Phänomen stellt der Zwangsprozess ("coercion process") dar. Darunter verstehen Patterson und Reid (1972) eine Interaktionsstruktur, die auf der gegenseitigen aversiven Kontrolle und wechselseitigen Machtausübung beruht. Konkret äußert sich dies darin, dass ein Partner versucht, eigene Ziele (z.B. Befriedigung eines Bedürfnisses, Durchsetzung eines Wunsches, Änderung des Partners) zu erreichen, indem er - nach Scheitern vorgängig konstruktiver Beeinflussungsversuche - den anderen Partner mittels zunehmend stärkerer Negativität zum Nachgeben zwingt. Erreicht ein "coerciver" Partner mittels dieser Methoden das Ziel, was in der Regel der Fall ist, wird er lerntheoretisch gesehen positiv verstärkt. Die Partnerin oder der Partner in der nachgebenden Rolle wird negativ verstärkt (Wegfall negativer Konsequenzen), da die unangenehme Einflussnahme des anderen Partners (z.B. dessen Kritik und Hostilität) aufhört. Beide Partner sind damit einem *Verstärkungsprozess* unterworfen, der die Auftretenswahrscheinlichkeit dieser Verhaltensklasse erhöht und damit den Weg für eine zunehmend negativere Kommunikation im Paar ebnet.

Der Zwangsprozess erlaubt nicht nur die Beschreibung dysfunktionaler Kommunikationsverläufe, sondern stellt auch ein *Ätiologiemodell* für den Zerfall der Kommunikation bei Paaren dar. Während zu Beginn Partnerin A Wünsche häufig neutral oder mitunter sogar positiv ("Du Schatz, wollen wir heute Abend ins Kino gehen?") formuliert, nimmt diese Form der konstruktiven Kommunikation ab, wenn Partner B entweder darauf nicht eingeht (was lerntheoretisch gesehen Löschungsbedingungen gleichkommt) oder negativ reagiert (z.B. Desinteresse, Langeweile oder wenig Enthusiasmus). Um gleichwohl zum Ziel zu kommen, ist Partnerin A nun gezwungen, der Äußerung ihres Wunsches mehr Nachdruck zu verleihen, wodurch sie negativer wird. Diese Negativität wird solange und mit solcher Intensität fortgesetzt, bis Partner B einlenkt. Installiert sich dieses Kommunikationsmuster, „verlernt" das Paar allmählich angemessen, konstruktiv und freundlich miteinander zu sprechen. Immer mehr wird die Kommunikation durch Negativität und Dominanz gekennzeichnet. Nach einer gewissen Zeit, in der sich dieses Kommunikationsmuster eingespielt hat, kommt der Punkt, an dem das Paar nicht mehr aus eigener Kraft aus diesem Teufelskreis der Negativität ausbrechen kann, weil die Verhaltensmuster eingeschliffen sind und unmittelbar auf Äußerungen des Partners negativ reagiert wird (siehe Kapitel 1.4.3.3). Die wechselseitige Negativität schaukelt sich immer mehr auf und führt dazu, dass sich das Verhaltensrepertoire des Paares einschränkt und sich im negativen Verhalten festfährt.

1.4.3.6 Missverständnisse bezüglich des intendierten Inhalts und dessen Rezeption durch den Partner

Neben der objektiv beobachtbaren Negativität auf der Verhaltensebene haben einige Autoren auch auf kognitive Probleme bei der Kommunikation bei unzufriedenen Paaren hingewiesen. So zeigten Gottman, Notarius, Markman, Bank, Yoppi und Rubin (1976) bzw. Markman (1984), dass unzufriedene Paare eine höhere *Diskrepanz* zwischen dem gesendeten Inhalt und der perzipierten Wirkung dieser Botschaft erleben. Unzufriedene Paare nehmen positiv intendierte Sendungen ihres Partners häufiger als neutral oder negativ wahr. Noller (1988) resümiert, dass unzufriedene Paare insbesondere Schwierigkeiten bei der

Erkennung neutraler und positiver Mitteilungen haben und Unsicherheiten zeigen, ob die Partner ihre Mitteilungen adäquat erfassen können. Wie Kahn (1970) berichtet, scheinen unzufriedene Paare vor allem Probleme in der Dekodierung *nonverbaler Kommunikationssignale* zu haben. Gottman und Porterfield (1981) fanden in ihrer Untersuchung insbesondere *Dekodierdefizite* bei unzufriedenen Männern bezüglich nonverbaler Signale ihrer Ehefrauen, während Noller (1980) bei Männern insgesamt eine größere Unfähigkeit beobachtete, Emotionen und nonverbale Signale angemessen zu senden (Enkodierprobleme). Wie Römer und Hahlweg (1986) sowie Noller (1982) verdeutlichten, liegen bei unzufriedenen Paaren zudem *Inkonsistenzen* bezüglich der Kommunikation auf der analogen (nonverbalen) respektive digitalen (verbalen) Ebene vor. Während zufriedene Paare häufiger verbal negativ und nonverbal positiv auf ihren Partner eingehen (beispielsweise wird eine Kritik von einem verzeihenden Lächeln begleitet), zeigen unzufriedene Paare das gegenteilige Muster (eine verbal positive Botschaft wird von nonverbal negativen Signalen begleitet; z.B. der Partner lobt das Aussehen seiner Partnerin ohne von seiner Zeitung aufzublicken).

1.4.3.7 Distanz-Nähe-Probleme (mit häufigem Rückzug des Mannes)

Einen weiteren interessanten Aspekt haben Christensen und Shenk (1991) herausgearbeitet. Die Autoren weisen darauf hin, dass sich zufriedene und unzufriedene bzw. stabile und Scheidungspaare nicht nur hinsichtlich ihres Kommunikationsstils unterscheiden, sondern v.a. wegen unterschiedlicher *Distanz-Nähe-Bedürfnisse* Konflikte haben. Die unterschiedlichen Bedürfnisse von Männern in der Regel nach mehr Distanz ("independence", "withdraw") und Frauen in der Regel nach mehr Nähe ("demand", "closeness") sind nach Ansicht von Christensen und Shenk (1991) zu einem Grossteil für die feststellbaren

Kommunikationsschwierigkeiten verantwortlich. Der von den Frauen so häufig beschriebene und als störend empfundene Rückzug des Mannes wäre vor diesem Hintergrund ein geschlechtspezifisch fundiertes Verhalten.

Caughlin und Huston (2002) stellten allerdings fest, dass Rückzug in der Kommunikation nur dann als negativ zu sehen ist, wenn die Partner im Alltag insgesamt nicht ausreichend positives Verhalten zeigen. Roberts (2000) führte zudem an, dass es bedeutsam sei, verschiedene Formen des Rückzugs zu unterscheiden. Sie schlägt als Kategorien des Rückzugs (a) *Vermeidung von Nähe und Intimität*, (b) *Vermeidung von Konflikten* und (c) *ärgerlichen Rückzug* vor. Ihre Untersuchungen zeigen, dass für Männer insbesondere die Vermeidung von Nähe und Intimität seitens der Frau mit erhöhter Partnerschaftsunzufriedenheit einhergeht, während der ärgerliche Rückzug des Mannes mitunter günstig sein kann, um seine Feindseligkeiten (z.B. Gewalt) gegenüber der Frau während eines Konfliktgesprächs zu reduzieren.

Während Christensen den Rückzug des Mannes als eine *willentliche Reaktion* versteht, die seine Bedürfnislage widerspiegelt, interpretieren Gottman (1994) und Gottman und Levenson (1992) den Rückzug des Mannes in Konflikten als *physiologische Reaktion* (siehe Kapitel 1.3.2.3). Sie nehmen an, dass die Kommunikation, Körperwahrnehmung und physiologische Aktivierungen zusammenwirken und bei den Männern ein Konflikt (z.B. ein heftiges Streitgespräch) mit einer hohen physiologischen Erregung (Ausschüttung von typischen Stresshormonen wie Adrenalin und Noradrenalin) einhergeht. Diese starke physiologische Erregung wird subjektiv als Zustand des Leidens und Unwohlseins wahrgenommen, auf die Partnerin zurückgeführt und führt zu einer emotionalen Überschwemmung ("flooding"), was in hohem Maße als bedrohlich und aversiv erlebt wird. Diese hohe physiologische Aktivierung ist v.a. bei Männern zu beobachten. Der Rückzug, wie ihn Gottman und Levenson (1992) beschreiben, ist entsprechend ein Ausdruck für diese physiologische Überschwemmung, welche mit einem Zustand von *Black-out* gleichgesetzt werden kann. Der Mann, der insgesamt ein weniger schlagkräftiges Konfliktführungsrepertoire besitzt, wird im Verlauf des Streitgesprächs von seiner in der Regel verbal überlegenen Partnerin in die Enge gedrängt, was bei ihm die Erregung zusätzlich verstärkt und ihn erst recht in seinen Reaktionsmöglichkeiten eingeschränkt. Seine im Rückzugsverhalten gezeigten "Leerlaufhandlungen" (wie an die Decke starren, Fingernägel betrachten) sind damit (in den meisten Fällen) nicht Ausdruck einer Kommunikationsstrategie, sondern Folge dieser "Lähmung". Während zu Beginn sein Rückzugsverhalten physiologisch bedingt ist und unwillkürlich erfolgt, stellt sein danach auftretendes Vermeidungsverhalten eine gelernte Reaktion dar. Der während des Konfliktes erlebte unangenehme Zustand wird in der Folge mit Konflikten assoziiert (klassische Konditionierung, siehe Kapitel 1.3.2.1) und führt dazu, dass die Partnerin als Auslöser und Grund für diese unangenehme Erfahrung negativ besetzt wird und alle Hinweise, die auf eine erneute ähnliche Situation deuten (diskriminative Hinweisreize), vermieden werden. Dieser Rückzug provoziert die Frau und animiert sie, noch häufiger und resoluter die negativen Punkte anzusprechen, wodurch der Mann weiter in sein defensives Vermeidungsverhalten getrieben wird. Diese Konstellation der Stimulierung von Konfliktgesprächen seitens der Frau und deren Vermeidung durch den Mann (wie sie bei Christensen und Shenk, 1991, beschrieben wird) führt zu einer Verhärtung der Positionen und zur emotionalen Distanzierung des Paares. Belanglose oder an und für sich neutrale oder gar positive Verhaltensweisen werden zusehens negativ gesehen.

Die *prognostisch* negative Bedeutung von *Rückzug des Mannes* verdeutlichen mehrere neuere Studien. So zeigt die 3-Jahres-Längsschnittstudie von Gottman und Krokoff (1989), dass der Rückzug des Mannes (ebenso Defensivität und Sturheit) bei 25 mittels systematischer Verhaltensbeobachtung untersuchten Paaren zu den Hauptprädiktoren für einen ungünstigen Partnerschaftsverlauf innerhalb von drei Jahren gehörte. Die 8-Jahres-Längsschnittuntersuchung von Gottman und Carrère (1994) erhärtet diesen Befund erneut. Diese Untersuchung an 79 Paaren (mittels systematischer Verhaltensbeobachtung, Fragebögen und physiologischen Maßen) zeigt, dass Scheidungspaare bereits zum Zeitpunkt der Erstmessung deutlich ungünstiger miteinander kommunizierten. Die Männer der Scheidungspaare waren defensiver, zeigten mehr Rückzug in der Interaktion, kritisierten häufiger in negativer Art und Weise und waren weniger gute Zuhörer als die Männer in stabilen Partnerschaften. Die Frauen waren häufiger verächtlich ("contempt"), zeigten mehr Ekelreaktionen ("disgust"), lachten weniger und wirkten trauriger. Als wichtigster Prädiktor erwies sich jedoch der Rückzug ("stonewalling") des Mannes. In derselben Studie zeigte sich ferner, dass Frauen in Partnerschaften, in denen der Mann sich kaum im Haushalt engagiert (Hausarbeiten etc.), sich wenig um die Kinder kümmert und die Aufrechterhaltung der Sozialkontakte mit Familie und Freunden der Frau überlässt (d.h. sich relativ stark aus den familiären Verpflichtungen herausnimmt), signifikant unzufriedener sind.

1.4.3.8 Geringere emotionale Selbstöffnung

Während bisher v.a. von formalen Unterschieden im Kommunikationsverhalten gesprochen wurde, gilt es im Folgenden auf inhaltliche Aspekte näher einzugehen. Es ist heute bekannt, dass innerhalb der Kommunikation insbesondere die *emotionale Kommunikation* oder emotionale Selbstöffnung von zentraler Bedeutung ist. Die emotionale Selbstöffnung spielt eine herausragende Rolle für das Verständnis der Partnerschaftszufriedenheit (z.B. Antill & Cotton, 1987; Burke, Weir & Harrison, 1976; Hansen & Schuldt, 1984; Hendrick, 1981; Fisher, 1986).

Unter *positiver Selbstöffnung* versteht man die Mitteilung von Gefühlen wie Liebe, Zuneigung, Stolz, Freude etc., während *negative Selbstöffnung* die Äußerung von Ärger, Wut, Angst, Trauer, Ekel oder Verachtung und persönlichen Schwächen meint (Beispiele: “Ich war sehr traurig, dass Sabine meinen Geburtstag vergessen hat”, “Manchmal frage ich mich, wozu ich eigentlich tauge”, “Die Begegnung mit Herrn Meier macht mir Sorgen”, “Ich glaube, dieses Jahr in die Ferien zu fahren belastet mich zu sehr, das Packen empfinde ich als große Last”, “Ich habe mich über den spontanen Anruf von Gabriel riesig gefreut”, “Mir geht es gut, wenn draußen die Sonne scheint und die Leute nette Gesichter machen”, “Da war ich schon ein wenig stolz auf mich”). Selbstöffnung bedingt ein Klima des gegenseitigen *Vertrauens* und des Wissens, dass die Mitteilungen der intim-persönlichen Inhalte an den Partner oder an die Partnerin nicht gegen einen selber verwendet werden. Bei unzufriedenen Paaren ist nicht nur die Selbstöffnung insgesamt geringer, sondern auch deren Wechselseitigkeit zwischen den Partnern reduziert (Davidson et al., 1983; Webb, 1972). Wie in Kapitel 3.6ff. aufgezeigt wird, spielt die emotionale Selbstöffnung im Rahmen der Verhaltenstherapie mit Paaren eine grundlegende Rolle.

1.4.3.9 Ungünstiges Verhältnis zwischen Positivität und Negativität in der Kommunikation (Balance-Theorie von Gottman)

Die Diskussion zur Kommunikation von unzufriedenen Paaren hat durch die Arbeiten von Gottman (1994) und Gottman et al. (1998) in den letzten Jahren eine wichtige Differenzierung erfahren. Während sich frühere Forschungsarbeiten mehrheitlich darauf beschränkten, die erwähnten Unterschiede zwischen zufriedenen und unzufriedenen Paaren im Sinne quantitativer Differenzen der Positivitäts- bzw. Negativitätsraten zu beschreiben, interessiert neuerdings die Fähigkeit der Paare, negative Interaktionen durch positive zu kompensieren. Auf der Grundlage seiner *Balance-Theorie* der Ehe postuliert der Autor fünf Subgruppen innerhalb der zufriedenen und unzufriedenen Paare (vgl. auch Fitzpatrick, 1988), die zum Teil beachtlich in ihrem Interaktionsstil variieren. Erfolgreiche oder zufriedene Partnerschaften kennzeichnen sich, gemäß der Befunde von Gottman, durch ein Verhältnis von mindestens 5:1 (Positivität gegenüber Negativität) aus. Dies bedeutet, dass auch zufriedene Paare dysfunktionales Kommunikationsverhalten zeigen, es aber mit deutlich mehr positivem Verhalten (Zuneigung, Lob, Komplimente, Versöhnungsgesten) abzufedern in der Lage sind. Wie Gottman (1993) zeigen konnte, ist dies v.a. bei den *impulsiven Paaren* (volatile couples") und *wertschätzenden Paaren* ("validator couples") sowie den *vermeidenden Paaren* ("avoider couples") der Fall, die sich über eine relativ stabile Eheperspektive auszeichnen, während die *hostilen Paare* ("hostile couples") und *hostil-losgelösten Paare* ("hostile-detached couples") in hohem Maße scheidungsgefährdet sind, da sie dieses günstige Verhältnis nicht aufweisen (siehe Kasten 11).

Kasten 11. Paartypen und ihre Charakteristika

Paartyp	Charakteristika	Prognose
Impulsive Paare	Viel Zuwendung, Liebe, Begeisterungsfähigkeit und Leidenschaft, aber auch Lust zum Streiten. Lebendige, dynamische Partnerschaft. *(Verhältnis Positivität zu Negativität: 5:1)*	Günstig
Wertschätzende Paare	Viel Wohlwollen, Empathie, Wertschätzung, Einfühlsamkeit und Verständnis für den Partner, faire Konfliktlösungen und Bemühen um Einbezug des Partners. Wenig Leidenschaft. *(Verhältnis Positivität zu Negativität: 5:1)*	Günstig

Vermeidende Paare	Wenig Konflikte und geringe Neigung zu Streitigkeiten bei gleichzeitig geringem affektivem Austausch. Eher distanzierte und ruhige Partnerschaften. Beide Partner lassen einander in Ruhe leben. *(Verhältnis Positivität zu Negativität: 5:1)*	Günstig
Hostile Paare	Hohes Konfliktniveau mit häufigen Verletzungen und dysfunktionaler Kommunikation (häufiges Auftreten scheidungsrelevanter Kommunikationsfehler wie Defensivität, provokative und verächtliche Kommunikation sowie Rückzug). Hitzige und eskalierende Streitgespräche. *(Verhältnis zwischen Positivität und Negativität in Richtung häufigere Negativität verlagert).*	Ungünstig
Hostil-losgelöste Paare	Nüchtern distanzierte Paare mit wenig gemeinsamen Momenten, die zudem von Negativität überschattet sind. Emotionale Loslösung bei gleichzeitig hoher negativer Emotionalität (Ablehnung, Verachtung, Hass). *(Gestörtes Verhältnis Positivität zu Negativität in Richtung hohe Negativität).*	Ungünstig

Analysen des Interaktionsstils zeigen, dass *impulsive Paare* relativ schnell in Konflikte involviert sind, in denen beide Partner versuchen, den anderen in emotionalen Auseinandersetzungen von ihren Argumenten zu überzeugen. Der dabei stattfindende verbale Schlagabtausch findet auf einem hohen negativen wie positiven Emotionsniveau statt, das durch Leidenschaftlichkeit gekennzeichnet ist. Die Individualität und Eigenständigkeit der Partner scheint ein zentrales Thema zu sein und charakterisiert die Auseinandersetzungen mit gegenseitigen Überzeugungsversuchen von der Richtigkeit der eigenen Sicht, wobei die Gefühle und Ansichten des andern häufig voreilig bewertet werden.

Die Gruppe der *wertschätzenden Paare* setzt ihre Emotionen vermittelnd ein, zeigt häufig Empathie und Verständnis für die Gefühle des Partners oder der Partnerin und thematisiert, dass diese richtig sein mögen, auch wenn er oder sie diese Gefühle nicht im gleichen Maße nachempfinden könne. Obgleich diese Paare häufig konfliktzentrierte Diskussionen führen, die jedoch durch Ruhe und eine gewisse Mühelosigkeit ("ease") geprägt sind, findet sich selbst bei Nichtübereinstimmungen ein Bemühen, das Problem gemeinsam zu lösen. Die Interaktion wird durch ein hohes Maß an gegenseitiger *Unterstützung* getragen. Das Verhältnis zwischen Positivität und Negativität scheint hier ebenso balanciert zu sein wie bei der Gruppe der impulsiven Paare, jedoch insgesamt auf einem moderateren Niveau. Die Beziehung charakterisiert sich durch Ruhe, Intimität und Gemeinsamkeit, mit dem längerfristigen Risiko einer stärkeren Verstärkererosion.

Die *vermeidenden Paare* auf der anderen Seite bilden eine Gruppe, die kaum wirklich in Konfliktgespräche involviert ist und Differenzen oder Uneinigkeiten als unbedeutend abtut. Austauschtheoretisch findet kaum eine Wechselwirkung statt und die Diskussionen verlaufen emotionsarm, sowohl in positiver wie negativer Richtung. Die Gesamtbilanz an Negativität ist daher gering. Die Problemlösungsvorschläge sind meist wenig spezifisch und zeugen von mangelnder Involviertheit und einer geringen Bedeutungszumessung. Die vermeidenden Paare haben eine geringe Rate an positiven wie negativen Interaktionen und vermeiden verletzende Konflikte und Auseinandersetzungen.

Die *hostilen und hostil-losgelösten Paare* weisen eine hohe Scheidungsgefährdung und eine geringe Partnerschaftszufriedenheit auf. Ihre Interaktionen sind durch Negativität und geringere Positivität gekennzeichnet, Bei dieser Gruppe finden sich die in Kasten 10 beschriebenen problematischen Verhaltensweisen gehäuft.

Bei den *hostil-losgelösten Paaren* kommt eine starke emotionale Distanzierung hinzu. Die Partner verstricken sich bereits bei Banalitäten in hohe reziproke Negativität.

Die Typologie von Gottman konnte in neueren Studien in den USA und der Schweiz repliziert werden (Bodenmann, Gottman & Backman, 1997; Holman & Jarvis, 2003). Wie die Untersuchung von Bodenmann et al. (1997) allerdings zeigt, gehören jüngere Paare häufiger zu den impulsiven Paare im mittleren Erwachsenenalter zur Gruppe der wertschätzenden Paare und ältere Paare zur Gruppe der vermeidenden Paare. Die Untersuchung bestätigte jedoch die Beobachtung von Gottman, dass sich auch in der Schweiz alle drei Paartypen durch eine zufriedenstellende Paarbeziehung auszeichnen.

Zusammenfassend kann festgehalten werden, dass nach Gottman (1994) für die Qualität und Stabilität von Partnerschaften weniger das Ausmaß an aversiver Interaktion per se prognostisch relevant ist, als vielmehr die regulative Fähigkeit der Dyade zum balancierenden Ausgleich. Nach seinen Untersuchungen weisen stabile Paare mindestens eine Ratio von 5:1 an Positivität gegenüber Negativität auf.

Für die Paartherapie bedeuten seine Ergebnisse, dass es mehrere *Paardefinitionen* gibt. Paare unterschiedlicher Typen können sich selber als glücklich bezeichnen und stabil sein. Entsprechend gibt es nicht einen einzigen Idealtyp von Partnerschaften (wie dies lange die wertschätzenden Paare waren), der therapiezielweisend ist. Der Therapeut(In) sollte entsprechend darum bemüht sein, sein Handeln und die gemeinsam festgelegten Therapieziele (siehe Kapitel 2.5.1) auf das jeweilige Profil des Paares abzustimmen.

1.5 Empirische Befunde bezüglich der Problemlösung von unzufriedenen Paaren

Wie Schaap (1984) in seinem Überblick aufzeigt, unterscheiden sich zufriedene Paare von unzufriedenen Paaren nicht nur bezüglich ihrer Kommunikation, sondern auch in der Art der Problemlösung. Während zufriedene Paaren bei Problemen ein starkes Engagement und eine Problemorientierung zeigen, in deren Folge Lösungen gemeinsam gesucht, ausprobiert und Informationen gegenseitig ausgetauscht werden, zeichnen sich unzufriedene Paare durch eine Tendenz zu Desinteresse, Unaufmerksamkeit gegenüber den Vorschlägen des Partners, Kritik, sarkastische oder abwertende Bemerkungen bei den Lösungsvorschlägen des Partners, Uneinigkeit, Einschüchterungen und defensives Verhalten aus. Die Partner in unzufriedenstellenden Paarbeziehungen zeigen damit ein signifikant ungünstigeres Problemlöseverhalten als zufriedene Paare, das zudem häufig in Eskalationen (siehe Kapitel 1.4.3.4 und 1.4.3.5) und in den sogenannten Zwangsprozess mündet (siehe Kasten 12).

Kasten 12. Charakteristika der Problemlösung bei unzufriedenen Paaren

- **Weniger Kreativität und Engagement** (Wenig Ausprobieren, geringere Informationssuche und Informationsweitergabe, weniger Lösungsvorschläge und Ideen, geringere Motivation, um etwas zu ändern oder anzugehen)
- **Gegenseitiges Desinteresse** (Desinteresse an den Vorschlägen und Meinungen des Partners, Unaufmerksamkeit, egozentrisches Handeln, da nur eigene Ideen und Wünsche zählen)

- **Mangelnde Kompromissbereitschaft** (Beharren auf der eigenen Position, keine Bereitschaft zu Kompromissen oder zum Eingehen auf die Meinung des Partners oder der Partnerin)
- **Häufige Konfliktvermeidung** (insbesondere Männer in unzufriedenen Partnerschaften vermeiden Konflikte häufiger)

Empirische Evidenz für die Bedeutung der Problemlösefertigkeiten des Paares gibt auch die bereits erwähnte Längsschnittuntersuchung von Kelley et al. (1985), die zeigt, dass Problemlösekompetenzen in allen Phasen der Partnerschaft positiv mit deren Verlauf korreliert sind (vgl. auch Schneewind et al., 2002). Interessanterweise hängt die Partnerschaftszufriedenheit der Männer stärker von einer angemessenen Problemlösung der Partnerin ab als die Partnerschaftszufriedenheit der Frauen von der Problemlösung der Männer (Kurdek, 1995). Die Längsschnittstudie von Leonard und Roberts (1998) verdeutlicht analog zu den anderen Befunden, dass insbesondere die *Vermeidung* von Problemlösungsversuchen für den Beziehungsverlauf dysfunktional ist.

1.6 Empirische Befunde bezüglich kognitiver Faktoren

Neben der Fülle von empirischen Erkenntnissen zum offenen, beobachtbaren Verhalten von Paaren in der dyadischen Interaktion wurde in den letzten zwanzig Jahren auch die Rolle von Erwartungen, Kontrollüberzeugungen und Ursachenzuschreibungen (Kausalattributionen) im Rahmen der Partnerschaft intensiv untersucht (siehe Abbildung 11).

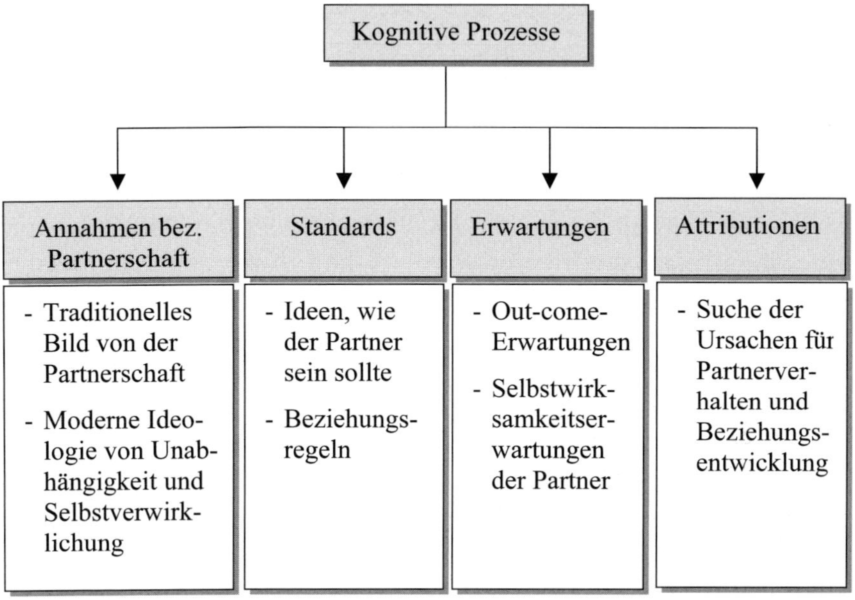

Abbildung 11. Kognitive Variablen im Rahmen der Partnerschaft

Insbesondere Frank Fincham und Thomas Bradbury trugen mit ihren Arbeiten zu einer wesentlichen Erkenntniserweiterung bei, die heute in der kognitiv-verhaltenstherapeutischen Paartherapie integriert und von großer Bedeutung ist. So wissen wir heute, dass in unzufriedenen Paarbeziehungen häufig dysfunktionale Erwartungen an die Partnerschaft bestehen (Epstein & Eidelson, 1981) und bei ungünstigen Ereignissen häufig auf den Partner oder die Partnerin gerichtete Kausalzuschreibungen vorgenommen werden. Gemäß der Attributionstaxonomie von Abramson, Seligman und Teadale (1978) attribuieren unzufriedene Partner das negative oder störende Verhalten des Partners signifikant häufiger als stabil ("immer") und global ("überall und in allen Bereichen") im Sinne von Charakterzuschreibungen (Bradbury & Fincham, 1990; Harvey, 1987; Weiss & Heyman, 1997).

Während in mehreren Querschnittuntersuchungen die Zusammenhänge zwischen ungünstigen Kausalattributionen und einer niedrigeren Partnerschaftsqualität belegt wurden, konnten Fletcher, Fincham, Cramer und Heron (1987), Fincham und Bradbury (1987) sowie Fincham und Bradbury (1993) auch einen kausalen Zusammenhang nachweisen. Fincham und Bradbury (1993) zeigten in ihrer 1-Jahres-Längsschnittstudie, dass die ein Jahr früher getätigten ungünstigen Kausalattributionen bei Verhaltensweisen des Partners oder der Partnerin mit einer signifikant niedrigeren Partnerschaftszufriedenheit ein Jahr später zusammenhingen und dieser Effekt nicht durch andere möglicherweise konfundierende Variablen (wie beispielsweise Depression, Selbstwertgefühl, anfängliche Partnerschaftszufriedenheit) erklärt werden konnte. Innerhalb der Attributionsdimensionen (Lokus, Stabilität, Globalität) erwiesen sich eine stabile und globale Kausalzuschreibung als signifikante Prädiktoren (v.a. bei den Frauen). Insgesamt zeigte sich jedoch, dass partnergerichtete Attributionen zu Zeitpunkt t1 bei beiden Geschlechtern mit einer negativeren Einschätzung der Partnerschaftszufriedenheit zu t1 und t2 einhergingen, während eine selbstgerichtete Attribution positiv mit der Beziehungszufriedenheit zusammenhing. Die Varianzaufklärung bezüglich Partnerschaftszufriedenheit durch die Kausalattribution betrug allerdings lediglich zwischen 2% und 4%. Diese Ergebnisse wurden durch die Studie von Senchak und Leonard (1993) gestützt, welche als konkurrierende Prädiktoren Depressionen und Ärgerempfindungen (sowohl eigene wie von Seiten der Partnerin oder des Partners) einbezogen. Auch in dieser Studie wird lediglich eine Varianzaufklärung bezüglich der Partnerschaftszufriedenheit durch den Attributionsstil von 2% bei den Männern und 3% bei den Frauen berichtet. Interessant ist jedoch, dass ungünstige Kausalattributionen nicht nur mit einer geringeren Partnerschaftszufriedenheit kovariieren, sondern auch mit negativem (offenem) Verhalten (Problemlösung, Kommunikation) einhergehen (Bradbury & Fincham, 1993).

Neben der Rolle der Kausalattributionen haben Constantine und Bahr (1981) in ihrer 5-Jahres-Längsschnittuntersuchung an 5225 Männern mittels Interview auch die Bedeutung von

Kontrollüberzeugungen für den Partnerschaftsverlauf aufzeigen können. Während sich die eingangs erfassten Kontrollüberzeugungen (vgl. Rotter, 1954) nicht als prädiktiv für die Partnerschaftsstabilität erwiesen, fanden sich Hinweise (statistische Tendenz), dass ein internaler *Locus of control* (Glaube, dass man selber Einfluss auf die Umwelt nehmen kann) günstig für die Stabilität der Partnerschaft ist. Einen wesentlichen Beitrag zu kognitiven Variablen im Rahmen der Partnerschaft gab auch Kurdek (1993). Er zeigte, dass die *Hoffnung* in der Partnerschaft ein wichtiger Prädiktor für deren positiven Verlauf ist. Insbesondere in neueren Untersuchungen gewann die Rolle der Erwartungen eine zunehmend wichtigere Bedeutung. So zeigten Vanzetti, Notarius und NeeSmith (1992), dass die Erwartung eines Paares, Konflikte in der Partnerschaft angemessen bewältigen zu können, mit einem günstigeren Verlauf der Partnerschaft korreliert war (vgl. auch Buehlman et al., 1992).

1.7 Empirische Befunde bezüglich Stress und Stressbewältigung

Während die Erforschung von Kommunikations- und Problemlöseprozessen bei Paaren bereits seit den 70er Jahren Tradition hat, hat sich erst in den letzten zehn Jahren die Stressforschung um das Verständnis von Partnerschaften bemüht (vgl. Bodenmann & Perrez, 1991; Bodenmann, 1995, 2000a). Neben unseren eigenen langjährigen Forschungen zum Zusammenhang von Stress und Coping mit der Partnerschaftsqualität, dem Partnerschaftsverlauf und dem Scheidungsrisiko, haben Arbeiten von Marylin Bowan, Carole Giunta, Ian Gotlib, Kim Halford, Frederic Ilfeld, Leonard Pearlin, Valerie Whiffen und Werner Wolf, welche die Belastungsbewältigung in Partnerschaften untersuchten, neue Erkenntnisse geliefert, die für die Verhaltenstherapie mit Paaren von Bedeutung sind.

Kasten 13. Definition von Stress

Gemäß dem heute allgemein anerkannten Verständnis von Stress (Lazarus & Folkman, 1984) handelt es sich bei Stress um ein Ungleichgewicht zwischen inneren und äußeren Anforderungen an die Person und ihren Möglichkeiten darauf zu reagieren, wobei dieses Ungleichgewicht objektiv nicht unbedingt bestehen muss, jedoch subjektiv so erlebt wird. Dabei wird eine Gefährdung der eigenen Gesundheit, der sozialen Anpassung oder der Leistungsfähigkeit wahrgenommen. Stress löst bei der betroffenen Person das Gefühl aus, den an sie gestellten Anforderungen nicht gewachsen zu sein, sie empfindet sich als hilflos, ausgeliefert und ahnt negative Konsequenzen. Stress kann Folge von Überforderung wie auch von Unterforderung sein. Von negativem Stress ("distress") wird positiver, aktivierender Stress ("eustress") unterschieden.

Wegweisend für die Paartherapie sind insbesondere die Erkenntnisse, dass Stress in vielen Fällen ursächlich für (a) die *Verschlechterung der partnerschaftlichen Kommunikation* (vgl. Bodenmann, 1995; Bodenmann, Perrez & Gottman, 1996), (b) einen *ungünstigen Partnerschaftsverlauf* (vgl. Bodenmann, 1998; 2000a, 2002, Bodenmann & Cina, 1999, 2000) und (c) für ein *erhöhtes Scheidungsrisiko* (vgl. Bodenmann, 2000a, Bodenmann & Cina, 1999, 2000) verantwortlich ist. Diese negativen Auswirkungen von Stress auf die Partnerschaft können jedoch durch adäquate individuelle und dyadische Copingkompetenzen abgeschwächt werden (vgl. Bodenmann, 1998, 2000a). Nachfolgend werden die wichtigsten Befunde zu Stress und Coping bei Paaren resümiert.

1.7.1 Auswirkungen von Stress auf die dyadische Kommunikation

Die negativen Effekte von Stress auf die partnerschaftliche Kommunikation konnten empirisch bisher am überzeugendsten im Rahmen des EISI-Experiments (*E*xperimentell *I*nduzierter *S*tress in dyadischen *I*nteraktionen, Bodenmann, 1995; Bodenmann et al., 1996) in einem standardisierten Setting nachgewiesen werden. Die Qualität der dyadischen Kommunikation nahm unter Stress signifikant ab und reduzierte sich um 40%, wobei auf der einen Seite positive Verhaltensäußerungen zurückgingen, auf der anderen Seite die (verbale, non- und paraverbale) Negativität im Interaktionsverhalten anstieg. Moderatoranalysen verdeutlichten dabei, dass v.a. bei Personen, welche inadäquat mit Stress umgingen ein signifikanter Anstieg von Negativität und hier insbesondere der non- und paraverbalen Negativität (welche als relevante Scheidungsprädiktoren gelten, siehe Kapitel 1.4.3) verzeichnet werden konnte. Die Korrelation zwischen subjektivem Stresserleben und objektivem negativem Interaktionsverhalten lag bei dieser Gruppe bei r = .79, während bei Personen mit angemessenen Copingfertigkeiten ein Zusammenhang von r = -.12 vorlag. Mittels ungünstigem Coping gelang eine Varianzaufklärung von 51% bezüglich der negativen Kommunikation gegenüber dem Partner (vgl. auch Bodenmann, 2000a).

Negative Auswirkungen von *paarexternem* Stress auf die Partnerschaft (beispielsweise Stresserfahrungen im Beruf) auf die dyadische Interaktion zu Hause berichtet auch Repetti (1989). Danach führt tagsüber erlebter Stress abends in der Interaktion mit der Partnerin oder dem Partner zu einem deutlich höheren Rückzugsverhalten und sozialer Abkapselung. Crouter, Perry-Jerkins, Huston und Crawford (1989) referieren übereinstimmend, dass signifikante Zusammenhänge zwischen der Arbeitsüberlastung und einer ungünstigen dyadischen Interaktion bestehen, welche einerseits durch mehr Rückzug, andererseits durch mehr Hostilität (Kritik, sich Anschreien usw.)

gekennzeichnet ist. Befunde, welche von Krokoff (1991) dahingehend bestätigt wurden, dass bei erhöhtem Stress am Arbeitsplatz die Interaktion zwischen der Partnerin und dem Partner durch weniger positive Reziprozität gekennzeichnet ist. Die Studie von Halford, Gravestock, Lowe und Scheldt (1992) stützt diese Befunde weiter. Auch in dieser Untersuchung ist das im Alltag erfahrene Stressniveau signifikant mit einer negativeren Interaktion assoziiert. Die Autoren konnten nachweisen, dass dyadische Konflikte und Streitgespräche häufiger werktags als an Wochenenden auftraten, was den Einfluss von Stress auf die Kommunikationsqualität verdeutlicht. Eine weitere Untermauerung dieser Erkenntnisse liefert die Studie von Bolger et al. (1990). Konflikte im Beruf sind gemäss diesen Autoren mit einem signifikant höheren dyadischen Konfliktrisiko korreliert.

1.7.2 Auswirkungen von Stress auf die Partnerschaftsentwicklung

Stress im Alltag (im Sinne von täglichen Mikrostressoren) erweist sich in mehreren Studien als ein zentraler Risikofaktor für die Qualität und den Verlauf von Paarbeziehungen (Bodenmann, 2000a; Bodenmann & Cina, 1999).

Wie Bodenmann (1998) zeigen konnte, entwickelt sich die Partnerschaftszufriedenheit in Abhängigkeit des Belastungsausmaßes im Alltag im Verlauf der Zeit unterschiedlich. Paare mit hohem Stressniveau weisen einen deutlich negativeren Verlauf auf und haben nicht nur bereits zum Zeitpunkt der Erstmessung einen niedrigeren Beziehungszufriedenheitswert, sondern in noch deutlicherem Ausmaß nach vier Jahren. Stress führt somit nachweisbar zu einem ungünstigeren Verlauf der Partnerschaft (vgl. auch Kapitel 1.4.2.1).

1.7.3 Die Bedeutung von Stress für das Scheidungsrisiko

Die bisher einzige Längsschnittstudie zu Auswirkungen von Stress auf die Paarbeziehung und das Scheidungsrisiko stellt die *5-Jahres-Längsschnittstudie* von Bodenmann (2000a) und Bodenmann und Cina (1999, 2000a) dar. Wie Bodenmann und Cina (1999, 2000) nachweisen konnten, unterscheiden sich vier und fünf Jahre später stabil-zufriedene, stabil-unzufriedene und getrennt-geschiedene Paare v.a. bezüglich ihres fünf Jahre früher eingeschätzten partnerschaftsbezogenen Stresses, täglichen Widrigkeiten und Freizeitstress. Stabil-zufriedene Paare weisen zu beiden Messzeitpunkten signifikant niedrigere Stresswerte auf. Interessant ist v.a., dass sich Freizeitstress als ein signifikanter Prädiktor erweist. Eine mögliche Erklärung für dieses Phänomen ist, dass Stress in der Freizeit das randvoll gefüllte Fass zum Überlaufen bringt. Wenn im Alltag viel Stress erlebt wird (wodurch weniger Zeit für sich selber und den Partner oder die Partnerin übrig bleibt (vgl. Kapitel 1.2.2.3), wirkt sich zusätzlicher Stress in der Freizeit umso destruktiver aus, wenn auch in diesen Momenten, die der eigenen Erholung, dem Auftanken und dem Austausch zwischen der Partnerin und dem Partner gewidmet sein sollten, Termindruck, Freizeitaktivismus und Hektik vorherrschen und entsprechend Erholung und Gemeinsamkeiten auch hier zu kurz kommen.

Allein aufgrund von Stress und Coping gelang Bodenmann und Cina (1999, 2000a) eine richtige Vorhersage des Beziehungsstatus (stabil-zufrieden, stabil-unzufrieden, getrennt/geschieden) nach fünf Jahren in 62% der Fälle, womit die wissenschaftliche Vorhersage deutlich über dem Zufall (33%) liegt. Bei der Vorhersage lediglich von stabiler versus instabiler Paarbeziehung gelang eine richtige Zuordnung in 72% der Fälle.

Einen detaillierten Überblick zu Befunden im Bereich Stress und Coping bei Paaren gibt Bodenmann (2000a). Hier werden lediglich wichtige Ergebnisse in Form einer Zusammenfassung wiedergegeben (siehe Kasten 14).

Kasten 14. Zusammenfassung wichtiger Befunde zu Stress und Partnerschaft

- Stress korreliert in mittlerer Stärke (*r* = -.22 bis -.59) negativ mit der Partnerschaftsqualität und –zufriedenheit
- Stress führt zu einer Verschlechterung der partnerschaftlichen Kommunikation um rund 40%
- Paare mit hohem Alltagsstressniveau weisen einen signifikant ungünstigeren Partnerschaftsverlauf auf als Paare mit geringem Stressniveau
- Längerfristig stabil-zufriedene Paare nehmen im Alltag weniger Stress wahr oder gehen mit den Alltagsanforderungen wirksamer um
- Innerhalb der verschiedenen Stressbereiche erweisen sich tägliche Widrigkeiten (tägliche Mikrostressoren) und Freizeitstress als besonders problematisch, während kritische Lebensereignisse nicht signifikant mit der Partnerschaftsqualität kovariieren

aus Bodenmann (2000a, S. 293).

Wie in Kapitel 1.4.3ff. gezeigt wurde, ist eine destruktive Kommunikation äußerst problematisch und hat sich in mehreren Untersuchungen als relevant für die Vorhersage von Scheidungen erwiesen (vgl. Bodenmann, 2002; Gottman, 1994, Weiss & Heyman, 1997). Die Frage, die uns in diesem Zusammenhang seit längerem beschäftigt ist, woher denn diese negative Kommunikation kommt, wenn man bedenkt, dass die meisten Paare zu Beginn der Partnerschaft glücklich und verliebt sind und über durchaus angemessene Kommunikationsfertigkeiten verfügen. Unsere Untersuchungen geben darauf eine Antwort. Stress erweist sich als eine Schlüsselvariable. Mit andern Worten haben Personen, welche mangelnde Stressbewältigungskompetenzen aufweisen, ein höheres Risiko, unter Stress destruktiv miteinander zu kommunizieren. Damit zeigt sich, dass die Stressbewältigung der Partnerin und des Partners von zentraler Bedeutung ist. Da Stress häufig nicht zu umgehen ist, kommt es darauf an, welche individuellen und dyadischen Copingfertigkeiten ein Paar besitzt. *Kommunikationsdefizite* sind in vielen Fällen eine Folge von inadäquat bewältigtem Stress.

Dies bedeutet für die Verhaltenstherapie mit Paaren, dass es nicht ausreicht, in der Therapie nur die Kommunikations- und Problemlösekompetenzen der beiden Partner zu fördern, sondern dass es unerlässlich ist, auch die individuellen und dyadischen Copingressourcen des Paares zu stärken. Diese Erkenntnis führt zu dem unter Kapitel 3.6 dargestellten neuen Behandlungsansatz - der bewältigungsorientierten Intervention - als einem zentralen Element der modernen Verhaltenstherapie mit Paaren.

1.7.4 Die Rolle von individuellem und dyadischem Coping für die Partnerschaftsqualität und –stabilität

Innerhalb der Copingressourcen spielt insbesondere das *dyadische Coping*[3] (vgl. detaillierte Beschreibung unter Kapitel 1.8) eine Schlüsselrolle und erwies sich in mehreren Untersuchungen an über 1200 Paaren (Bodenmann, 2000a) als ein Hauptprädiktor für eine hohe Partnerschaftszufriedenheit, einen günstigen Verlauf der Paarbeziehung und ein niedriges Scheidungsrisiko. Diese Befunde wurden auch von Pasch und Bradbury (1998) im Rahmen einer Untersuchung zur sozialen Unterstützung des Partners sowie dem Partnerschaftsverlauf innerhalb von zwei Jahren bestätigt.

---

[3] Das Konstrukt des dyadischen Copings wurde von mir entwickelt und in mehreren Beiträgen detailliert beschrieben. Die beste und umfassendste Darstellung findet sich im Buch "Stress und Coping bei Paaren" (Bodenmann, 2000a).

Kasten 15. Definition von dyadischem Coping

Unter dyadischem Coping wird eine Form der interpersonnellen Belastungsbewältigung verstanden, in deren Rahmen (a) Stresssignale des einen Partners und (b) Antwortreaktionen des anderen Partners auf diese Stressäußerungen berücksichtigt werden. Als Formen unterscheiden wir supportives dyadisches Coping, delegiertes dyadisches Coping und gemeinsames dyadisches Coping (siehe Kapitel 1.8.2).

Dyadisches Coping erweist sich in sämtlichen Untersuchungen als ein Hauptprädiktor für die Partnerschaftsqualität und -zufriedenheit (vgl. Metaanalyse von Bodenmann, 2000a). Paare, welche Alltagsanforderungen dyadisch bewältigen, haben zudem eine günstigere Prognose für ihre Paarbeziehung und ein niedrigeres Scheidungsrisiko (Bodenmann & Cina, 1999, 2000) (siehe Kasten 16).

Kasten 16. Zusammenfassung wichtiger Befunde zu dyadischem Coping und Partnerschaft

- Dyadisches Coping korreliert mit einem mittleren Korrelationskoeffizienten von $r = .53$ signifikant mit einer höheren Partnerschaftsqualität und –zufriedenheit. Die Effektstärke liegt bei $d = 1.3$.
- Dyadisches Coping hängt signifikant mit einer besseren partnerschaftlichen Kommunikation zusammen (mittleres $r = .65$)
- Dyadisches Coping erweist sich als wichtiger zur Vorhersage der Partnerschaftsqualität als individuelles Coping und soziale Unterstützung durch das soziale Netzwerk
- Stabil-zufriedene Paare praktizieren dyadisches Coping signifikant häufiger als unzufriedene Paare

- Dyadisches Coping moderiert den Zusammenhang zwischen Stress und der Partnerschaftsqualität im Verlauf
- Fehlendes dyadisches Coping erweist sich als ein Hauptprädiktor für Trennung und Scheidung
- Der Partner und damit dyadisches Coping erweisen sich als wichtigste Unterstützungsressource von Personen in Partnerschaften

nach (Bodenmann, 2000a, S. 294)

Dyadisches Coping ist allerdings nur dann funktional und für die Partnerschaft günstig, wenn zwischen den Beiträgen der beiden Partner eine gewisse Ausgewogenheit und Fairness besteht. Neuere Untersuchungen zeigen, dass der günstige Effekt davon abhängt, ob sich die Partnerin und der Partner reziprok unterstützen und beide wissen, dass sie aufeinander zählen können (Bodenmann, 2000a; Dehle, Larsen & Landers, 2001).

Dyadisches Coping eweist sich auch bei Paaren, bei denen der Partner oder die Partnerin an einer klinischen Störung (affektive Störung, Angststörung, sexuelle Funktionsstörung) leidet, als relevant. Es zeigte sich in mehreren Untersuchungen, dass diese Gruppen Defizite bezüglich des dyadischen Copings aufweisen (d.h. beispielsweise signifikant seltener Stress äußern) und insbesondere häufiger negatives dyadisches Coping (hostiles oder ambivalentes dyadisches Coping) zeigen. Wie Kasten 17 zeigt, liegen Unterschiede zwischen den verschiedenen Störungsbildern vor.

Kasten 17. Dyadisches Coping bei klinischen Paaren

	Stress-kommunikation	Supportives dyadisches Coping	Gemeinsames dyadisches Coping	Negatives dyadisches Coping
Angststörung	defizitär	keine Unterschiede zu Normalpaaren	defizitär	Im Vergleich zu Normalpaaren erhöht
Affektive Störung	defizitär	Im Vergleich zu Normalpaaren erhöht	defizitär	Im Vergleich zu Normal--paaren erhöht
Sexuelle Funktionsstörung	keine Unterschiede zu Normalpaaren	keine Unterschiede zu Normalpaaren	defizitär	Im Vergleich zu Normalpaaren erhöht

Aufgrund dieser Erkenntnisse der Stressforschung bei nichtklinischen und klinischen Paaren wird deutlich, dass die Förderung von individuellen und dyadischen Copingressourcen im Rahmen einer modernen Verhaltenstherapie mit Paaren ein integrativer Bestandteil sein sollte. Da Paare häufig erst unter Stress Kompetenzdefizite (z.B. in der dyadischen Kommunikation oder Problemlösung) aufweisen, stellt ein Ansetzen der Intervention bei der Verbesserung von Copingfertigkeiten eine notwendige Erweiterung zu herkömmlichen Ansatzpunkten dar. Auf diesen Aspekt wird weiter unten detailliert eingegangen.

1.8 Dyadisches Coping

Da das dyadische Coping in unserer therapeutischen Arbeit mit Paaren eine Schlüsselrolle einnimmt, wird das Konzept hier etwas ausführlicher dargestellt. Die Kernannahmen der systemisch-prozessualen Stresstheorie bei Paaren von Bodenmann (2000a) sind die folgenden: (1) Alltagsstress hat einen längerfristig destruktiven Einfluss auf die Partnerschaftsqualität, den Verlauf von Partnerschaften und deren Stabilität; (2) Stress hat in Paarbeziehungen immer Auswirkungen auf beide Partner (vgl. direkter und indirekter dyadischer Stress) und wird in irgendeiner Art und Weise kommuniziert und wahrgenommen; (3) neben individuellem Coping stehen den Partnern dyadische Copingressourcen zur Verfügung; (4) Stress wird in der Regel zuerst individuell, nachfolgend dyadisch und bei einem weiteren Persistieren durch die Anspruchnahme weiterer sozialer Unterstützungsressourcen bewältigt (vgl. Kaskadenmodell); (5) Dyadisches Coping ist ein Hauptprädiktor für das Funktionsniveau des Paares, einerseits durch eine Reduktion des Stressniveaus, andererseits durch die Festigung des "Wir-Gefühls" des Paares.

1.8.1 Prozess des dyadischen Copings

Stress und Coping in Partnerschaften werden als ein systemisches Geschehen angesehen. Auf der einen Seite stehen die Stressäußerungen des einen Partners, auf der anderen Seite die Wahrnehmung, Dekodierung und Interpretation dieser Stresssignale durch den Partner, der in unterschiedlicher Weise auf diese Stressäußerungen des Partners reagieren kann. Im besten Fall erfolgt positives supportives dyadisches Coping, d.h. der Partner, welcher aktuell weniger belastet ist, unterstützt den anderen bei seinen Copingbemühungen (siehe Abbildung 12).

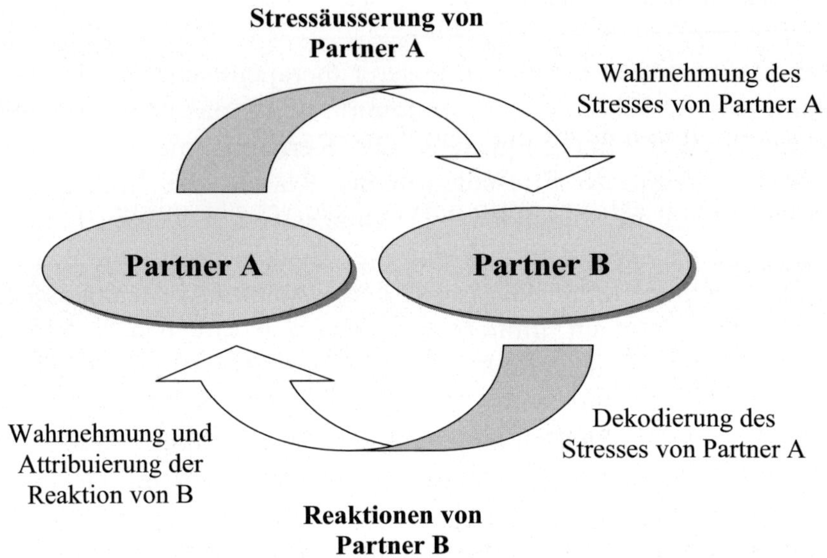

- Keine Kenntnisnahme **der Stressäusserung von Partner A durch Partner B** *(Ignorieren)*
- **Antwortstress** von Partner B (d.h. ebenfalls eigene Stressäusserung von B)
- **Dyadisches Coping** (im Sinne des supportiven dyadischen Copings, Übernahme von delegiertem dyadischem Coping oder Beitrag zu gemeinsamem dyadischem Coping)
- **Negatives dyadisches Coping** (hostil, ambivalent, floskelhaft)

Abbildung 12. Der Stress-Coping-Prozess bei Paaren

1.8.2 Formen des dyadischen Copings

Innerhalb des dyadischen Copings werden (a) positives supportives dyadisches Coping, (b) negatives supportives dyadisches Coping, (c) delegiertes dyadisches Coping und (d) gemeinsames dyadisches Coping unterschieden (vgl. Bodenmann, 2000a).

Positives supportives dyadisches Coping umfasst sach- und emotionsbezogene Unterstützungshandlungen des einen Partners zugunsten des anderen, ohne dass letzterem die Bewältigungsarbeit ganz abgenommen wird. In Kasten 18 sind Möglichkeiten des supportiven dyadischen Copings abgebildet.

Kasten 18. Positives supportives dyadisches Coping

problembezogen	emotionsbezogen
♦ Ratschläge ♦ Mithilfe bei der Ausführung von Tätigkeiten und Aufgaben ♦ Informationsweitergabe ♦ Mithilfe bei der Analyse von Problemen ♦ Ermöglichung von Freiräumen für den Partner (z.B. durch externe Kinderbetreuung) ♦ Entlastung des Partners (z.B. durch Anstellung einer Haushaltshilfe) ♦ Materielle Unterstützung	♦ Wertschätzung, Verständnis ♦ Interesse für Stress des Partners ♦ Mithilfe zur Umbewertung einer Situation ♦ Mithilfe zur Gefühlsberuhigung ♦ Solidarisierung mit dem Partner ♦ Glaube an den Partner und dessen Fähigkeiten und Kompetenzen ♦ dem Partner Mut machen ♦ zärtliche Umarmungen und Körperkontakt ♦ Massagen und Entspannungsrituale ♦ Akzeptanz von Freiräumen des Partners und dessen Bedürfnis nach Ruhe und eigener Regeneration

Negatives supportives dyadisches Coping umfasst hostiles, ambivalentes und floskelhaftes dyadisches Coping.

Hostiles dyadisches Coping beschreibt direkt *feindselige* Äußerungen auf Stresssignale des Partners. Zwar reagiert der Partner auf diese Stressäußerungen durch Unterstützungshandlungen (Hinweise, Ratschläge, Körperkontakt), doch in abwertender, herablassender, subtil kritisierender oder sarkastischer Weise. Der Stress des Partners wird abgewertet, minimiert, der Partner belächelt oder bemuttert. Häufig äußert sich hostiles dyadisches Coping in einem gereizten Tonfall oder einer distanzierten Körperhaltung ("Entspann' Dich doch mal", "Jetzt hör' mit dem Gejammer auf, das macht alles nur schlimmer",“ Aha, Madame hat Stress, wollen wir mal sehen, wie wir den in den Griff kriegen").

Ambivalentes dyadisches Coping bezeichnet Verhaltensweisen, mit denen der eine Partner den anderen zwar unterstützt oder sich in gemeinsames dyadisches Coping involviert, gleichzeitig jedoch den eigenen Beitrag als *unnötig* oder *belastend* erlebt oder sich wünscht, dass der Partner diese Hilfe nicht brauchen würde. Der zu unterstützende Partner wird als inkompetent und minderwertig erlebt und andere Personen, welche vermeintlich besser mit Stress umzugehen in der Lage sind, dem Partner gegenüber höher bewertet, bewundert oder beneidet. Ambivalentes dyadisches Coping äußert sich nicht direkt in Vorwürfen oder anderen negativen Verhaltensweisen wie hostiles dyadisches Coping, sondern in subtilen, meist nonverbalen oder paraverbalen Anzeichen einer fehlenden oder mangelhaften Motivation (*Beispiel:* "Jetzt gib dem doch mal klar durch, dass man mit Dir nicht machen kann, was man will. Wenn ich Dich mit Klaus vergleiche - der wehrt sich immer, lässt nichts auf sich sitzen. Du darfst Dir nicht alles gefallen lassen").

Floskelhaftes dyadisches Coping beschreibt Verhaltensweisen, die durchaus als dyadische Copingbeiträge gewertet werden können, indes unengagiert und ohne Motivation oder Betroffenheit erfolgen und leeren Verhaltenshülsen gleichen. Der Partner oder die Partnerin wirkt abwesend, mit sich selber beschäftigt, hört nur am Rande zu, gähnt oder wirkt nicht bei der Sache. Auch bei zärtlichen Gesten wie beispielsweise einem In-die-Arme-Nehmen schimmert durch, dass er oder sie gedanklich abwesend ist, herumstudiert, müde oder zerstreut ist. Häufig ist der Inhalt der Unterstützung auch allgemein und uninspiriert ("Du ja, alle haben heute Stress - ist wie eine Epidemie", "Was *Du* nicht erlebt hast").

Unter *delegiertem dyadischem Coping* werden Unterstützungshandlungen des einen Partners zugunsten des anderen verstanden, welche darauf abzielen, den anderen durch die Übernahme von Tätigkeiten oder Aufgaben zu entlasten. In Abgrenzung zum supportiven dyadischen Coping wird hier der Partner *explizit* um Unterstützung ersucht, welcher in der Folge die gesamte Aufgabe oder Tätigkeit übernimmt (*Beispiel:* Der eine Partner, der üblicherweise die Einkäufe erledigt, bittet den anderen, an seiner Stelle diese zu übernehmen, da er beruflich überlastet ist).

Gemeinsames dyadisches Coping umfasst sämtliche problem- und emotionsbezogenen Bemühungen der Partnerin und des Partner eine Stressituation, welche beide betrifft, mit vereinten Kräften zu bewältigen (*Beispiele:* gemeinsame Problemlösung, gegenseitiger Informationsaustausch, Austausch von Zärtlichkeiten, gemeinsame Meditation, wechselseitige Entspannungsmassage, gemeinsamer Spaziergang zum Abschalten etc.).

1.8.3 Funktionen des dyadischen Copings

Generell kann von zwei Funktionen des dyadischen Copings ausgegangen werden: (a) einer Stressreduktionsfunktion und (b) einer Kohäsionsfunktion (siehe Abbildung 13).

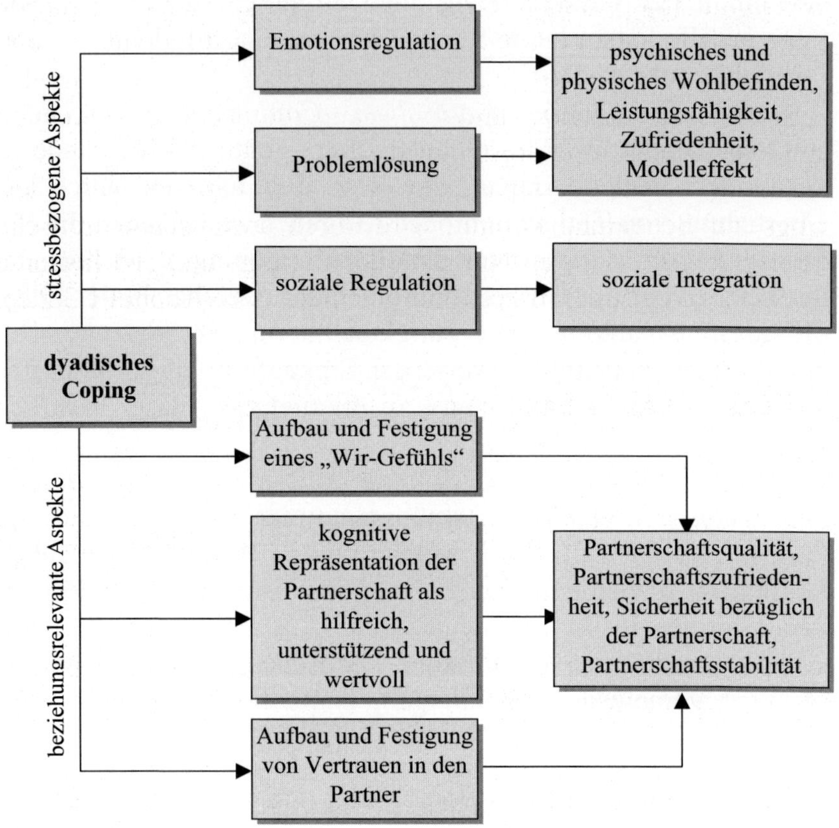

Abbildung 13. Funktionen des dyadischen Copings

1.9 Implikationen für eine moderne verhaltenstherapeutische Paartherapie

Die Erkenntnisse der empirischen Forschung zu Prädiktoren für eine negative Partnerschaftsentwicklung und ein erhöhtes Scheidungsrisiko bilden die Grundlage der modernen verhaltenstherapeutischen Paartherapie. Wir können aufgrund des heutigen Forschungsstandes davon ausgehen, dass das *Risiko* für Partnerschaftsstörungen oder Scheidung mit fünf Faktoren zusammenhängt: (1) problematischen Persönlichkeitsmerkmalen (wie Neurotizismus), (2) chronischem Alltagsstress oder einer Stressakumulation (3) Kommunikationsdefiziten, (4) mangelnden Problemlösefertigkeiten und (5) unangemessenen individuellen und dyadischen Copingressourcen.

Ob es bei einer unzufriedenstellenden Partnerschaft allerdings zur Scheidung kommt, wird durch austauschtheoretische Überlegungen (Kosten-Nutzen-Bilanzierung und vorliegende Attraktoren versus Barrieren) mitbestimmt (vgl. Kapitel 1.3.2.2).

$$\textbf{Scheidungsrisiko=f}\left(\frac{\text{(problematische Persönlichkeitsmerkmale x Alltagsstress)}}{\text{(Kommunikationskompetenzen + Problemlösekompetenzen + Copingkompetenzen)}}\right)$$

Das in den bisherigen Kapiteln referierte empirische Wissen hat die Entwicklung und therapeutische Anwendung der nachfolgend dargestellten Methoden maßgeblich beeinflusst und definiert die Ansatzpunkte des therapeutischen Handelns.

Dem Leser und der Leserin sollte nach der bisherigen Lektüre nun klarer sein, weshalb in der Verhaltenstherapie mit Paaren operante Techniken wie das Reziprozitätstraining (vgl. Kapitel 3.2) zur Reduktion der Negativität verwendet werden (vgl. Kapitel 1.3.2.1) und aus welchem Grund das Kommunikations- und Problemlösetraining eingesetzt werden. Ebenso hoffe ich, dass die kognitiven Interventionen nun plausibler werden und insbesondere, dass verständlich wird, weshalb ich dafür plädiere, dass in der Verhaltenstherapie mit Paaren bewältigungsorientierte Methoden (vgl. Trichtermethode und 3-Phasen-Methode; Kapitel 3.6) eingesetzt werden sollten.

2. Merkmale der Verhaltenstherapie mit Paaren

2.1 Ziele der verhaltenstherapeutischen Paartherapie

Die Erkenntnis, dass sich unzufriedene Paare bzw. Paare, die ein hohes Scheidungsrisiko haben, durch eine negative dyadische Interaktion und geringe Fertigkeiten in der Problemlösung auszeichnen, führt zur Formulierung therapeutischer Ziele wie: (a) die Förderung konstruktiver Kommunikations- und Problemlösekompetenzen, (b) die Verbesserung der Stressbewältigung des Paares, (c) die Entwicklung realistischer Erwartungen bezüglich Partnerschaft und Ehe, (d) die Förderung der Selbstöffnung, (e) die Entwicklung einer flexiblen Distanz-Nähe-Regulation zwischen der Partnerin und dem Partner, in der eigene Bedürfnisse eingebracht werden können, ohne dass Paarbedürfnisse zu kurz kommen; (f) die Akzeptanz gegenüber der Tatsache, dass der Partner oder die Partnerin nie allen Wünschen gerecht werden kann usw.

Um diese Ziele zu erreichen, wird in der Verhaltenstherapie mit Paaren nach dem Grundsatz der Verhaltensänderung (wie bei Individuen) vorgegangen, wonach die Modifikation von Verhaltensweisen einige Schritte voraussetzt, die beachtet werden müssen. Maccoby und Solomon (1981) haben diese Voraussetzungen in sechs Schritten beschrieben (siehe Kasten 19).

Kasten 19. Schritte der Verhaltensänderung und ihre Relevanz

- *Sensibilisierung für das Problem (Schaffung des Problembewusstseins).* Beide Partner sollen erkennen, wo die Schwierigkeiten liegen, was sie dazu beitragen und was sie dazu beitragen können, um sie zu überwinden.
- *Wissensvermittlung:* Das Paar soll über den neusten empirischen Stand und die Möglichkeiten der Paartherapie sowie deren Wirksamkeit informiert werden und so erkennen können, dass es Möglichkeiten gibt, um die aktuellen Hinder-

nisse und Schwierigkeiten erfolgreich überwinden zu können.

- *Schaffung von Motivation:* Die Erkenntnis, dass Paarstörungen erfolgreich bewältigt werden können und die Verhaltenstherapie mit Paaren hierzu geeignete Methoden bereitstellt, schafft die notwendige Motivation für die Therapie.
- *Aufbau von erforderlichen Kompetenzen*: Diese werden durch gezielte Paarübungen in den Bereichen Kommunikation, Problemlösung und dyadischer Stressbewältigung schrittweise aufgebaut.
- *Anleitung zum Training der Kompetenzen im Alltag:* Mittels Hausaufgaben und Paarstunden müssen die während der Therapiesitzungen erlernten Kompetenzen im Alltag regelmäßig umgesetzt und trainiert werden.
- *Motivierung zur längerfristigen Aufrechterhaltung der erlernten Kompetenzen*: Der Therapeut(In) muss das Paar ermuntern, dass die nach der Therapie zur Verfügung stehenden Kompetenzen längerfristig das Wohlbefinden der Partnerschaft garantieren und dass diese Kompetenzen kontinuierlich trainiert und gepflegt werden müssen. Während der Therapeut(In) zu Beginn stark mit *Fremdverstärkung* arbeitet (d.h. er lobt das Paar und gibt positives Feedback), muss darauf hingearbeitet werden, dass die Partnerin und der Partner möglichst rasch zur *Selbstverstärkung* (selber mit sich zufrieden sein) übergehen.

Es ist evident, dass sämtliche sechs Schritte in der Therapie berücksichtigt werden sollten und eine zu schnell auf das Erlernen der zentralen Kompetenzen (Kommunikation, Problemlösung, Stressbewältigung) fokussierte Intervention häufig nicht erfolgreich sein kann, wenn nicht zuerst das Problembewusstsein und die Motivation geschaffen werden. Bedenkt man, dass insbesondere Paare mit langjähriger Beziehungsgeschichte (d.h. längerer Partnerschaftsdauer) in hohem

Maße eingeschliffene Beziehungsmuster (vgl. "habits"; Hull, 1951) aufweisen, die nur sehr schwierig und mit viel Aufwand und Disziplin verändert werden können, wird deutlich, wie sehr insbesondere die motivationalen Komponenten der Verhaltenstherapie mit Paaren berücksichtigt werden sollten. Das Erlernen von neuen, funktionalen Verhaltensweisen (und damit einher gehend das Verlernen von dysfunktionalem Verhalten) ist umso schwieriger, je länger dieses Verhalten bereits gezeigt wurde - und dem ist in der Therapie Rechnung zu tragen.

2.2 Indikation der verhaltenstherapeutischen Paartherapie

Die verhaltenstherapeutische Paartherapie ist in drei Fällen indiziert, die hier kurz erörtert werden sollen. Zum einen - und dies ist die Hauptindikation - eignet sich dieser Therapieansatz zur *Behandlung von Partnerschaftsstörungen* mit dem Ziel einer Verbesserung der Paarbeziehung. In diesem Fall ist das Paar als System der „Patient“ und der Therapeut(In) arbeitet mit der Partnerin und dem Partner, die sich in symmetrischen Positionen befinden (die in diesem Buch dargestellten Methoden beziehen sich auf diese Indikation). Eine zweite Indikation liegt zur *Behandlung von psychischen Störungen* bei einem der beiden Partner vor (z.B. affektive Störung, Angststörung, sexuelle Funktionsstörung) (vgl. Halford & Bouma, 1997). In diesem Falle wird die Paartherapie dazu benutzt, um die Störung behandeln zu können, wobei sich insbesondere im Rahmen der Behandlung von Depressionen und Schizophrenien der Einbezug des Partners oder der Partnerin zur Senkung des Rückfallrisikos als relevant erwiesen hat (vgl. Hooley & Hahlweg, 1986; Hooley & Teasdale, 1989; Vaughn & Leff, 1976) (siehe Abbildung 14).

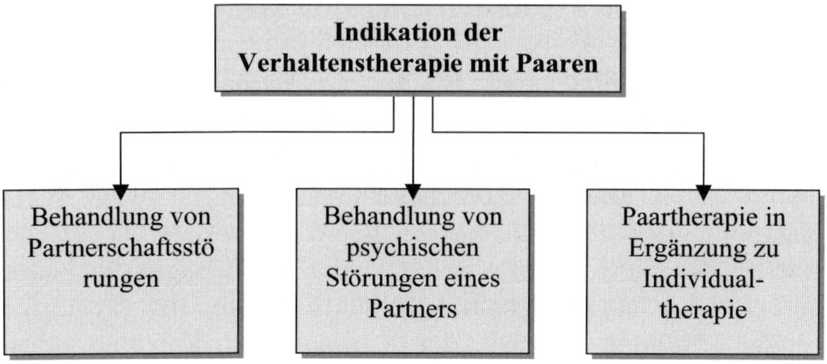

Abbildung 14. Indikation der Verhaltenstherapie mit Paaren

Wird die Paartherapie zur Behandlung von individuellen Störungen herangezogen, müssen die Rollen vom „gesunden“ Partner und dem Partner mit der Störung geklärt werden. Ein dritter Fall (oder eine dritte Indikation), der von den bisher genannten unterschieden werden sollte, besteht darin, dass ein Paar um eine Paartherapie zur Behandlung einer Beziehungsstörung nachsucht, sich jedoch im Verlauf der Paartherapie herausstellt, dass einer der beiden Partner an einer psychischen Störung (z.B. Persönlichkeitsstörung) leidet. Hier kann es indiziert sein, neben der laufenden Paartherapie bei einem anderen Therapeuten (damit der Paartherapeut nicht in einen Loyalitätskonflikt kommt oder der nicht zu behandelnde Partner nicht ein Ungleichgewicht aus seiner Sicht perzipieren kann, da zwangsläufig die Arbeit mit dem Partner in Patientenrolle intensiver und damit das Wissen bezüglich ihm größer ist) eine Individualtherapie für diesen Partner zu stimulieren. Da der ursprüngliche Auftrag die Behandlung der Partnerschaftsstörung war, sollte weiter im Sinne dieses Auftrags gearbeitet werden.

2.3 Ablauf einer Verhaltenstherapie mit Paaren

Es kann nicht Ziel eines Buches zu Verhaltenstherapie mit Paaren sein, den behandelnden Therapeuten rezeptartige Hinweise und Handlungsanleitungen zu geben. Die nachfolgenden Ausführungen sollen entsprechend auch nicht in dieser Weise verstanden oder interpretiert werden. Vielmehr wird darzustellen versucht, welche Elemente in der Verhaltenstherapie mit Paaren eingesetzt werden, in welcher Reihenfolge dies theoretisch begründet geschieht und wie der Aufbau einer Therapie (idealtypischerweise) aussehen kann. Die nachfolgenden Überlegungen beruhen zum einen auf unseren eigenen Erfahrungen, zum anderen auf Vorschlägen anderer Verhaltenstherapeuten bei Paaren wie Kurt Hahlweg oder Neil Jacobson. Bei dem in Kasten 20 dargestellten Ablauf sind kognitive Interventionen oder Interventionen zur Förderung der Sexualität des Paares nicht integriert, da sie nicht in jeder Verhaltenstherapie mit Paaren standardmäßig zum Einsatz kommen, sondern je nach Bedarf appliziert werden. Sind jedoch solche Interventionen notwendig, werden sie in den Therapieverlauf eingebaut und entsprechend die Anzahl der Sitzungen um diese Elemente erhöht.

Kasten 20. Schematischer Ablauf einer Verhaltenstherapie mit Paaren

Sitzung	Inhalt
1. Sitzung	Begrüßung und Information über Verhaltenstherapie mit Paaren (Informationsblatt 1) Problembeschreibung Zusammenfassung des Therapeuten und erste Zielformulierung Oral History Interview Hausaufgabe zur Erstellung der Verstärkerliste (Was kann ich tun, damit mein Partner/meine Partnerin Freude hat?) (Informationsblatt 2 und Übungsblatt 1).

2. Sitzung	Einführung zur Bedeutung der Kommunikation bei Paaren (Informationsblatt 3) Videoaufnahme eines Konfliktgesprächs des Paares Bearbeitung der Videoaufnahme Hausaufgabe "Realisieren, wenn mein Partner mir etwas Gutes tut" (Übungsblatt 2).
3. Sitzung	Kommunikationstraining (Mitteilen von positiven Gefühlen und Bedürfnissen) Hausaufgabe zum Reziprozitätstraining und zum gemeinsamen hedonistischen Repertoire (Informationsblatt 4 und Übungsblatt 3)
4. Sitzung	Kommunikationstraining (angemessener Ausdruck von negativen Gefühlen) Hausaufgabe zum hedonistischen Repertoire (Übungsblatt 4).
5. Sitzung	Kommunikationstraining (Konfliktdiskussion mit vorgegebenem Thema) Hausaufgabe zur Paarkommunikation mit strenger Regeleinhaltung (Übungsblätter 5 und 6).
6. Sitzung	Kommunikationstraining (Konfliktdiskussion gemäß Übung 4 und 5; siehe Kasten 37) Hausaufgabe zur Paarkommunikation mit Sprecher-Kärtchen (Übungsblätter 5 und 6).
7. Sitzung	Problemlösetraining (Informationsblatt 5) Hausaufgabe zu einem konkreten Problem, welches im Alltag gelöst werden soll (Übungsblätter 7 und 8).
8. Sitzung	Trichtermethode (Informationsblatt 6) Hausaufgabe zur Übung des Trichtermethode (Übungsblätter 9, 11).
9. Sitzung	3-Phasen-Methode Hausaufgabe zur Übung der 3-Phasen-Methode (Übungsblatt 10).
10. Sitzung	3-Phasen-Methode Hausaufgabe zur Übung der 3-Phasen-Methode (Übungsblätter 9, 10, 11).

11. Sitzung	Trichtermethode zur Bearbeitung von Wünschen und Bedürfnissen Hausaufgabe zur Vorbereitung der Akzeptierungsarbeit (Informationsblatt 7 und Übungsblatt 12).
12. Sitzung	Akzeptierungsarbeit Hausaufgabe zum Trichtermodell zur Bearbeitung von Themen, die man beim Partner nicht akzeptieren kann (Übungsblatt 12).
13. Sitzung	Akzeptierungsarbeit (unter Verwendung der Trichtermethode) Hausaufgabe zur Frage, wie die gelernten Kompetenzen im Alltag etabliert werden können (Übungsblätter 9, 10, 11, 12).
14. Sitzung	Therapieabschluss Motivierungsarbeit (Ermunterung zur Aufrechterhaltung der erlernten Kompetenzen durch konsequentes Üben) Hinweis auf Fragebogen zur Wirksamkeitsüberprüfung Fragebogen zur Therapieevaluation (Anhang II)

Im Folgenden wird versucht, die einzelnen Etappen der Verhaltenstherapie mit Paaren nachzuzeichnen und inhaltlich zu vertiefen.

2.3.1 Anmeldung zur Therapie

Es wird empfohlen, die *telefonische* Anmeldung möglichst kurz zu gestalten und sich bei diesem Erstkontakt auf das Wesentliche zu beschränken, d.h. (a) auf ein kurzes *Screening* hinsichtlich der Indikation einer verhaltenstherapeutischen Paartherapie und (b) auf die Festlegung eines Ersttermins. Sämtliche weiteren Informationen sollten mit Vorteil mittels vorgängig zugesandter Fragebögen (z.B. Anamnesebogen, Eingangsdiagnostik/siehe Anhang II) respektive im Erstgespräch mit beiden Partnern eingeholt werden, um ein *Ungleichgewicht* bezüglich des Wissens und möglichen (vom anderen Partner antizipierten) *Loyalitätskonflikten* entgegenzuwirken. Der Partner, mit dem man nicht telefoniert hat, könnte den Eindruck bekommen, dass man bereits aufgrund der Schilderungen des anderen voreingenommen sei und das Telefongespräch dazu benutzt wurde, ihn schlecht darzustellen und die Problematik einseitig zu schildern. Um diesen negativen Startbedingungen aktiv entgegenwirken, eignet sich zum einen das kurz gehaltene telefonische Erstgespräch, zum anderen ist es sinnvoll, dem Partner, mit dem man noch keinen Kontakt hatte, zu Beginn der Therapie mitzuteilen, dass man sich erst sehr kurz telefonisch unterhalten hat und man noch keine Informationen zum Paar und seinen Problemen habe. Damit kann deutlich gemacht werden, dass man *unvoreingenommen* und nicht *einschlägig* informiert ist.

2.4 Diagnostik in der Paartherapie

Die Diagnostik spielt in der Verhaltenstherapie mit Paaren eine wichtige Rolle. Vergleichbar zur Individualtherapie (bei welcher insbesondere die funktionale Diagnostik (vgl. SORCK von Kanfer et al., 1990) im Zentrum des Interesses steht) sind anamnestische Daten weniger von Bedeutung (werden allerdings routinemäßig erhoben). Vielmehr interessieren Fragebogendaten zur Erfassung der *Selbstperspektive* (wie schätzt ein Paar seine Partnerschaftszufriedenheit oder seine Kommunikation etc. ein), und *Verhaltensbeobachtungsdaten* zur prozessualen Analyse der Kommunikationsmuster des Paares.

Kasten 21. Diagnostik in der Verhaltenstherapie mit Paaren

Datenart	Datenebene	
	Individuelle Daten	**Dyadische Daten**
Subjektiv *(Selbstbeschreibung)*	Fragebogen zur persönlichen Biographie, zum Befinden, zu Wünschen und Erwartungen an die Partnerschaft	Fragebogen zur dyadischen Kommunikation, Problemlösung, Stressbewältigung; Angaben zu Problembereichen; Interview zur Paargeschichte (OHI)
Objektiv *(Expertenurteil, Messdaten)*	Physiologische oder endokrinologische Daten	Verhaltensbeobachtung der dyadischen Kommunikation, Problemlösung und des dyadischen Copings; Analyse von Machtstrukturen etc.

Je nach benötigter Information und Überlegungen zur Durchführungs- und Auswertungsökonomie ist der Einsatz von Fragebogen, Interview (Exploration) oder Verhaltensbeobachtung angezeigt. Wir empfehlen, die anamnestischen und diagnostischen Fragebogendaten mittels nach Hause zugesandten Fragebögen *vor Therapiebeginn* zu erheben, damit beim Erstgespräch keine Zeit mit der Erfassung dieser Variablen verloren wird und direkt mit der Problembeschreibung (welche dem Leidensdruck Rechnung trägt) begonnen werden kann.

2.4.1 Erfassung anamnestischer Daten

Entgegen der Vorgehensweise einiger Therapeuten sind wir der Ansicht, dass ein Einstieg in die Paartherapie über die Erfragung anamnestischer Daten aus verschiedenen Gründen inopportun ist. Die Hauptgründe liegen darin, dass (a) diese Daten häufig für die Verhaltenstherapie (im Rahmen der funktionalen Analyse) nicht von vordringlichem Interesse sind und bei Bedarf jederzeit in der Therapie kontextbezogen erhoben werden können, (b) eine Erfassung der wichtigsten anamnestischen Daten mittels Fragebogen, die den Partnern mit nach Hause gegeben werden, unkompliziert und auf ökonomische Art (Zeitersparnis und geringere finanzielle Kosten für das Paar) möglich ist (siehe Anhang II: Anamnestischer Fragebogen) und (c) das Paar einen Einstieg über das Problem (was beschäftigt das Paar aktuell und welches sind die Gründe, weshalb es um eine Paartherapie nachsucht) mehr schätzt und sich besser verstanden fühlt (siehe Kapitel 2.5).

2.4.2 Erfassung relevanter Partnerschaftsmerkmale mittels Fragebogen

Um sich ein umfassenderes Bild von der Situation des Paares machen zu können, ist es im Rahmen der Eingangsdiagnostik wichtig, jedem Partner ein Set von Fragebogen zur Selbstbeschreibung (Self-Report-Daten) abzugeben, welches beide Partner unabhängig voneinander auszufüllen gebeten werden. Diese Fragebogen werden vom Therapeuten ausgewertet und können dem Paar in einer der ersten Therapiestunden summarisch mitgeteilt werden (falls von diesem gewünscht). Es empfiehlt sich, die Fragebögen entweder vor Therapiebeginn (ca. zwei Wochen vorher) dem Paar zuzusenden oder sie in der ersten Therapiestunde mit der Bitte abzugeben, sie bis zur nächsten Therapiesitzung auszufüllen. Das Fragebogenset sollte die Bereiche (a) *Partnerschaftszufriedenheit* und Partnerschaftsqualität, Trennungs- oder Scheidungsabsichten, (b) *Kompetenzen* (wie Kommunikationsverhalten, dyadisches Coping), (c) *Konflikt- und Problembereiche* und (d) *Erwartungen* an die Partnerschaft und (e) *Befinden* enthalten (siehe Kasten 22). Diese Fragebogen, die sich für die Eingangs- und Evaluationsdiagnostik eignen, sind im Anhang abgedruckt[4].

Kasten 22. Erfassung wesentlicher Partnerschaftsmerkmale mittels Fragebögen

Variable	Fragebogen	Anzahl Items	Bearbeitungszeit
Partnerschaftsqualität und -zufriedenheit	PFB (Hahlweg, 1996)	31 Items (drei Subskalen: Kommunikation, Zärtlichkeit, Streitverhalten zu je 10 Items)	15 Minuten
Sexualität (sexuelle Zufriedenheit)	Subskala des MSI von Synder (1981)	19 Items	10 Minuten
Trennnungsabsichten	DAS (Spanier, 1976)	4 Items	1 Minute
Kommunikation	KOMQUAL (Bodenmann, 2000a)	19 Items (2 Subskalen: funktionale und dysfunktionale Kommunikation)	10 Minuten
Individuelles Coping	INCOPE (Bodenmann, 2000a)	21 Items (5 Subskalen: Rumination, negative Palliation, negativer Gefühlsausdruck, positive Selbstverbalisation, Problemlösung)	10 Minuten

[4] Diese Fragebögen werden von uns standardmäßig zur Diagnostik abgegeben.

Dyadisches Coping	FDCT-N (Bodenmann, 2000a)	41 Items (6 Subskalen:Stresskommunikation, supportives dyadisches Coping (eigenes und des Partners), negatives dyadisches Coping (eigenes und des Partners), gemeinsames dyadisches Coping)	20 Minuten
Erwartungen	Fragebogen zu Erwartungen an die Partnerschaft (Hank, Hahlweg & Klann, 1990)	21 Items	10 Minuten
Problemliste	PL (Hahlweg, Schindler & Revenson, 1982)	17 Items	5 Minuten
Gesundheit/ Befinden	SCL-90 (Derogatis, 1977)	90 Items (9 Subskalen: Somatisierung, Zwanghaftigkeit, soziale Unsicherheit, Ängstlichkeit, phobische Angst, Depressivität, Aggressivität, Psychotizismus, paranoides Denken	40 Minuten

Die mittels Fragebögen gewonnenen Daten ergänzen die während der Therapiesitzungen gewonnenen diagnostischen Informationen (auf der Grundlage der Problemanalyse, des Oral History Interviews und der Analyse des Konfliktgesprächs mittels Verhaltensbeobachtung, siehe Kapitel 2.4.3). Innerhalb der verschiedenen *Funktionen* der Diagnostik (vgl. Pawlik, 1976; Perrez & Waldow, 1984) erfüllen die Fragebogendaten vor allem die *Beschreibungsfunktion* (bezüglich des Status Quo hinsichtlich der Partnerschaftsqualität und -zufriedenheit, dem Kompetenzprofil der beiden Partner, ihrem Befinden und den aktuellen Problemen, mit denen sie konfrontiert sind) und die *Evaluationsfunktion*, während die Erklärungsfunktion (Informationen zur Ätiologie der Partnerschaftsstörung oder den aufrechterhaltenden Bedingungen) und die *Indikationsfunktion* mittels Fragebogen meist nicht angemessen erreicht werden können.

Insbesondere im Rahmen der Evaluation der Therapieeffekte ist der Einsatz von Fragebögen zentral. Erst die mehrmalige Abgabe der Fragebögen im Sinne der *summativen (oder therapiezielorientierten) Evaluation* (mit der Abgabe der Fragebogen zu mindestens zwei bis drei Messzeitpunkten: Prae-Messung vor Beginn der Therapie, Post-Messung nach Abschluss der Therapie und Follow-up-Messungen zur Überprüfung der längerfristigen Wirksamkeit der Intervention) oder der *formativen (prozessorientierten) Evaluation* erlaubt eine differenzierte und valide Beurteilung des Therapieerfolgs durch das Paar, indem relevante Parameter erfasst werden. Die formative Evaluation gibt dem Therapeuten zudem während des Therapieprozesses wichtige Hinweise auf den Therapieverlauf, die Möglichkeiten oder die Notwendigkeit einer Anpassung der Intervention und ihrer Ziele und Veränderungen des Paares, die so dokumentiert werden. In jedem Fall sollte eine verhaltenstherapeutisch orientierte Paartherapie mittels begleitender Fragebogendiagnostik evaluiert werden. Es ist jedoch gleichzeitig unbestritten, dass der wahre Wert, der mittels Fragebögen gewonnenen Informationen im paartherapeutischen Bereich sicherlich von geringerem Nutzen ist als die mittels direkter Verhaltensbeobachtung gewonnenen Daten. Kein aktuell vorliegender Fragebogen (auch nicht der interaktiv angelegte *Communication Patterns Questionnaire* von Christensen & Sullaway, 1984; siehe deutsche Adaptation von Kröger, Hahlweg, Braukhaus, Fehm-Wolfsdorf & Groth, 2000) erlaubt die Erfassung von Kommunikationsverläufen und eine adäquate Beschreibung der Dynamik von Interaktionsprozessen. Doch gerade diese Prozessdaten sind unentbehrlich, um das Kommunikationsmuster von Paaren verstehen und verändern zu können. Um diese Informationen zu erhalten, muss der Therapeut(In) die Kommunikation des Paares in seinem realzeitlichen Ablauf analysieren. Dennoch bleiben Selbstberichtdaten des Paares (auch bezüglich der Kommunikation) relevant und liefern Angaben zur subjektiven Sicht des Paares, die für den Therapeuten ebenso von Interesse sein können, wie seine durch sein Expertenurteil gewonnenen Eindrücke. Wie aus der Methodenlehre bekannt ist, können Fragebogen gewisse Schwächen aufweisen (vgl. stereotype Antworttendenz des Befragten, soziale Erwünschtheit, Transparenz des Fragebogens etc.) und können auch durch situatives Verhalten des Partners in einem gewissen Maße verfälscht werden (vgl. Tagebuchstudie von Feeney, 2002). Dennoch handelt es sich bei Fragebogen um ein wertvolles diagnostisches Hilfsmittel, welches in der Paartherapie für die diagnostischen Funktionen der Beschreibung, Indikation und Evaluation unentbehrlich ist.

2.4.3 Erfassung der dyadischen Interaktion mittels Verhaltensbeobachtung

Um ein reliables und valides Bild von der Interaktionsqualität und –dynamik zu erhalten, empfiehlt es sich auf jeden Fall, neben den Selbstbeschreibungsdaten des Paares auf die Methode der Verhaltensbeobachtung zurückzugreifen[5]. Dies kann in zwei

---

[5] Fragebogendaten können verfälscht sein, da das Paar insgesamt eine negativ eingefärbte Sicht der Dinge hat und im Sinne einer generalisierten negativen Sicht der Partnerschaft und aller erfragten Bereiche, sozial erwünscht reagiert. Weiter ist denkbar, dass die Partner tabuisierte Bereiche wie Sexualität oder Gewalt in der Beziehung beschönigen oder Dinge dissonanztheoretisch (vgl. Festinger, 1979) relativieren und so beispielsweise die dysfunktionale Kommunikation im Vergleich zu anderen Paaren als durchaus normal betrachten.

Settings geschehen: zum einen direkt zu Therapiebeginn, wenn das Paar aufgefordert wird, seine Probleme zu schildern, wobei häufig interessante Interaktionssequenzen stimuliert werden (freie und relativ unsystematische Verhaltensbeobachtung; vgl. Faßnacht 1995) und zum zweiten im Rahmen einer deklarierten Sequenz, in der das Paar aufgefordert wird, während zehn bis fünfzehn Minuten (in Abwesenheit des Therapeuten) ein „heißes" Konfliktthema vor laufender Kamera zu diskutieren. Dieses standardisierte Setting ermöglicht eine systematische Analyse der dyadischen Interaktion des Paares und lässt sich zudem dazu verwenden, sich die Sequenz mit dem Paar gemeinsam anzusehen und dessen eigene Beobachtungen und Beurteilungen zu berücksichtigen (siehe Kasten 23).

Kasten 23. Ablauf einer Konfliktdiskussionssequenz

Phase	Inhalt	Dauer
Vorbereitung des Konfliktgesprächs	Beide Partner füllen eine Liste mit verschiedenen Konfliktbereichen aus und geben an, welche Bereiche besonders konfliktträchtig sind	ca. 5 Min.
Vorschlag eines Konfliktthemas durch den Therapeuten aufgrund der Liste und Überprüfung mit dem Paar, ob der Bereich wirklich ausreichend konfliktträchtig ist	Der Therapeut(In) geht die Liste mit dem Paar durch und arbeitet die am konfliktträchtigsten Bereiche mit dem Paar gemeinsam heraus und schlägt schließlich ein Thema vor. Er überprüft, dass dieses Thema für beide Partner stressrelevant ist.	ca. 5 Min.

Konfliktgespräch	Das Paar diskutiert während zehn bis fünfzehn Minuten das Konfliktthema in Abwesenheit des Therapeuten	10-15 Min.
Evaluation des Konfliktgesprächs	Der Therapeut(In) fragt nach, wie die Diskussion aus der Sicht des Paares gelaufen ist (Erlebensqualität, Repräsentativität) und sieht sich mit dem Paar zusammen die Videosequenz an	ca. 20 Min.

Das gemeinsame Ansehen der Videosequenz wird vom Paar häufig als interessant und bereichernd erlebt, da die Partnerin und der Partner im Alltag diese Metaperspektive nicht einnehmen und sich nicht selber über die Schultern sehen können, wordurch ihnen entsprechend entgeht, wie sie kommunizieren und welche Wirkungen die diversen Äußerungen entfalten. Gemeinsam die Gesprächssequenz durchzugehen und darauf zu achten, wann negative Kommunikationsäußerungen erfolgen, welche Dynamik diese anstoßen und mit welchen Mittel der Partner und die Partnerin ihre Bedürfnisse und Interessen durchzusetzen versuchen, ist sowohl vom diagnostischen Standpunkt her für den Therapeuten von hoher Bedeutung, als auch für das Paar förderlich und erkenntnisreich. Der Therapeut(In) fordert beide Partner auf, sich zu melden, sobald ihnen etwas auffällt, zu kommentieren, wenn sie eine Beobachtung machen und zu äußern, wie sie sich bei welchen eigenen Bemerkungen oder Äußerungen des Partners fühlten. Das Videoband kann an diesen Stellen mehrfach angesehen und analysiert werden. Der Therapeut(In) stoppt zudem an Stellen, die ihm selber relevant erscheinen und weist das Paar am konkreten Beispiel auf Verhaltensweisen hin, die dysfunktional (oder auch besonders gut und angemessen) sind. Anhand des Videobandes kann so die Einsicht in die Kommunikationsdynamik des Paares und die Verwendung von Kommunikationsfehlern sensu Gottman (vgl. Kasten 10) veranschaulicht und konkretisiert werden, was für das Paar im Sinne der Selbsterkennung (und damit auch der Schaffung des Problembewusstseins, vgl. Maccoby & Solomon, 1981) von Bedeutung ist.

Kasten 24. Analyse des Videobandes durch den Therapeuten

- Bei Interaktionssequenzen, die interessant sind (z.B. hinsichtlich des Auftretens von problematischen Kommunikationsverhaltensweisen, dem Beginn einer negativen Interaktionsdynamik, des Zwangsprozesses oder einer sich anbahnenden Eskalation) wird das Videoband gestoppt und der Therapeut(In) fragt nach, was dem Paar auffällt
- Der Therapeut(In) lässt die Partnerin und den Partner erläutern, was sie mit welchem Verhalten bezwecken und wie sie sich dabei fühlten und fragt nach, wie es beim anderen Partner aufgenommen wurde und welche Effekte es bei ihm oder ihr ausgelöst hat
- Der Therapeut(In) illustriert anhand von konkreten Kommunikationsverhaltensweisen der Partner die von Gottman formulierten Kommunikationsfehler oder weist auf andere Kommunikationsprobleme wie beispielsweise Blickkontakt, Körperhaltung oder Tonfall hin
- Der Therapeut(In) zeigt auf wie, wodurch und an welcher Stelle die Kommunikation zu entgleisen beginnt
- Der Therapeut(In) weist auch auf Verhalten hin, das angemessen ist und das häufiger auftreten sollte
- Der Therapeut(In) nutzt die videographierte Interaktion des Paares, um eine auf die Verhaltensbeobachtung gestützte Rückmeldung zum Kommunikationsstil des Paares zu geben und beide Partner für Merkmale einer ungünstigen und günstigen Kommunikation zu sensibilisieren

Das videographierte Konfliktgespräch wird von den Paaren in der Regel als informativ und konstruktiv erlebt und bekommt damit über die diagnostische Fuinktion hinaus auch häufig eine motivationale und stimulierende Bedeutung. Die Erkenntnis, wie miteinander kommuniziert wird, was man selber und was der Partner oder die Partnerin zu Entgleisungen der Kommunikation beitragen, aber auch was verändert werden kann und wie dies möglich ist, trägt meist zu einer *Erhöhung des Commitments* des Paares bei. Die Paare bekommen einen Spiegel vorgehalten, der ihnen unverblümt zeigt, was Sache ist und woran sie zu arbeiten haben. Im Gegensatz zum diffusen Gefühl, das sie im Alltag hatten (dass etwas nicht gut läuft und alles irgendwie schief herauskommt), gelingt es ihnen unter der kompetenten Anleitung des Therapeuten zu erkennen, woran dies liegt und was sie selber dazu beitragen können, um eine konstruktive Wende einzuleiten. Das Paar erhält damit *Kontrolle* über die Situation und seine Verhaltensweisen und wird ermutigt, aktiv die notwendigen Schritte einzuleiten, um an diesem Zustand etwas zu verändern und eine positive Spirale zu initiieren. Wir haben die Erfahrung gemacht, dass die Benennung von "Kommunikationsfehlern" (d.h. dass das Paar erkennt und zu benennen weiss, welche Äußerungen verächtlich, dominant, provokativ etc. sind) einen ersten Schritt zur Verhaltensveränderung darstellen kann. Realisieren die Partner zum Zeitpunkt der Äußerung von negativem Kommunikationsverhalten, was sie tun und welche negativen Konsequenzen dieses Verhalten hat, erlaubt ihnen dies (wenn auch nicht unmittelbar, sondern erst nach einem beharrlichen Lernprozess, gekennzeichnet durch regelmäßiges Üben und Engagement) die Häufigkeit dieser negativen Verhaltensäußerungen zu reduzieren und andere, alternative und angemessene Kommunikationsmittel einzusetzen. Auch erlaubt das Erkennen von eigenen Kommunikationsfehlern den Partnern, sich beim anderen zu entschuldigen und Korrekturen vorzunehmen, um unnötige und (mitunter häufig nicht in diesem Ausmaß intendierte) Verletzungen zu vermeiden.

2.5 Erstgespräch

Nach einer kurzen *Begrüßung* und *Vorstellung* (es kann bei Personen, die Verhaltenstherapie noch nicht kennen, sinnvoll sein, kurz die wichtigsten Aspekte dieses Therapieansatzes vorzustellen; siehe Kasten 3, Informationsbaltt 1) wird analog zur verhaltenstherapeutischen Individualtherapie auch in der Paartherapie mit der *Problembeschreibung*[6] begonnen und beide Partner dazu eingeladen, ihre Sicht der aktuellen Probleme zu schildern. Als Einstiegsfragen eignen sich beispielsweise: "Erzählen Sie mir bitte, was Sie zu mir führt", "Bitte schildern Sie mir die Probleme, die Sie zur Zeit beschäftigen" etc.

Der Therapeut(In) lässt offen, wer mit der Darstellung beginnt, spielt mit Blickkontakt und freundlichem Nicken beiden den Ball zu und achtet während der Schilderungen eines Partners darauf, dass er dem anderen ebenfalls ausreichende Aufmerksamkeit (z.B. durch Blickkontakt) schenkt.

Der Therapeut(In) lässt in dieser ersten Phase der Therapie relativ viel Raum für die *freie Schilderung* der Probleme des Paares und interveniert nur wenn nötig. Selbst bei Vorwürfen gegenüber dem Partner, Angriffen und kürzeren eskalativen Sequenzen interveniert der Therapeut(In) nicht, um sich ein valides Bild von der Kommunikation des Paares machen zu können. Erst wenn die Negativität auf hohem Niveau anhält, bittet der Therapeut(In) die Partner, sich auf die Beschreibung der Probleme zu konzentrieren und diese Form der destruktiven Kommunikation zu unterlassen[7].

---

[6] Der direkte Einstieg über die Problembeschreibung (anstelle einer langfädigen Anamnese) trägt dem Wunsch des Paares Rechnung, möglichst rasch von dem erzählen zu können, was im Moment am vordringlichsten ist (⇒ Leidensdruck) und gibt dem Therapeuten zudem ein Stimmungsbild von der Interaktionsdynamik des Paares.

[7] Der Therapeut(In) sollte darauf achten, die Negativität der Partner nicht zu lange gewähren zu lassen, um eine negative Konditionierung der Therapie zu vermeiden.

Das Verhalten des Therapeuten beschränkt sich in dieser Phase auf (a) die Aktualisierung der *therapeutischen Basisvariablen* nach Rogers (1951) (vgl. Kasten 25), (b) *nonverbales und verbales Verstärkungsverhalten* (Blickkontakt, zugewandte Körperhaltung, Interessenbekundung durch Nicken, affirmative Laute und positive Gestik) und (c) *unparteiisches Führungsverhalten*, um beiden Partnern gleichermaßen die Gelegenheit zur Schilderung ihrer Sicht zu geben, und um zu verhindern, dass ein Partner dominiert und in seinen Ausführungen zu viel Gewicht erhält.

Kasten 25. Therapeutische Basisvariablen nach Rogers

Wertschätzung und Akzeptanz *("unconditional positive regard")*

Der Therapeut(In) soll die beiden Partner primär als *gleichwertige* Menschen sehen, die gemeinsam ein Problem haben, das mit seiner Unterstützung einer Lösung zugeführt werden soll. Beiden Partnern wird dieselbe Wertschätzung und Akzeptanz ihrer Person und ihres Verhaltens entgegengebracht, unabhängig von Sympathie und persönlicher Affinität. Es ist Aufgabe des Therapeuten, beide Partner und ihre Interaktion verstehen und akzeptieren zu wollen. Gleichzeitig umfasst Wertschätzung nach Helm (1980) die Enthaltsamkeit bezüglich Ratschlägen und Empfehlungen.

Empathisches Verstehen *("accurate empathic understanding")*

Der Therapeut(In) soll beiden Partnern gleichermaßen eine *wohlwollende*, *verständnisvolle* und *positive Grundhaltung* entgegenbringen und sich in den inneren Bezugsrahmen der beiden Partner hineinzuversetzen versuchen. Äußerungen der Partner sollen empathisch und feinfühlig aufgegriffen und verstärkt werden. Insbesondere emotionale und persönliche Inhalte oder für das Paar relevante Themen werden verstärkt (selektive Verstärkung therapierelevanter Inhalte). Empathisches Mitschwingen ist während der Problembeschreibung und v.a. während der Trichtermethode (siehe Kapitel 3.6.4) von zentraler Bedeutung.

Echtheit/Kongruenz *("genuineness")*

Der Therapeut(In) soll frei von *Fassadenhaftigkeit* und aufgesetztem *Professionalismus* sein und sich persönlich in die Therapie einlassen. Echtheit bedeutet, dass der Therapeut(In) seine Empfindungen gegenüber dem Paar wahrnimmt, sich ihrer bewusst ist und sie mitunter den Partnern auch mitteilt, wenn dies aus therapeutischen Überlegungen heraus angebracht ist.

In dieser ersten Phase der Problembeschreibung stehen drei Ziele im Vordergrund: (1) *Beziehungsaufbau,* (2) *Joining* und (3) *Diagnostik* mittels direkter Verhaltensbeobachtung der Interaktion des Paares, ohne dass zu diesem Zeitpunkt bereits explizit interveniert wird. Damit erhält der Therapeut(In) einen ersten Eindruck ("primacy effect"), der diagnostisch informativ sein kann.

Unter dem *Joining* verstehen wir in Anlehnung an den von Minuchin (1977) vorgeschlagenen strukturellen Ansatz, das *therapeutische Arbeitsbündnis*. Gemäß der systemisch-strukturellen Sicht, findet ab dem Augenblick, in dem der Therapeut(In) mit dem Paar zu arbeiten beginnt, eine Veränderung des Paarsystems statt, und es gilt in hohem Maße vigilant für diese Transformation zu sein, insbesondere in Bezug auf die streng einzuhaltende *Unparteilichkeit* und die gleichverteilte *Aufmerksamkeit* und *Verstärkung*. Der Therapeut(In) muss sich von Anfang an als *Anwalt beider Partner* verstehen und unabhängig von Sympathie, persönlichen Präferenzen oder geteilten Erfahrungen völlig *neutral* verhalten. Diese Haltung muss bereits im Telefonerstkontakt und in noch höherem Maße im Erstgespräch demonstriert werden.

Nachdem der Therapeut(In) für die freie Problembeschreibung genügend Raum gelassen hat (ca. 20 Minuten) wechselt er in der *zweiten Phase* der Problembeschreibung zu strukturierenden Fragen im Sinne der verhaltenstherapeutischen Diagnostik über. Obgleich er nun aktiv und strukturierend mit seinen Fragen in die Darstellung des Problems und dessen Schilderung eingreift, bleibt seine therapeutische Haltung (wie während der gesamten Therapie) empathisch, wertschätzend und echt. Seine Fragen konzentrieren sich auf zeitliche und formale Charakteristika der Partnerschaftsproblematik, auf den bisherigen Umgang des Paares mit den Problemen und die Exploration der Therapiemotivation beider Partner (siehe Kasten 26).

Kasten 26. Fragen im Rahmen der Diagnostik von Partnerschaftsstörungen

zeitliche Charakteristika

- Wann haben die Spannungen in der Partnerschaft begonnen?
- Seit wann liegt das Paarproblem vor?
- Wann und unter welchen Umständen sind Partnerschaftskonflikte besonders häufig?
- Gibt es Situationen oder Umstände, in denen die Partnerschaftsprobleme seltener oder gar nicht auftreten?
- Gibt es Zeiten, wo die dyadischen Spannungen besonders häufig auftreten (z.B. abends, an Freitagen, am Wochenende, während der Ferien usw.)

formale und inhaltliche Charakteristika:

- Welches sind Themen und Inhalte der Partnerschaftskonflikte?

- Wie verlaufen Diskussionen in der Regel? Wie werden Konflikte ausgetragen? Wie ist deren Intensität (eskalatives Muster)? Findet das Paar einen konstruktiven Ausgang?
- Wie werden Probleme gelöst? Wer trägt zu der Problemlösungsfindung und deren Umsetzung in der Regel bei?
- Wie geht das Paar mit Stress um? Wer signalisiert seinen Stress dem anderen und wie? Wie gehen die Partner in der Regel auf Stressäußerungen des anderen ein? Wie gehen die Partner auf sachbezogenen und emotionalen Stress des anderen ein?

Antezendentien und Konsequenzen

- Was geht einem Konflikt voraus? Gibt es spezifische Auslöser?
- Welches sind Faktoren, die das Problem aufrechterhalten?
- Wie sind die Reaktionen von anderen (Kindern, Freunden) auf das Problem?

Erwartungen/Kausalattributionen

- Welches sind die Erwartungen an die Partnerschaft? Was erwartet man vom Partner?
- Wie wird störendes Verhalten interpretiert?
- Wie sieht das Paar die gemeinsame Zukunft?
- Gibt das Paar der Partnerschaft noch eine Chance?
- Welche Zukunkftsszenarien werden als möglich erachtet?
- Wie realistisch sind diese Erwartungen?

Compliance

- Sind die Partnerin und der Partner bereit, aktiv an der Therapie mitzuwirken?
- Liegt genügend Motivation von beiden Partnern vor, um sich auf die Therapie einlassen zu können?

> - Welche Beiträge sind die beiden Partner zu leisten bereit?
> - Wie ist die Bereitschaft für Veränderungen seitens des Partners und der Partnerin?

Wenn die Zeit nicht ausreicht, um alle in Kasten 26 aufgeführten Fragen zu stellen, können diese in der zweiten Therapiesitzung bei Bedarf nachgereicht werden. Einige Fragen können auch erst später im Therapieverlauf eingebracht werden. Wichtig ist jedoch, dass der Therapeut(In) bereits nach dem Erstgespräch erste Hinweise darauf hat, ob beide Partner der Beziehung eine Chance geben und die Therapiemotivation bei beiden ausreichend ist oder hergestellt werden kann.

Als Prädiktoren für den Therapieerfolg haben sich in unserer therapeutischen Arbeit mit Paaren drei Indikatoren erwiesen: (a) die Stärke des *Wir-Gefühls,* ausgedrückt durch die Häufigkeit der Verwendung der Worte "wir" oder "uns" (nicht im Sinne des „Pluralis Majestatis“), (b) die *Energie* seitens der Frau, ausgedrückt in ihrem Engagement für die Beziehung oder in der Heftigkeit ihrer Negativität in Streitgesprächen (wenn die Frau keine Energie, sprich keine Motivation für die Beziehung mehr hat, bedeutet dies das Ende der Partnerschaft; vgl. Bodenmann, 2002, S. 91) und (c) keine *Außenbeziehungen*, die als attraktiver eingeschätzt werden als die aktuelle Partnerschaft (vgl. Kapitel 1.3.2.2).

Nach der Problemanalyse erfolgt *eine kurze Zusammenfassung* der Probleme durch den Therapeuten, um sicherzugehen, dass er diese richtig verstanden hat, eine thematische Ordnung der Problembereiche und eventuell bereits eine erste *Zielformulierung.*

Nach der Problemanalyse, Zusammenfassung und Zielformulierung werden die aktuellen Schwierigkeiten verlassen und das Paar aufgefordert, über seine Beziehungsgeschichte zu sprechen. Hierzu wird das *Oral History Interview* durchgeführt (siehe Kapitel 3.1). Ziel dieser Fokusverlagerung (weg vom aktuell Negativen hin zum ehemals Positiven) ist es, dem Paar bereits im Erstgespräch einen Gegenpol zur aktuellen Krise zu zeigen, die ehemaligen Beziehungsressourcen zu reaktivieren und die generalisiert negative Sicht der Paarbeziehung aufzubrechen.

Die letzten 20 Minuten des Erstgesprächs werden für eventuelle Fragen des Paares, die Festlegung der nächsten Termine und des Arbeitsmodus (Häufigkeit der Sitzungen, eventuell auch Besprechen der Kostenregelung) und die Erklärung der *Hausaufgabe*[8] (Erstellen der Verstärkerliste, siehe Übungsblatt1) verwendet.

2.5.1 Erklärungsmodell und Zielfestlegung

Bevor der Therapeut mit der eigentlichen Intervention beginnt, sollte er gemeinsam mit dem Paar ein *Erklärungsmodell* für die Paarstörung erstellen, die Ziele der Therapie erarbeiten (beruhend auf den diagnostischen Daten (Fragebögen, Interaktionsbeobachtung), der Problemanalyse und dem persönlichen Eindruck während des Erstgesprächs) und dem Paar offen darlegen, mittels welcher Interventionsmethoden die gemeinsam formulierten Ziele voraussichtlich am Besten erreicht werden können. Eine Therapie ist mit einer *Dienstleistung* zu vergleichen. Das Paar als Kunde, hat Anspruch auf *Transparenz* hinsichtlich der Störungserklärung, der Therapieziele und der zur Zielerreichung vorgesehenen Methoden.

Der Therapeut(In) muss theoretisch fundiert und plausibel erklären können, wie die Partnerschaftsprobleme *aufrechterhalten* werden (eventuell auch, wie sie entstanden sind, was allerdings in vielen Fällen schwieriger ist) und welche Mechanismen destruktiv am Werk sind (siehe Kapitel 1.3.2ff.), um dem Paar Möglichkeiten zur Verbesserung der aktuellen Situation (Ist-Soll-Diskrepanz) aufzeigen und notwendige Verhaltensänderungen verständlich und nachvollziehbar nahe

[8] Jede Therapiesitzung wird mit der Vergabe von Hausaufgaben beendet und jede nachfolgende Therapiesitzung beinhaltet zu Beginn die Überprüfung der Hausaufgaben und deren Besprechung.

legen zu können. Diese Klärung der Probleme und der Ziele ist von großer Wichtigkeit (und sollte im Therapieprozess immer wieder angesprochen werden, damit sich das Paar und der Therapeut(In) kontinuierlich hinsichtlich der Ziele positionieren und gemeinsam evaluieren können, wo man im Therapieprozess steht), um die *Therapiemotivation* aufzubauen und aufrecht zu erhalten. Erst wenn beide Partner verstehen, warum sie sich und ihr Verhalten ändern sollten, werden sie bereit sein, diese mühselige Arbeit auf sich zu nehmen. Für den Therapeuten schafft die Problemklärung und Zielfestlegung (welche unbedingt in den Therapienotizen vermerkt werden sollte; siehe Kapitel 2.10) zudem eine *Verbindlichkeit*, die ihn während des gesamten Therapiegeschehens leitet und ihm Sicherheit gibt.

2.6 Setting in der verhaltenstherapeutischen Paartherapie

Es ist sinnvoll, in der Verhaltenstherapie mit Paaren zwei Settings zu unterscheiden: das *triadische Setting* versus das *dyadische Setting*. Beim triadischen Setting sind alle drei Personen, d.h. die Partnerin, der Partner und der Therapeut(In) gleichermaßen involviert und die Kommunikation spielt sich zwischen den drei Personen (Partner A, Partnerin B, Therapeut) ab. Dabei achtet der Therapeut(In) in jedem Falle auf *Unparteilichkeit* und animiert und leitet das Gespräch so, dass beide Partner zum Zuge kommen und für eine aktive Mitarbeit gewonnen werden können. Beim triadischen Setting zieht der Therapeut(In) die Aufmerksamkeit des Paares auf sich, indem er Fragen stellt, seine Beobachtungen einbringt, Aufgaben stellt, Übungen erklärt oder Prozesse analysiert. Er ist in diesem Setting in einer *aktiven, gestaltenden Rolle*. Der Therapeut(In) leitet das Paar an und steht in einem gewissen Sinne im Mittelpunkt, da er die Therapiesitzung leitet und Impulse gibt. Zu Therapiebeginn sowie jeweils zu *Beginn* und am *Ende* der einzelnen Therapiesitzungen ist das triadische Setting indiziert.

Im *dyadischen Setting* dagegen steht das Paar im Vordergrund und die Kommunikation spielt sich ausschliesslich zwischen den beiden Partnern ab. Der Therapeut(In) hält sich diskret im Hintergrund, hat insbesondere eine Funktion der *Supervision* der dyadischen Interaktion des Paares und beschränkt sich auf sparsame Interventionen (Coaching, Soufflieren, Überwachung der Einhaltung von Kommunikationsregeln; siehe Kasten 27, S. 122).

Das dyadische Setting wird v.a. bei der Durchführung von *Paarübungen* gewählt. Hier spielt sich das Wesentliche zwischen der Partnerin und dem Partner ab und sie erhalten Raum für die Einübung neuer Fertigkeiten, indem sie miteinander interagieren, ohne auf den Therapeuten zu achten. Im Zentrum steht die Dyade (Partner A und Partnerin B), während der Therapeut(In) als Supervisor im Hintergrund agiert und den Interaktionsfluss zwischen den beiden möglichst nicht stört und nur in wichtigen Fällen unterbricht. Die Partner teilen sich gegenseitig mit, was für sie wichtig ist und lernen damit während der Therapiesitzungen, wie sie auch zuhause anders miteinander umgehen können (Aufbau von Kompetenzen durch Übung).

Die beiden Settings müssen immer klar definiert sein. Es empfiehlt sich, diese auch durch die *Ausrichtung* der Sessel oder Stühle zu visualisieren und klarzustellen, da das Therapeuten- und Paarverhalten je nach Setting anders ist und entsprechend der Therapeut(In) und das Paar sich zu jedem Zeitpunkt der Therapie bewusst sein müssen, in welchem Setting sie sich befinden.

Im triadischen Setting sind die Sessel oder Stühle idealerweise in Form eines gleichschenkligen Dreiecks auf den Therapeuten ausgerichtet sind (siehe Abbildung 15).

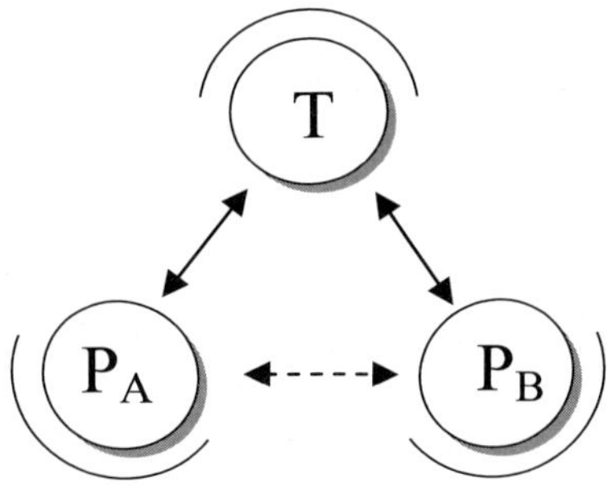

Der Therapeut sitzt beiden Partnern gegenüber und hält mit beiden Blickkontakt. Er steht im Zentrum des Interaktionsdreiecks.

Abbildung 15. Ausrichtung der Sessel im triadischen Setting

Im dyadischen Setting sitzen sich die Partnerin und der Partner frontal gegenüber (Stühle oder Sessel so ausrichten, dass sich die Partner in einem 180 Grad Winkel gegenüber sitzen), damit ein optimaler Blickkontakt und eine auf das Gegenüber bezogene Sitzhaltung möglich ist. Die Partner werden aufgefordert, sich bequem, jedoch aufrecht und konzentriert hinzusetzen (zu lässige Sitzhaltung wird korrigiert, da sich Respekt und Interesse gegenüber der Partnerin oder dem Partner auch in der Sitzhaltung ausdrücken). Die Distanz zwischen den Partnern beträgt rund *eineinhalb* bis *zwei* Meter. Der Therapeut(In) sitzt seitlich, jedoch genau in der Mitte zwischen den beiden und beugt sich leicht vor, um seine Konzentration und sein Engagement während der Paarübung zu unterstreichen. Er achtet darauf, dass er von seiner Körperhaltung her beiden Partnern gleich viel Aufmerksamkeit zuteil kommen lassen kann und seine Sitzhaltung von beiden als neutral erlebt wird (siehe Abbildung 16).

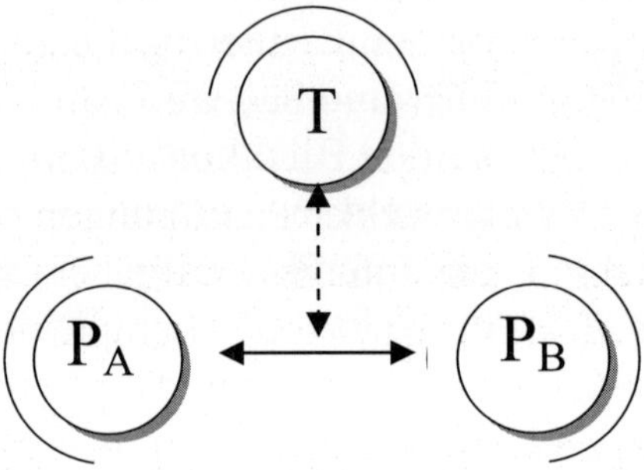

Das Paar sitzt sich gegenüber, der Therapeut sitzt etwas zurückversetzt in der Mitte des Paares. Er lehnt sich leicht vor, bleibt aber diskret im Hintergrund und lässt die Interaktion zwischen der Partnerin und dem Partner abspielen.

Abbildung 16. Ausrichtung der Sessel im dyadischen Setting

Es ist günstig, möglichst in *jeder* Therapiestunde beide Settings ins Spiel zu bringen, da das Paar im dyadischen Setting am Besten neue Lernerfahrungen (durch Übung) machen kann. Vieles, was der Therapeut(In) meint, im triadischen Setting (mit Ausrichtung auf seine Person) besprechen zu müssen, eignet sich hervorragend für das dyadische Setting und kann dort für das Paar gewinnbringender und unter Einübung neuer Kommunikationsverhaltensweisen diskutiert werden. Wir empfehlen daher, so häufig wie möglich das Kommunikationstraining (siehe Kapitel 3.3) oder die Trichtermethode (siehe Kapitel 3.6.3) anzuwenden. Sobald beispielsweise im triadischen Setting ein Thema aufkommt, das direkt unter den Partnern diskutiert werden kann, schlägt der Therapeut(In) einen Settingwechsel (vom triadischen zum dyadischen) vor und führt im dyadischen Setting ein Kommunikationstraining oder die Trichtermethode (3-Phasen-Methode) durch.

2.6.1 Verhalten des Therapeuten im triadischen Setting

Im triadischen Setting übernimmt der Therapeut(In) die Führung der Therapie, strukturiert und führt das Paar durch die Therapiesitzung. Er ist aktiv und zieht die Aufmerksamkeit auf sich. Seine Interventionen bestehen aus *Fragen*, *Kommentaren* und *Bemerkungen* zu Beobachtungen während der Paarübungen oder zur Paardynamik im Allgemeinen, zu den Hausaufgaben oder diagnostischen Abklärungen, *Erklärungen* von Therapiezielen und Methoden oder aus *Anleitungen* zu Übungen und Aufgaben. Der Therapeut(In) ist im triadischen wie im dyadischen Setting verstärkend (Feedback-Channeling) und geht wohlwollend, emphatisch, interessiert und unparteiisch auf Äußerungen des Paares ein.

2.6.2 Verhalten des Therapeuten im dyadischen Setting

Der Therapeut(In) ist in diesem Setting sehr zurückhaltend, interveniert nur kurz und prägnant im Sinne von Coaching, Soufflieren, Überwachung der Einhaltung von Kommunikationsregeln und Schneiden (siehe Kasten 27).

Er zieht die Aufmerksamkeit nur auf sich, wenn es absolut notwendig ist und hält sich sonst in diesem Setting so weit wie möglich zurück. Wenn er unterbricht, um etwas zu kommentieren, zeigt er dies mit einer Geste an und sagt: „Ich schneide ganz kurz“ und bringt dann seine Überlegungen ein. Diese Intervention sollte kurz und prägnant sein. Sobald wieder in der Paarübung weitergefahren wird, signalisiert dies der Therapeut(In) mit einer Geste und leitet das Paar an, weiterzufahren (und ihn wieder zu ignorieren).

Kasten 27. Verhaltensweisen des Therapeuten im dyadischen Setting

Positive Verstärkung

Der Therapeut(In) verstärkt *verbal* ("gut"; "schön", "mhm"; "ja") oder *nonverbal* (freundliches Nicken) angemessenes Kommunikationsverhalten der Partnerin und des Partners. Verstärkt werden insbesondere die Regeleinhaltung und die Äußerung von emotionalen Inhalten, wodurch zu einer Erhöhung der Auftretenswahrscheinlichkeit positiver Verhaltensweisen und der Regeleinhaltung durch den Partner und die Partnerin beigetragen wird. Am Ende jeder Paarübung gibt der Therapeut(In) ein aufmunterndes Feedback, verstärkt die erfolgreichen Bemühungen der Regelanwendung und weist mittels Verbesserungsvorschlägen darauf hin, was die beiden Partner weiter optimieren können.

Coaching und Überwachung der Einhaltung von Kommunikationsregeln

Der Therapeut(In) gibt kurze und prägnante Hilfestellungen, wenn das Gespräch des Paares stockt, ein Partner nicht weiterkommt oder die Kommunikationsregeln nicht beachtet werden. Das Coaching kann *verbal* ("von sich sprechen", "zusammenfassen", "wie ist das für Sie", "was löst das bei Ihnen aus?", "beschreiben Sie Ihre Gefühle als Bild") oder *nonverbal* (aufmunternde Gesten, Aufforderung mittels Nicken, zum Partner zu sprechen) erfolgen.

Soufflieren

Während das Coaching eher abstrakter Natur ist und auf Verhaltensweisen hinweist, die zu beachten sind oder auf die Regeleinhaltung während der Paarübung drängt, werden beim Soufflieren konkrete Vorschläge gemacht, die Partnerin und der

Partner weiterhelfen, geeignete Formulierungen zu finden. Soufflieren ist näher bei der Methode des Modellernens. Der Therapeut(In) macht Angebote, die jedoch erneut sehr diskret, kurz und prägnant sind und mit leiser Stimme angeboten werden (z.B. "da geht es mir...", "ich denke da...", "mir geht durch den Kopf...", "Ich fühle mich da ... ärgerlich?", "Ich bin da hilflos, trifft es das?").

Schneiden

Schneiden bedeutet einen Unterbruch in der Übung und die kurzfristige Auflösung des dyadischen Settings. Da Schneiden eine intensive Intervention darstellt ist sie nur dann anzuwenden, wenn (a) die Kommunikationsregeln wiederholt missachtet werden, (b) auf der non- und paraverbalen Ebene Botschaften gesendet werden, die unzulässig sind (z.B. verächtlicher Tonfall beim Zusammenfassen) oder (c) das Paar trotz aller Bemühungen nicht weiterkommt und immer wieder sachliche Botschaften sendet.

Im Verlauf einer verhaltenstherapeutischen Paartherapie wird das dyadische Setting zusehends wichtiger, und das triadische Setting tritt immer mehr in den Hintergrund.

2.7 Dauer der Therapiesitzungen

In der Regel ist eine Dauer von *zwei Stunden* (120 Minuten) pro Therapiesitzung günstig, damit genügend Zeit und Raum insbesondere für Paarübungen bleibt. Paartherapiesitzungen unter eineinhalb Stunden sind in der Regel zu kurz, da bei dieser Dauer nicht alle Elemente mit Sorgfalt und der benötigten Zeit eingebracht werden können. Der Therapeut(In) sollte es vermeiden, durch eine zu knapp anberaumte Therapiesitzungsdauer in Stress zu geraten.

2.8. Zeitlicher Ablauf einer Therapiesitzung

In der Regel können pro Therapiesitzung (so ca. ab der dritten Sitzung, nachdem Erstgespräch und Diagnostik abgeschlossen sind) vier Phasen unterschieden werden: (1) die Begrüßung und Nachfrage, wie es dem Paar seit der letzten Therapiesitzung ergangen ist, (2) Überprüfung der Hausaufgaben, (3) eigentliche Therapie im triadischen und dyadischen Setting und (4) Abschluss und Besprechung der neuen Hausaufgaben (siehe Kasten 28).

Kasten 28. Phasen einer Therapiesitzung

1. Phase: Begrüßung und Nachfrage

Der Therapeut(In) begrüßt das Paar, beginnt die Therapiestunde mit freundlichem unverbindlichem Gespräch und leitet dann relativ rasch zur Frage über, wie es dem Paar seit der letzten Therapiestunde ergangen ist. Er achtet darauf, dass beide Partner Bilanz ziehen und ihre Rückmeldung geben können. Er verstärkt die Äußerungen der Partner und insbesondere solche, welche eine positive Motivation und Zuversicht oder eine erweiterte Perspektive (weg von der generalisiert negativen Sicht) aufzeigen.

2. Phase: Überprüfung der Hausaufgaben

In jeder Therapiesitzung sollte zu Beginn auf die Bearbeitung der Hausaufgaben, welche in der letzten Therapiesitzung aufgegeben wurden, eingegangen werden. Der Therapeut(In) fragt nach, wie es mit der Ausführung der Hausaufgaben ging, welche Erfahrungen gemacht wurden und wo das Paar steht. Er geht dann die einzelnen Punkte der Hausaufgabe mit dem Partner und der Partnerin durch.

3. Phase: eigentliche Therapie

Die dritte Phase kennzeichnet die eigentliche *Interventionsphase*, in welcher die in diesem Buch eingehender beschriebenen Methoden je nach Indikation angewendet werden. Es ist in jeder Therapiesitzung darauf zu achten, dass zielorientiert an den Problemen gearbeitet werden kann und in den Paarübungen (Kommunikationstraining, Problemlösetraining, Trichtermethode) jeweils genügend Zeit für beide Partner besteht. Jede Therapiesitzung sollte in sich eine "geschlossene Gestalt" haben und eine organische und plausible Entwicklung beinhalten. Die während der Therapiestunde bearbeiteten Themen und die dazu eingesetzten Methoden müssen im Sinne des Erklärungsmodells nachvollziehbar sein, welches dem Paar zu Beginn der Therapie abgegeben wurde.

4. Phase: Abschluss und neue Hausaufgaben

Am Ende der Therapie fasst der Therapeut(In) die wichtigsten Punkte der Sitzung zusammen (mit der Zeit kann der Therapeut(In) die Partner selber auffordern, die Zusammenfassung zu übernehmen, damit er überprüfen kann, was das Paar aus seiner eigenen Sicht aus der Therapiesitzung mitnimmt), erinnert das Paar nochmals an die Hausaufgaben (oder stellt sie jetzt, falls dies noch nicht geschehen ist) und ermutigt das Paar zum regelmäßigen Üben.

2.9 Häufigkeit der Therapiesitzungen

In der Regel sollte zu Beginn einer Paartherapie (vorausgesetzt das Paar stimmt diesem Vorschlag zu) alle zwei Wochen eine Therapiesitzung stattfinden. Wenn sich der therapeutische Erfolg einzustellen beginnt, kann das Intervall im Sinne des *Fading-Out* vergrössert werden. So kann beispielsweise nur noch alle drei Wochen, monatlich oder in noch größeren Zeitabständen eine Sitzung vereinbart werden. Die Sitzungshäufigkeit ist mit dem Paar abzusprechen. Insbesondere zu Beginn ist auf die *Regelmäßigkeit* der Sitzungen zu achten, und wenn immer möglich ein Zwei-Wochen-Rhythmus einzuhalten.

Von wöchentlichen Sitzungen wird in der Regel abgeraten (außer in extremen Krisenfällen), da das Paar Zeit braucht, um die Hausaufgaben durchführen zu können und insbesondere die aufgegebenen Paarübungen zwischen den Therapiesitzungen trainiert werden müssen. Da die meisten Paare im Alltag eine Reihe von anderen zeitlichen Verpflichtungen haben, die mitberücksichtigt werden müssen, hat sich dieser Abstand bewährt, damit das Paar die Übungen gewissenhaft durchführen kann. Gleichzeitig erlaubt dieses Intervall dem Paar, seine eigenen Ressourcen von Anfang an wahrzunehmen und zu entwickeln, was im Sinne des Postulats der *Hilfe zur Selbsthilfe* von großer Bedeutung ist.

2.10 Notizen während der Therapiesitzungen

Eine häufige Frage von jungen Paartherapeuten ist, ob während der Therapiesitzungen Notizen genommen werden dürfen und wie dies genau gemacht werden soll. Zu dieser Frage gibt es keine allgemeingültige Regel. Es ist jedoch sinnvoll darauf zu achten, dass der Therapeut(In) zu jedem Zeitpunkt im Verlauf der Therapie genügend Aufmerksamkeit für den Therapieprozess hat und er nicht durch das Aufschreiben von Notizen absorbiert ist. Da bereits eine Reihe von Informationen (Anamnesedaten, Fragebogendaten, Verhaltensbeobachtungsdaten) vorliegen, ist ein eher zurückhaltendes Aufschreiben von Informationen während der Therapie einer ausführlicheren Protokollierung vorzuziehen. Der Therapeut(In) sollte darauf achten, die Partnerin und den Partner konstant bezüglich ihrer Reaktionen im Auge zu behalten, sich ihre nonverbalen Signale nicht entgehen zu lassen und vigilant für subtile Veränderungen im Therapieprozess zu sein, was bei einem intensiven Aufschreiben von Fakten, Daten und Eindrücken häufig verunmöglicht wird. Zudem sollte bedacht werden, dass Notizen des Therapeuten vom Paar auch bemerkt werden, wodurch einzelne Verhaltensweisen selektiv durch sein Aufschreiben verstärkt werden.

Zusammenfassende Beobachtungen, zentrale Erkenntnisse sowie die aufgegebenen Hausaufgaben sollten jedoch *nach* der Therapiesitzung kurz notiert werden, ebenso die Themen, die während der Sitzung bearbeitet wurden oder künftig noch eingebracht werden sollten.

3. Hauptkomponenten einer modernen Verhaltenstherapie mit Paaren

Eine moderne Verhaltenstherapie mit Paaren umfasst neben dem „klassischen" Repertoire, wie den *operaten Techniken* zur Erhöhung der positiven Reziprozität und dem *Kommunikations- und Problemlösetraining,* Elemente zur Erhöhung der *Partnerschaftscompliance* (Beziehungsgeschichte und Förderung des Wir-Gefühls des Paares), der *dyadischen Stressbewältigung* (dyadisches Coping) sowie den Ansatz der *Akzeptierungsarbeit.* Alle diese Elemente sind empirisch fundiert und haben sich in der Forschung als relevant für die Förderung der Partnerschaftsbeziehung erwiesen. Wie gezeigt wurde genügt es häufig nicht, lediglich die Kommunikations- und Problemlösekompetenzen des Paares zu verbessern, da diese Kompetenzen häufig erst unter Stress zusammenbrechen und es daher indiziert ist, Paaren auch bessere Stressbewältigungsfertigkeiten zu vermitteln, wie dies mit der bewältigungsorientierten Intervention (BOI) im Sinne der *3-Phasen-Methode* in diesem Buch aufgezeigt wird. Insgesamt können folgende Methoden in der genannten Reihenfolge als Bausteine einer modernen Verhaltenstherapie mit Paaren bezeichnet werden (siehe Abbildung 17).

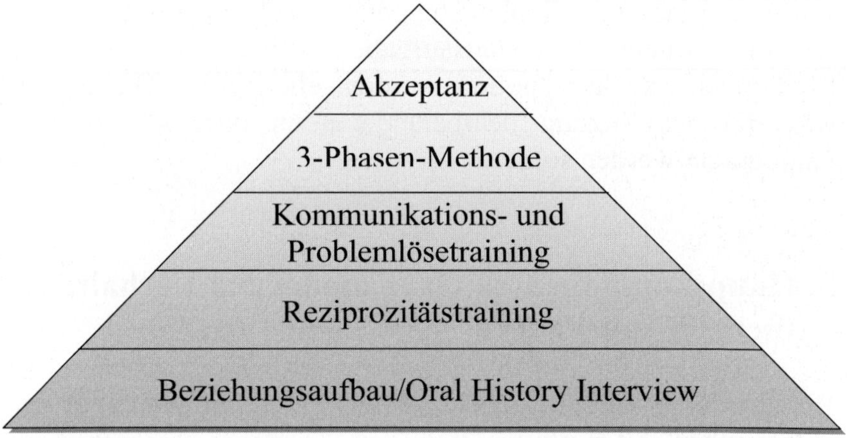
Akzeptanz
3-Phasen-Methode
Kommunikations- und
Problemlösetraining
Reziprozitätstraining
Beziehungsaufbau/Oral History Interview

Abbildung 17. Elemente einer modernen Verhaltenstherapie mit Paaren

Neben diesen Elementen können ergänzend *kognitive* Interventionen oder Intervention auf der *sexuellen Ebene* angezeigt sein. Auf diese beiden Interventionselemente wird in diesem Buch ebenfalls eingegangen.

3.1 Die Beziehungsgeschichte des Paares

Im Rahmen des Erstgesprächs und zum Therapieeinstieg hat der führende Paarforscher Professor Kurt Hahlweg von der Technischen Universität Braunschweig empfohlen, das *Oral History Interview (OHI)* von Buehlman, Gottman und Katz (1992) zu verwenden. Ziel dieses Vorgehens ist die *Nutzung früherer Beziehungsressourcen* zur Initiierung einer positiven Therapiemotivation und zur Förderung des Beziehungsaufbaus während des Erstgesprächs.

Kasten 29. Das Oral History Interview im Überblick

Zielsetzung	Rekonstruktion der Beziehungsgeschichte und Ressourcenaktivierung
Methode	Halbstrukturiertes Interview mit Fragen zu positiven früheren Erlebnissen
Indikation	bei sämtlichen Paaren
Setting	triadisches Setting
Therapeutenverhalten	fragend, verstärkend, positiv auf die Partner eingehend
Sitzung	1. Sitzung
Informationsblätter	keine
Übungsblätter	keine

Beim Oral History Interview (OHI) handelt es sich um ein *halbstandardisiertes* Interview, in dem eine Reihe von Fragen zur *Geschichte* der Partnerschaft, der *Ehephilosophie* der beiden Partner, der *Bewältigung* von schwierigen Zeiten sowie zu Veränderungen der Partnerschaft im Verlauf der Jahre gestellt werden. Das Interview, welches in seiner Originalfassung rund 45 Minuten dauert, umfasst 12 Fragen und wird nach einem Kodiersystem (Buehlman, 1991) ausgewertet, welches (a) eine Globaleinschätzung, (b) eine Einschätzung des Verhaltens in der Interviewsituation und (c) eine Einschätzung der Art der Darstellung der Beziehungsgeschichte umfasst. In deutscher Sprache liegt das Kodiermanual von Sassmann, Braukhaus und Hahlweg (1997) vor.

Ursprünglich wurde das OHI Interview zu Forschungszwecken entwickelt, um zu prüfen, wie die vom Paar erzählte Beziehungsgeschichte den Verlauf der Partnerschaft und eine eventuelle Scheidung vorherzusagen erlaubt. Buehlman et al. (1992) entdeckten dabei im Rahmen einer 3-Jahres-Längsschnittstudie, dass die Art der Darstellung der eigenen Ehe hohen Prädiktionswert (92% Akkuratheit der Vorhersage) bezüglich Scheidung hat. Während ein mangelndes *"Wir-Gefühl"*, ausgedrückte Negativität und Enttäuschung bezüglich der Beziehung sowie deren Beschreibung als chaotisch bei beiden Partnern ungünstige Prädiktoren waren, kam bei den Männern eine mangelnde Faszination für die Partnerin und eine wortkarge, unengagierte Art, wie sie über die Partnerschaft berichteten ("low expansiveness") als ungünstige Prädiktoren hinzu. Später geschiedene Paare zeigten zudem keine *Glorifizierung* der überwundenen Partnerschaftsschwierigkeiten, wie dies bei stabilen Paaren festgestellt werden konnte (vgl. auch Kurdek, 1993).

Die *Reliabilität*, *Validität* und *praktische Eignung* des OHI hat Sassmann (2001) geprüft und als zufriedenstellend beschrieben. Sassmann (2001) konnte zudem nachweisen, dass der Therapieerfolg mit dem Paarkonzept im OHI positiv korreliert ist (vgl. auch Indikation von kognitiven Methoden in Abhängigkeit des OHI bei Sassmann, 2001).

Das Oral History Interview verfolgt mehrere *Zielsetzungen*: (a) die Fokussierung auf frühere Beziehungsressourcen und die Aktivierung *wechselseitiger Kenntnisse* der gemeinsamen Paargeschichte, (b) die Schaffung einer erweiterten Optik bezüglich der Partnerschaft (neben einer aktuell negativen prädominierenden Sicht der Partnerschaft soll das Zulassen früherer positiver Erfahrungen gefördert werden) und damit die Förderung von *Diskriminationslernen* sowie (c) die Bereitstellung *diagnostischer Informationen* über die Kohäsion des Paares („Wir-Gefühl") und Informationen zu den in der Therapie erneut reaktivierbaren Beziehungsressourcen.

3.1.1 Konkretes Vorgehen in der Therapie

Nach rund einer Stunde, in der die Begrüßung, die Beschreibung des therapeutischen Arbeitens in der Verhaltenstherapie mit Paaren und die Problembeschreibung mit dem Paar vorgenommen wurden, leitet der Therapeut(In) zum OHI über. Er kündigt an, dass ihn nun nach der Schilderung der Probleme durch beide Partner interessiere, was das Paar für eine Vergangenheit, wie es sich kennen gelernt hat und welches die ersten Eindrücke voneinander waren.

Kasten 30. Fragen im Oral History Interview

- Erzählen Sie bitte, wie Sie sich kennen lernten und zusammenkamen. Erinnern Sie sich an das erste Treffen? Erzählen Sie mir davon. Gab es etwas, was Ihnen besonders am anderen auffiel? Wie war der erste Eindruck voneinander? Wo haben Sie sich das erste Mal gesehen? Welche Kleidung trug die Partnerin, als Sie sie das erste Mal ausführten? Wie war es, als Sie ihn oder sie das erste Mal anriefen oder ein Treffen vorschlugen?
- Woran erinnern Sie sich, wenn Sie an Treffen mit Ihrem Partner oder Ihrer Partnerin vor der Heirat denken? Was war besonders an dieser Zeit? Was fällt Ihnen aus dieser Zeit ein? Was waren Höhepunkte? Was haben Sie zusammen alles unternommen?
- Was faszinierte Sie am meisten an Ihrem Partner oder Ihrer Partnerin? Was führte Sie zur Entscheidung, gerade diesen Menschen zu heiraten? War es eine leichte oder schwierige Entscheidung zu heiraten?
- Wann entschlossen Sie sich zu heiraten? Erinnern Sie sich an die Hochzeit? Woran erinnern Sie sich am Besten, wenn Sie an den Hochzeitstag denken? Wie war die Hochzeitsreise? Was gefiel Ihnen besonders daran?

- Welches waren die schönsten Zeiten in Ihrer Partnerschaft? Woran erinnern Sie sich spontan, wenn Sie an Ihre Partnerschaft denken, was sie beglückt und Ihnen Freude oder Stolz bereitet hat? Woran erinnern Sie sich spontan, wenn Sie an Ihren Partner oder an Ihre Partnerin denken?
- Wie ist Ihre Ehephilosophie? Was glauben Sie braucht es, damit eine Ehe funktionieren kann und glücklich ist? Wie haben Sie es bisher, vor der Krise, geschafft, glücklich zu sein?

Der Therapeut(In) stellt zum einen die in Kasten 30 aufgeführten Fragen, wobei er sich nur auf das Positive und Erfreuliche konzentriert. Er geht mit Enthusiasmus auf die positiven Schilderungen der beiden Partner ein und löscht negative Kommentare durch Schweigen oder lenkt mit Fragen wieder auf erfreuliche Erinnerungen (*Beispiel*: Partnerin: Ja, das war schon toll, wie Du damals alle Blicke auf Dich gezogen hast und Dir alle Mädchen einfach nachschauten, obgleich es ja eklig war, wie Du geraucht hast und von dieser üblen Gewohnheit bist Du ja bis heute nicht mehr weggekommen. Therapeut(In): Mhm, Sie faszinierte die Bewunderung, die Ihr Partner von allen Seiten bekam. Schildern Sie noch mehr, wie das für Sie war..."). Der Therapeut(In) achtet darauf, dass beide Partner gleichermaßen einbezogen sind, spielt beiden den Ball zu, lockt sie aus ihren Reserven und versucht, bei beiden diese früheren positiven Erinnerungen zu reaktivieren. Vor allem wenn die Partner etwas scheu und zaghaft erzählen und sich unsicher fühlen, ob diese schönen Schilderungen angesichts der aktuellen Krise angebracht seien, ermuntert der Therapeut(In) sie aktiv und verstärkt ihre Erzählungen durch Interesse, positives Feedback (Nicken, Mhm, Ja, Aha) und Paraphrasierungen. Er fragt beim jeweils zuhörenden Partner nach, ob er sich auch erinnere und was diese Schilderung bei ihm für Erinnerungen wachrufe. Das OHI wird während 30-40 Minuten durchgeführt und soll mit einer positiven Schilderung enden.

Indikation des Oral History Interviews

Das OHI eignet sich für die *adaptive Indikation* (d.h. der Anpassung der verschiedenen Therapiemethoden an das jeweilige Paar), da es in Ergänzung zu den Fragebogen eine Fülle von weiteren Informationen bereitstellt, die nicht lediglich nostalgische Bedeutung haben. So wird rasch deutlich, was das Paar einmal verbunden hat und was es noch heute verbinden könnte und welche Ressourcen das Paar aufweist. Wird in den Schilderungen der beiden Partner ein "Wir-Gefühl" erkennbar, ist dies ein positiver Indikator für den Therapieerfolg, ebenso wenn der Mann eine gute Erinnerungsfähigkeit zeigt und bei seinen Äußerungen ins Schwärmen kommt (was für die Partnerin deswegen sehr erstaunlich aber auch beeindruckend und schön ist, weil sie dies von ihrem Mann, der sich im Alltag desinteressiert und vermeidend gibt, kaum erwartet hätte). Das OHI gibt auch Hinweise auf die Notwendigkeit von kognitiven Interventionen, wenn beispielsweise eine generalisiert negative Sicht der Partnerschaft und dysfunktionale Attributionsstile der beiden Partner sichtbar werden oder auf Interventionen zur Verbesserung der Sexualität im Falle von thematisierten gravierenden Problemen in diesem Bereich.

Wirkungsweise des OHI

Das OHI dient im Rahmen der Paartherapie v.a. dem *Beziehungsaufbau* und der *Ressourcenaktivierung*. Durch die Reaktivierung der Beziehungsgeschichte, die in der Regel positiv, faszinierend und glücklich war, erlebt das Paar einen Spannungsbogen zwischen dem glücklichen Ausgangspunkt seiner Beziehung und der aktuellen Situation, die als meilenweit entfernt vom Beginn der Partnerschaft erlebt wird. Obgleich diese Einsicht schmerzhaft ist, zeigt sie doch auf, was einmal möglich war, wozu dieses Paar fähig war und was für Ressourcen diese Beziehung charakterisiert hatte (natürlich vorausgesetzt, das OHI verläuft positiv). Auch wenn es nicht Ziel sein kann, die ursprüngliche Liebe und diese Faszination, welche die Partnerin und der Partner einmal dem anderen gegenüber empfunden hat, neu beleben zu können, hilft diese Einsicht insofern, als sie zeigt, dass das Paar sich zu lieben fähig war, und dass diese Liebe nicht einfach evaporiert sein kann. Diese Liebe ist zwar aktuell verschüttet, kaum mehr wahrnehm- und spürbar, doch irgendwo kann sie vielleicht wieder entdeckt, ausgegraben und reanimiert werden. Und diese Einsicht kann Hoffnung geben. Gleichzeitig findet mit dem OHI auch *Diskriminationslernen* statt. Die beiden Partner nehmen wieder verschiedene Facetten in ihrer Beziehung wahr, sehen, dass sie diesen Partner, mit dem nur noch gestritten wird, einmal liebten und von ihm geliebt wurden und was alles sie verbunden hat. Dadurch wird auch der aktuelle Alltag wieder nuancenreicher und die Schwarz-Weiß-Malerei durchbrochen. Obgleich das OHI noch zu keinen Verhaltensänderungen führen wird, legt es eine erste Grundlage für eine begründete Hoffnung und bildet damit einen wesentlichen Baustein für die *Therapiemotivation*. Wie Professor Kurt Hahlweg und seine Mitarbeiter (vgl. Sassmann, 2001) berichten und unsere eigenen Erfahrungen mit dem OHI belegen, bewährt sich dieser Einstieg in die Paartherapie und fördert den weiteren Therapieprozess.

3.2 Wiederherstellung einer Grundpositivität in der Beziehung

Bei vielen Paaren, welche sich zu einer Therapie entschließen, ist die Kommunikation erheblich gestört. Auf der einen Seite ist der Umgang der beiden Partner durch eine häufige, zeitlich langandauernde Negativität (Vorwürfe, anklagendes Verhalten, Gesprächsverweigerung) und eskalative Gesprächsverläufe (emotionale Aufschaukelung bis hin zu verbaler oder physischer Gewalt) gekennzeichnet, zum anderen zeigen die Paare kaum mehr positives Verhalten (Lob, Zärtlichkeit, Aufmerksamkeit füreinander usw.) (vgl. Kapitel 1.4). Der Alltag wird von Negativität dominiert, was jegliche noch verbleibende Funken der Zuneigung oder Liebe zerstört.

Kasten 31. Das Reziprozitätstraining im Überblick

Zielsetzung	Aufbau von mehr positiver, zärtlicher Interaktion und Abbau von negativem Interaktionsverhalten gegenüber dem Partner
Methode	Operante Methode mit reziproker Verstärkung
Indikation	bei Paaren mit hohem Konfliktniveau oder Paaren mit hoher Verstärkererosion (Langeweile, Gleichgültigkeit, erloschene Liebe)
Setting	triadisches Setting
Therapeuten-verhalten	Therapeut(In) erklärt die Methode, erarbeitet mit dem Paar die Verstärkerlisten und überprüft mit dem Paar die Hausaufgaben
Sitzung	1. und 2. Sitzung (wird in allen künftigen Sitzung zu Beginn immer wieder thematisiert und überprüft)
Informations-blätter	Informationsblatt 2
Übungsblätter	Übungsblätter1 und 2 für Reziprozitätstraining und 3 und 4 für hedonistisches Repertoire

Die destruktiven und eingeschliffenen Prozesse verdeutlichen die Wichtigkeit einer Intervention bei Paaren zur Erhöhung von positivem Verhalten im Alltag und die Notwendigkeit einer Reduktion von Negativität, um auf der *behavioralen*, der *kognitiven* (Erwartungen, Attributionen) und der *emotionalen* Ebene (klassische Konditionierung) eine Positivdynamik zu initiieren, die für das Überleben der Partnerschaft fundamental ist (vgl. Kapitel 1.3.2.1).

Es können zwei Formen des Reziprozitätstrainings unterschieden werden: (a) eine *freie Form*, in welcher die Partnerin und der Partner selber entscheiden, wann sie ihre Partner verstärken wollen und Verhaltensweisen zeigen, die diesen

Freude bereiten respektive deren Wünsche erfüllen (täglich während der Woche oder an besonderen „Verwöhnungstagen“) und (b) eine *vertraglich festgelegte Form*, in der in der Therapiesitzung gemeinsam festgelegt wird, wann, wo und wie lange positives Verhalten seitens der Partner erfolgen soll. Bei der zweiten Variante erfolgt somit eine klar geregelte Festsetzung des Zeitpunkts, der Dauer und der Häufigkeit der Verstärkung (siehe Abbildung 18).

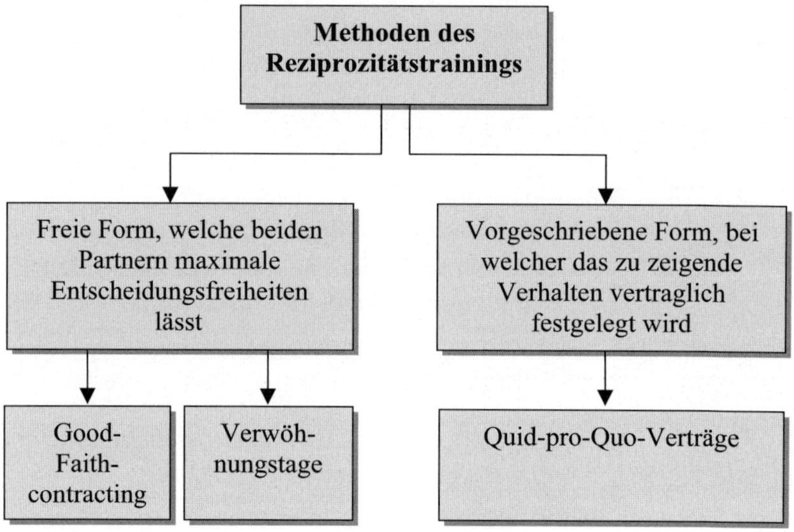

Abbildung 18. Formen des Reziprozitätstrainings

Das frei bestimmbare Reziprozitättraining wird als *Good Faith Contracting* (Weiss, Birchler & Vincent, 1974) bezeichnet. Hier legen beide Partner "freiwillig" fest, wann, wo, in welcher Form und wie häufig sie ein Verhalten zeigen wollen. In der Regel werden die Paare aufgefordert, so häufig wie möglich im Alltag positive Verhaltensweisen zu initiieren. Es ist jedoch auch möglich, dem Paar *Verwöhnungstage* (vgl. Stuart, 1969) vorzuschlagen, an denen sie besonders aufmerksam gegenüber ihrem

Partner oder ihrer Partnerin sind und versuchen, Wünsche zu erfüllen (vgl. Schindler et al., 1998).

Bei den *Good Faith Methode* setzen der Partner und die Partnerin unabhängig voneinander die vom Gegenüber gewünschten Verhaltensweisen um, ohne dass die Verhaltensweisen des einen an die des anderen gekoppelt sind. Das Gesamtvolumen an Verstärkung muss jedoch ausgewogen sein.

Bei den *Quid-pro-Quo-Verträgen* (Lederer & Jackson, 1972; Stuart, 1969), deren Bezeichnung auf das lateinische Zitat von Augustinus "aliquid pro aliquo" (etwas als [Gegenleistung] für etwas [anderes]) zurückgeht, wird dagegen festgelegt, welches Verhalten des einen durch welches des anderen als Gegenleistung beantwortet werden soll (Baucom, 1982). So kann zum Beispiel festgelegt werden, dass ein Partner eine definierte Tätigkeit während einer festgelegten Zeit (z.B. Mithilfe beim Abwaschen) ausführt und die Partnerin ihrerseits ein gewünschtes Verhalten zeigt, das zeitlich demjenigen des Mannes entspricht. Damit dienen die positiven Verhaltensweisen des einen als Verstärkung für Veränderungen des anderen und umgekehrt.

3.2.2 Konkretes Vorgehen in der Therapie

Konkret wird der Verhaltensaustausch (in der Regel im Sinne der Good Faith Methode) in drei Schritten durchgeführt. Im ersten Schritt sollen die Partnerin und der Partner als Hausaufgabe Verhaltensweisen, welche dem anderen angenehm sind und Freude bereiten, auflisten und sich ein Bild vom gegenseitigen *Verstärkeruniversum* machen. In einem zweiten Schritt werden die Listen in der Therapie durchgesehen, ergänzt und gewürdigt. Im dritten Schritt sollen sie im Alltag umgesetzt werden und Partner A soll realisieren, was Partner B an Verstärkern einsetzt und umgekehrt (siehe Abbildung 19).

1. Schritt: Hausaufgabe zur Erstellung einer Liste mit potenziellen Verstärkern, die dem Partner oder der Partnerin Freude bereiten könnten, wenn sie umsetzt werden (Partner A überlegt sich, was er tun kann, um Partnerin B Freude zu bereiten und umgekehrt.)

2. Schritt: Besprechung der Listen der beiden Partner in der Therapie, weitere Ausarbeitung und Prüfung der Listen

3. Schritt: Umsetzung der Liste im praktischen Verhalten im Alltag

Abbildung 19. Ablauf des Reziprozitätstrainings

1. Schritt: Verstärkerlisten erstellen

Im ersten Schritt sollen sich beide Partner überlegen, was sie tun können, um dem anderen Freude zu machen. Sie sollen möglichst konkrete Verstärker benennen, die wenn möglich täglich umgesetzt werden können. Als Hilfestellung gibt der Therapeut(In) verschiedene Klassen von Verstärkern vor, die von Bedeutung sind. Als Verstärkungsklassen werden (a) *materielle Verstärker*, (b) *soziale Verstärker*, (c) *Handlungsverstärker* und (d) *spirituelle Verstärker* unterschieden (siehe Abbildung 20). Das Paar soll mit diesen Termini vertraut gemacht und befähigt werden, sein Verhalten danach zu klassifizieren. Der Therapeut(In) arbeitet mit dem Paar heraus, dass *soziale Verstärker* am wichtigsten sind und daher am häufigsten in ihrer Liste fungieren sollten. Materielle Verstärker können sehr unpersönlich sein oder auch die finanziellen Möglichkeiten eines Paares übersteigen und sind daher sozialen Verstärkern auf jeden Fall nachzustellen.

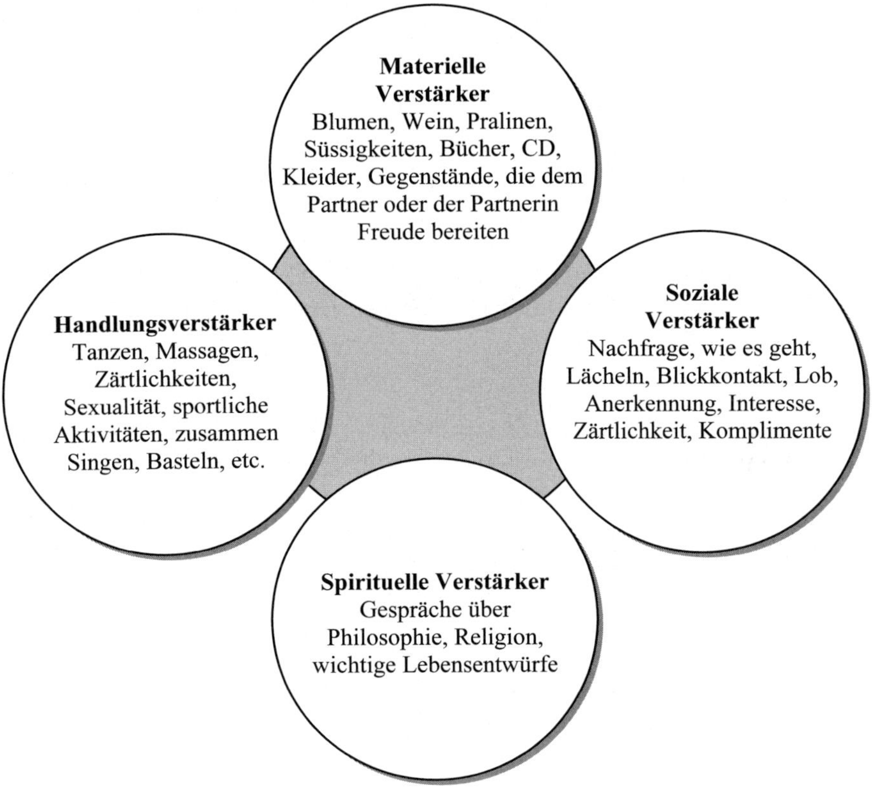

Abbildung 20. Typen von Verstärkern

Beide Partner sollen ein möglichst breites Verstärkeruniversum seitens des Partners und der Partnerin sondieren, d.h. bemüht sein, Verstärker aus allen vier Bereichen zu finden und diese auf dem Übungsblatt 1 festhalten.

2. Schritt: Überprüfung und Operationalisierung der Listen

Die Listen werden in der zweiten Therapiesitzung einzeln (zuerst beim einen, dann beim anderen Partner) durchgegangen, wobei alle Verstärkeritems, die notiert wurden, besprochen werden. Der Partner oder die Partnerin in der Rolle des Zuhörenden machen in dieser Phase möglichst keine negativen Kommentare, sondern hören nur zu und lassen die vom Partner gefundenen Verstärker auf sich wirken (siehe Kasten 32).

Kasten 32. Vier Schritte bei der Überprüfung der Hausaufgabe zur Erstellung der Verstärkerliste

- *Prüfung* der genannten Verstärker bezüglich unmittelbarer und täglicher Anwendung versus sporadischer Anwendung (z.B. gemeinsame Ferien im Sommer als ungeeignetes Item) und ob genügend *soziale Verstärker* in der Liste vertreten sind
- *Konkretisierung und Operationalisierung* der Verstärker (es genügt nicht, nur anzugeben, dem Partner könnte ein Buch gekauft werden, es muss geklärt werden, welche Art Bücher, welcher Autor etc. um sicher zu gehen, dass das Buch dem Partner wirklich Freude bereitet)
- *Feedback* des Partners bezüglich der Liste (Rückmeldung, ob die vom Partner angegebenen Verstärkeritems für den anderen wirklich verstärkend sind)
- *Ergänzung* der Liste durch zusätzliche Wünsche, die der Partner oder die Partnerin nun einbringen darf

3. Schritt: Umsetzung im Alltag

Im dritten Schritt sollen diese verstärkenden Verhaltensweisen ausgeführt werden, wobei es Aufgabe beider Partner ist, wechselseitig zu *realisieren*, welche Verstärker der andere im Alltag umsetzt. Um der Hausaufgabe mehr Verbindlichkeit zu geben, werden beide Partner aufgefordert, auf dem Übungsblatt 2 zu notieren, welche positiven Verhaltensweisen des Partners sie wahrgenommen haben. Aufgabe ist es somit nicht zu protokollieren, was man selber getan hat, sondern zu notieren, was man beim Partner festgestellt hat. Damit wird der Fokus auf das (positive) Partnerverhalten gelenkt und die selbstzentrierte Perspektive (die bei unzufriedenen Paaren typisch ist) durchbrochen. Da beide Partner ein Interesse daran haben, nicht mit einem leeren Übungsblatt 2 in der Therapie zu erscheinen, sind sie motiviert, aufmerksam gegenüber positivem Partnerverhalten im Alltag zu sein und selber auch positives Verhalten dem Partner oder der Partnerin gegenüber zu zeigen (daher der Name Reziprozitätstraining).

In der Regel wird mit dem *Good Faith Methode,* d.h. der freiwilligen Umsetzung angefangen und erst zum Quid-pro-Quo gewechselt, wenn dies unbedingt notwendig ist, d.h. wenn einer oder beide Partner die zweite Hausaufgabe (Realisieren von Verstärkern meines Partners/ meiner Partnerin) nicht umsetzen können oder wollen. Der Therapeut(In) soll in diesem Fall zuerst detailliert mit dem Paar oder dem betreffenden Partner evaluieren, weshalb es Schwierigkeiten gibt und versuchen, diese Barrieren zu überwinden. Meist kann es sich um vorgegebenen Zeitmangel oder die Angst handeln, dass der andere Partner einen nicht ebenbürtig und reziprok verstärkt, weshalb man selber auch keine Verstärker zugunsten des Partners im Alltag realisieren möchte. Diese Bedenken sind dann aufzugreifen, zu besprechen und durch positive Erfahrungen im Alltag zu zerstreuen. Das Argument des Zeitmangels kann als solches nicht geltend gemacht werden, da jeder Partner im Alltag genügend Zeit findet, um kurz Zeichen der Sympathie und Aufmerksamkeit zu zeigen. Daher ist es meist notwendig, die wirklichen Gründe für die mangelnde Motivation oder Unfähigkeit zur Verhaltensausführung zu suchen. Ein nicht selten zu findender Grund kann auch in einer *Machtproblematik* liegen. Der sich der Methode verwehrende Partner kann beispielsweise Angst haben, wenn er etwas von seiner Partnerin erhält, abhängig von ihr zu werden und verzichtet daher lieber auf den Erhalt von Verstärkern und gibt daher seinerseits keine. Diese Themen sind zu explorieren und mit dem Paar gemeinsam anzusprechen. Erst wenn es keine Lösung zugunsten des Good Faith Methode gibt, wird mit der Methode des Quid-pro-Quo gearbeitet. Sobald das Paar hier Fortschritte macht, wechselt der Therapeut(In) wieder auf die Methode der freiwilligen Umsetzung.

Neben dem klassischen Reziprozitätstraining empfehlen wir zudem den *Aufbau von hedonistischen Aktivitäten*, d.h. lustvollen und stimulierenden Aktivitäten, welche die Partner gemeinsam ausführen. Es sollen dies Aktivitäten sein, die beiden Partnern Freude bereiten und die ohne Hektik, Zeit- und Leistungsdruck ausgeführt werden können und der gemeinsamen Erholung, aber auch der Förderung des *Wir-Gefühls* und der *Kohäsion* dienen. Dies können gemeinsame Spaziergänge, sportliche Aktivitäten (Radfahren, Joggen, Ballspiele, Badminton, Tennis etc.), gemeinsame Saunabesuche, Massagen etc. sein. Der Therapeut(In) erarbeitet mit dem Paar, weshalb solche gemeinsame Aktivitäten für die Partnerschaft von Bedeutung sind (vgl. Kapitel 1.3.2.3, Informationsblatt 2) und stimuliert sie anhand der Übungsblätter 3 und 4. Er gibt ihre Umsetzung als Hausaufgabe auf, die in den nachfolgenden Sitzungen immer wieder zu Sitzungsbeginn angesprochen wird.

3.2.3 Indikation des Reziprozitätstrainings

Das Reziprozitätstraining ist eine Intervention, welche sich v.a. *zu Beginn* der Paartherapie anbietet, um einerseits das Commitment der Partner zu fördern und andererseits eine tragfähige Basis für andere, weiterreichende und häufig schwierigere Veränderungen zu schaffen. Sie ist insbesondere dann indiziert, wenn sich das Paar durch eine starke Negativdynamik auszeichnet. Obgleich die Methode etwas technisch und rigide wirken mag, hilft sie Paaren durch die strukturierte Vorgehensweise aus der negativen Spirale auszubrechen und neue Elemente positiven Austausches in ihrem Alltag zu installieren, die Zellen für neue Begegnungen werden und die Möglichkeit schaffen, sich emotional näher zu kommen und Formen eigener spontaner Positivität auszuleben. In einem weiteren Schritt kann der positive Verhaltensaustausch auf die Sexualität ausgeweitet und die gegenseitige Zärtlichkeit und erotische Annäherungen gefördert werden.

Da positives Verhalten installiert und nicht negatives Verhalten reduziert wird (was meist erst in einem späteren Stadium der Therapie möglich wird), fängt die Therapie mit einer bewältigbaren Aufgabe an und schafft dadurch zusätzliche Motivation. Zudem müssen nicht neue Verhaltensweisen gelernt werden, sondern es werden bereits bestehende, zur Zeit der Verliebtheit respektive zu Beginn der Partnerschaft meist selbstverständliche Verhaltensweisen reaktiviert und in ihrer Auftretenshäufigkeit erhöht.

3.2.4 Wirkungsweise des Reziprozitätstrainings

Die bereits früh vorgeschlagene Methode des *Reziprozitätstrainings*, welches auf der operanten Konditionierung basiert (vgl. Skinner, 1973) hat sich aus mehreren Gründen als wirksam erwiesen: (1) sie versucht nicht die Negativität zu senken, was häufig sehr schwierig ist, sondern die Positivität in der Interaktion zu erhöhen, (2) die Verhaltensweisen, die gezeigt werden sollen, sind meist von früher her bekannt und müssen entsprechend nicht als neue Verhaltensweisen erworben werden, (3) die Negativität beschränkt sich meist auf den Partner und stellt kein allgemeines Kommunikationskompetenzdefizit dar und (4) die Positivität seitens des Partners wird nicht länger negativ attribuiert, wenn sie im therapeutischen Kontext angegangen wird.

Durch das Reziprozitätstraining wird (a) die *Aufmerksamkeitslenkung* auf negative Verhaltensweisen durchbrochen (Erweiterung der eingeschränkten Sichtweise), die Wahrnehmung von positiven Verhaltensäußerungen stimuliert (Diskriminationstraining) und eine differenziertere Sicht der Partner (hinsichtlich ihrer positiven Eigenschaften und Bemühungen) ermöglicht (man entdeckt wieder, dass es Seiten am Partner oder an der Partnerin gibt, die einem entsprechen, die aber in der aktuell generalisiert negativen Sicht untergegangen sind). Weiter wird (b) die negative Interaktionsspirale durchbrochen und ein *größerer Verhaltensspielraum* (neutrales, positives und negatives Verhalten) geschaffen. (c) Die Beziehungsressourcen und insbesondere das Interesse an den Partnern und ihren Bedürfnissen und Vorlieben werden stimuliert und reaktiviert und (d) die Selbstwirksamkeitserwartung der Partner wird erhöht (die Partner können sich gegenseitig in ihrer Positivität verstärken, selber auf die Paarbeziehung Einfluss nehmen und deren Geschick und Verlauf aktiv mitbestimmen und ausgestalten). Durch diese operante Konditionierung (Setzen von positiven Verstärkern) findet neben dem Aufbau von positivem Verhalten gegenüber dem Partner zudem eine Gegenkonditionierung statt, in deren Zuge der Partner wieder mit den positiven Verstärkern, die unkonditionierte oder konditionierte positive Reize sind, gekoppelt wird (klassische Konditionierung). Im Verlauf eines erfolgreichen Einsatzes des Verhaltensaustausches kommt es daher zu einer neuen Sicht der Beziehung, einer stärkeren Intimität und einer positiven Verstärkerspirale, wodurch weiterführende, auf die zentralen Themen der Partnerschaft abzielende Interventionen ermöglicht werden.

3.3 Kommunikationstraining

Ziel des Kommunikationstrainings ist das *Überlernen* von dysfunktionalem und problematischem Kommunikationsverhalten mit angemessenem Verhalten, sowohl in der Rolle des Sprechenden als auch in der Rolle des Zuhörenden.

Kasten 33. Das Kommunikationstraining im Überblick

Zielsetzung	Abbau von Du-Botschaften, Vorwürfen und Kommunikationsfehlern und Erlernen von persönlicher und emotionaler Kommunikation
Methode	Strukturiertes und graduiertes Training von Sprecher- und Zuhörerregeln
Indikation	bei sämtlichen Paaren
Setting	dyadisches Setting
Therapeutenverhalten	Therapeut(In) in den ersten Paarübungen stark leitend (Prompting), anschließend mit wachsender Kompetenz des Paares Fading-out
Sitzungen	2.-6. Sitzung
Informationsblätter	Informationsblatt 3
Übungsblätter	Übungsblätter 5 und 6.

Während beispielsweise in systemischen Ansätzen direkt über das Paar interveniert wird, versucht der Therapeut(In) in der Verhaltenstherapie mit Paaren die Partnerin und den Partner in ihren Kompetenzprofilen zu stärken, damit die dyadische Interaktion günstiger verläuft und die Partnerschaftsqualität, die Beziehungszufriedenheit und Paarstabilität längerfristig erhöht werden kann. Um dieses Ziel zu erreichen, werden beiden Partnern Sprecher- und Zuhörerfertigkeiten vermittelt, die im Prinzip das konträre Verhalten zu dysfunktionalem Kommunikationsverhalten darstellen (siehe Kasten 34). Das Kommunikationstraining ist graduiert aufgebaut und zeitlich und bezüglich der Rollen strukturiert.

3.3.1 Konkretes Vorgehen beim Kommunikationstraining

Um die Sprecher- und Zuhörer-Regeln einzuführen, versucht der Therapeut(In) in Form des *entdeckenden Lernens* die beiden Partner ganz allgemein für eine angemessene Kommunikation zu sensibilisieren (vgl. Kapitel 1.4.3 und Informationsblatt 3).

Anhand der *videographierten Interaktionssequenz* (siehe Kapitel 2.4.3; Kasten 23) geht der Therapeut(In) mit dem Paar problematische (aber auch angemessene und positive) Kommunikationsverhaltensweisen durch und erarbeitet mit ihm an den betreffenden Stellen, welches angemessene Verhalten (das den Sprecher- und Zuhörer-Regeln entspricht) anstelle der dysfunktionalen Verhaltensweisen gezeigt werden könnte und welche anderen Effekte dies auf den Partner hat (siehe Kasten 35). Der Therapeut(In) schafft ein Verständnis bei beiden Partnern, welches Kommunikationsverhalten problematisch und zu unterlassen ist und welche Verhaltensweisen günstig und zielführend sind. Es wird aufgezeigt, dass die Partner ihre Bedürfnisse schneller erreichen, wenn sie den Partner nicht angreifen und destruktiv sind, sondern wenn sie ihre Bedürfnisse frei von Vorwürfen und Anklagen schildern und sich persönlich einbringen.

Kasten 34. Dysfunktionales Kommunikationsverhalten und daraus abgeleitete Sprecher- und Zuhörerregeln

Dysfunktionale Kommunikation seitens der Sprechenden	Regeln für eine **angemessene** Kommunikation der Sprechenden
Du-Botschaften (Partnerkritik, Vorwürfe, Beleidigungen)	Ich-Gebrauch (bei sich sein und eigene Sicht der Dinge darstellen)
Attackieren der Partner und Forderungen nach Verhaltensänderungen	Gefühle äußern und aufzeigen, warum das Problem für einen relevant ist

Generalisierungen (immer, nie)	Konkrete Beispiele (bezüglich Situationen und Verhalten)
Abschweifen in die Vergangenheit (Zitierung von früheren Fehlern des Partners)	Im Hier und Jetzt bleiben
Dysfunktionale Kommunikation seitens der Zuhörenden	Regeln für eine **angemessene** Kommunikation als Zuhörende
Häufige Unterbrechungen (ins Wort fallen)	Aktives Zuhören
Nicht zuhören, auf eigene Position fixiert sein, den Standpunkt des Partners nicht aufnehmen (schnelle Antworten, dominante Kommunikation)	Zusammenfassen und paraphrasieren (zuhören und verstehen wollen)
Dem Partner die eigene Meinung und den eigenen Standpunkt aufdrängen, durch Fragen (z.B. provokative Kommunikation) in die Enge treiben und suggestiv Antworten in den Mund legen	Offene Fragen stellen (damit haben die Partner die Möglichkeit, sich frei und unbeeinflusst auszudrücken und das zu sagen, was wichtig ist und was sie mitteilen möchten)

Der Therapeut(In) erörtert dem Paar zuerst theoretisch welche Effekte die Sprecher- und Zuhörer-Regeln haben und wie unterschiedlich eine Mitteilung erlebt wird, wenn sie angemessen kommuniziert wird. Diese Einführung dient der *Motivierung* des Paares und soll die zu Beginn etwas technisch anmutenden Kommunikationsregeln in ihrer Wirkungsweise verständlich machen.

Kasten 35. Wirkung der Sprecher- und Zuhörerregeln

Ich-Gebrauch	Keine Vorwürfe, Abwertungen und Angriffe gegenüber dem Partner und damit bessere Bereitschaft seitens des anderen, zuzuhören und sich für die dargelegte Meinung zu interessieren.
Gefühle äußern	Durch diese Selbstöffnung wird das Gespräch für den Zuhörenden interessanter, liefert Informationen, die noch unbekannt waren und die er als bereichernd erleben kann.
Konkret bleiben	Durch das Ansprechen (a) einer konkreten Situation, (b) von konkretem störendem Verhalten und (c) der Schilderung im Hier und Jetzt werden Verallgemeinerungen und damit Charakterzuschreibungen sowie das Aufwärmen vergangener Fehler verhindert. Damit kann internalen, stabilen und globalen (auf den Partner oder die Partnerin bezogenen) Kausalattributionen entgegengetreten werden. Dem Gegenüber werden dadurch mehr Veränderungsmöglichkeiten zugestanden.
Aktives, engagiertes Zuhören	Damit erlebt der Sprechende das Interesse des anderen, was wiederum motiviert, von sich zu erzählen und sich selbstzuöffnen. Der Zuhörende konzentriert sich dabei auf das Gesagte und achtet darauf, dass ihm nichts Wichtiges entgeht. Die Kommunikation wird dadurch intensiver, persönlicher und stiftet mehr Verbindlichkeit und Intimität.
Zusammenfassen	Durch die Zusammenfassungen findet eine Verlangsamung der Kommunikation statt, eine Rückmeldung an den

	Sprechenden, was verstanden wurde und ob man imstande ist, den Ausführungen zu folgen. Die Zusammenfassung ist die beste Möglichkeit, sich ganz aufeinander einzulassen.
Offene Fragen stellen	Durch offene Fragen wird der Partner nicht beeinflusst oder manipuliert, sondern kann sich frei äußern. Zudem wird der Redefluss gefördert, da nicht einfach mit Ja oder Nein geantwortet werden kann. Die Kommunikation wird dadurch unmittelbarer, ehrlicher und aussagekräftiger und gibt ein besseres Bild vom Erleben der sprechenden Person.

Anschließend erörtert der Therapeut(In), dass beide Rollen eine Grundhaltung von Interesse am Partner und der gegenseitigen *Wertschätzung*, *Akzeptanz* und *Echtheit* (vgl. Rogers, 1951) erfordern. Zentral bei dieser Form der Kommunikation sind die Fokussierung auf relevante Inhalte (Gefühle, Ansichten, Wünsche, Bedürfnisse usw.), die Eingrenzung der Themen und eine Förderung der Aufeinanderbezogenheit. Um diese Bedingungen zu verwirklichen, werden Sprecher- und Zuhörer-Regeln sowie eine starke *Strukturierung* des Gesprächssettings (genau definierte Rollen, vorgegebene Zeiten, eingegrenzte Themen) vorgegeben, um eine offene, kongruente und positiv verlaufende Kommunikation zu ermöglichen (vgl. Hahlweg & Schröder, 1993; Schindler et al., 1998).

Der Therapeut(In) führt anschließend die konkreten Kommunikationsregeln ein und gibt dem Partner die Sprecher- und Zuhörerregeln ab (Übungsblätter 5 und 6). Seitens des Sprechers werden der "Ich-Gebrauch" (persönliche, auf die eigene Person bezogene Äußerungen), die Eingrenzung des Themas unter Bezugnahme auf konkrete Situationen (Vermeidung von Pauschalisierungen und Verallgemeinerungen) und konkretes, einen beim Partner oder bei der Partnerin störendes Verhalten (Vermeidung von Charakter- und Persönlichkeitszuschreibungen) und die Selbstöffnung (emotionale Kommunikation, Mitteilung von Gefühlen, Bedürfnissen, Wünschen, Erwartungen usw.) trainiert (siehe Kasten 36).

Kasten 36. Sprecherregeln beim Kommunikationstraining

1. Konkret bleiben
Der Sprechende soll sich auf eine konkrete Situation beziehen und konkretes Verhalten, das am Partner stört, erörtern und beim Thema bleiben. Beim Thema bleiben bedeutet sowohl die konkrete Situation nicht zu verlassen (d.h. keine Generalisierungen) als auch im Hier und Jetzt zu bleiben (d.h. kein Aufwärmen alter Geschichten).

2. Ich-Gebrauch
Der oder die Sprechende soll von sich sprechen, dem eigenen Erleben, der eigenen Sicht der Dinge und bei sich sein. Dies verhindert gleichzeitig Kritik und Vorwürfe gegenüber dem Partner.

3. Gefühle ansprechen
Die Äußerungen sollen vor allem emotionaler Art sein, d.h. der Sprechende soll eigene Gefühle, Wünsche, Bedürfnisse und Ziele thematisieren.

Seitens des Zuhörers wird das aktive, engagierte und interessierte Zuhören (physische Zugewandtheit, aktiver Blickkontakt, positives Feedback-Channeling durch Nicken und Bestätigungslaute), das Zusammenfassen und Paraphrasieren wichtiger Äußerungen des Partners (Verstehen, was der Partner gesagt hat und die wichtigen Botschaften nachvollziehen), das offene, unvoreingenommene, interessierte Nachfragen (ohne Interpretationen und Versuche, das Gegenüber durch die Fragen in die Enge zu treiben) eingeübt (siehe Kasten 37).

Kasten 37. Zuhörerregeln beim Kommunikationstraining

Aktives, engagiertes Zuhören
Der oder die Zuhörende gibt dem Sprechenden durch Blickkontakt, zugewandte Körperhaltung und verbales und nonverbales Feedback (Nicken, „Mhm", „Ja") zu verstehen, dass er an den Ausführungen interessiert ist.

Zusammenfassen
Wichtige geäußerte Inhalte (emotionaler oder persönlicher Art) sollen in regelmäßigen Abständen zusammengefasst werden. Damit meldet der Zuhörende zurück, was er verstanden hat. Beim Zusammenfassen werden weder eigene Kommentare gemacht noch Wertungen vorgenommen.

Offene Fragen stellen
Bei Unklarheiten fragt der Zuhörende mit offenen Fragen (d.h. Fragen, die keine Ja/Nein-Antworten zulassen) nach und erlaubt so dem Partner, eigene Eindrücke und Meinungen frei und unbeeinflusst zu äußern.

Neben der Erklärung der Sprecher- und Zuhörerrollen erläutert der Therapeut(In) auch das Setting des Kommunikationstrainings (dyadisches Setting mit fester Einhaltung der Rollen als Sprechende oder Zuhörende während 20-30 Minuten und anschließendem Rollenwechsel) und zeigt dem Paar auf, wie er sich während der Paarübungen verhalten wird (Soufflieren, Coachen etc.).

Während des Kommunikationstraininigs supervidiert der Therapeut(In) (mit den im Kasten 27 beschriebenen Mitteln) die Übung und gibt am Ende ein informatives Feedback. Es ist wichtig, in jeder Therapiesitzung möglichst beiden Partnern die Gelegenheit zu geben, einmal in beiden Rollen (sprechender als auch zuhörender Part) geübt zu haben, damit das Gleichgewicht zwischen den beiden Partnern und die Unparteilichkeit des Therapeuten gewahrt sind.

Das Kommunikationstraining gliedert sich in *mehrere Schritte*, welche das effiziente Erlernen eines neuen Kommunikationsmusters erleichtern sollen. Meist beinhaltet es mindestens *vier Übungsvorgaben* (vgl. Hahlweg & Schröder, 1993), die sich bezüglich des Schwierigkeitsgrades unterscheiden. Die erste Übung ist der *Äußerung von positiven Gefühlen und Wünschen* gewidmet. In dieser Übung sollen die beiden Partner in der Sprecher- und Zuhörerrolle versuchen, die eigenen Wünsche und positiven Gefühle als Sprechende mitzuteilen und als Zuhörende aufnehmen und nachempfinden zu können. Als Gesprächsthemen eignen sich z.B. Interessen oder Hobbys sowie Themen wie die Planung der Freizeit, eines Wochenendes oder was man mit einem Lottogewinn machen könnte.

Kasten 38. Übungsvorgaben im Rahmen des Kommunikationstrainings

1. **Übung:** Mitteilen von positiven Gefühlen und eigenen Bedürfnissen
2. **Übung:** Angemessener Ausdruck von negativen Gefühlen
3. **Übung:** Konfliktdiskussion mit vorgegebenen Themen
4. **Übung:** Konfliktdiskussion mit eigenen belastenden Themen
5. **Übung:** Konfliktgespräch mit Sprecher-Kärtchen (wechselnde Rollen in derselben Gesprächssequenz)

In der zweiten Gesprächsübung üben die Partnerin und der Partner den *Ausdruck von negativen Gefühlen*. Der Sprechende soll versuchen, Emotionen wie Enttäuschung, Ärger oder Wut ohne Kritik gegenüber dem Partner unter Verzicht auf Du-Botschaften und Vorwürfe zu äußern und er soll lernen, Gefühle angemessen mitzuteilen. Da kritische Inhalte kommuniziert werden, hat der Zuhörende eine wichtige Rolle inne. Als Therapeut(In) ist bei beiden Partnern wachsam auf die Regeleinhaltung zu achten.

Die dritte Übung beinhaltet erstmals ein *Konfliktthema*, das allerdings vom Therapeuten vorgegeben wird (z.B. zu spät kommen, den Partner warten lassen, etwas vergessen, was dem Partner wichtig ist, einen Auftrag, den die Partnerin einem gab, nicht erledigt haben, Unordnung im Haushalt, Unzuverlässigkeit etc.). Der Sprechende soll sich in die Situation hineinversetzen und versuchen, die eigenen Gefühle und Meinungen in strenger Einhaltung der Sprecherregeln einzubringen und eigene Bedürfnisse und Änderungswünsche zu äußern. Ziel dieser dritten Übung ist noch nicht die Erarbeitung von konkreten Lösungen, sondern vorerst lediglich die adäquate Mitteilung des eigenen Standpunktes.

In der vierten Kommunikationsübung spricht jeder Partner in der Sprecherrolle nun ein *eigenes Konfliktthema* an, wobei in Abhängigkeit der bereits etablierten Sprecher- und Zuhörerfertigkeiten je nachdem graduiert vorgegangen wird, d.h. zuerst leichtere und weniger konfliktträchtige Themen eingebracht werden und sukzessive der Schwierigkeitsgrad in der Folge gesteigert wird bis hin zu den wirklich "heißen" Streitthemen. Wenn beide Partner die Regeln weitgehend internalisiert haben sollten kann bereits mit relevanteren Themen gearbeitet werden.

In der fünften Übung diskutiert das Paar ein *Konfliktthema mit wechselnden Rollen*, d.h. erstmals wird die strenge Teilung in Sprecher- und Zuhörerrolle aufgebrochen und mittels des Sprecherkärtchens flexibler gehandhabt. Sobald der Sprechende die eigenen Äußerungen vom Zuhörenden als angemessen zusammengefasst empfindet, übergibt er das Sprecher-Kärtchen, wodurch eine organische und fliessende Kommunikation ermöglicht wird. Die Partner können hier zu demselben Thema ihre Meinungen und Positionen einbringen und sich einander wechselseitig mitteilen.

3.3.2 Indikation des Kommunikationstrainings

Das Kommunikationstraining ist der zweite zentrale Baustein (neben dem Reziprozitätstraining) der Verhaltenstherapie mit Paaren und folgt in der Regel relativ rasch auf diese Intervention, sobald das Paar eine gewisse Grundpositivität erreicht hat. Ohne diese Grundpositivität (gekennzeichnet durch reziproken Respekt und ein gewisses Maß an Wertschätzung und Interesse am anderen) ist das Kommunikationstraining allerdings nur bedingt anwendbar, da es illusorisch wäre anzunehmen, dass sich die beiden Partner wechselseitig mitteilen und zuhören können, wenn sie wissen, dass dem Gegenüber im Grunde genommen das Interesse fehlt oder Feindseligkeit spürbar ist.

Obgleich es dem Therapeuten dank den Kommunikationsregeln in dem meisten Fällen gelingt, die Gesprächsdynamik des Paares positiv zu beeinflussen und er durch eine konsequente Regeleinhaltung seitens beider Partner die verbale Negativität unterbinden kann, zeigt sich doch, dass beim Fehlen einer gewissen Grundpositivität die Partner häufig auf non- und paraverbale Negativität zurückgreifen. So fasst ein Partner auf der verbalen Ebene vielleicht ganz ordentlich zusammen, begleitet die Zusammenfassung aber mit subtil negativer Gestik, Mimik oder Körperhaltung oder fasst die geäußerten Inhalte in einem negativen Tonfall zusammen, der Abwertung, Hohn oder Desinteresse erkennen lässt. Daher sollte das Kommunikationstraining in der Regel erst eingeführt werden, sobald erste Effekte des Reziprozitätstrainings sichtbar werden, was bereits ab der dritten Therapiesitzung im Regelfall zu beobachten ist. Entsprechend wird diese Interventionsmethode meist ab diesem Zeitpunkt eingesetzt.

3.3.3 Wirkungsweise des Kommunikationstrainings

Die genaue Einhaltung der Regeln, welche in Paarübungen anfänglich vom Therapeuten supervidiert und später vom Paar selber vorgenommen wird, verunmöglicht negative, verletzende Äußerungen und schafft damit eine Plattform der Begegnung, welche den Austausch wichtiger Inhalte und Gefühlszustände in einem wohlwollenden, angstfreien Gesprächsklima ermöglicht. Durch die graduierte Vorgehensweise (von leichteren, nicht konfliktträchtigen Gesprächsthemen zu partnerschaftsrelevanteren und spannungsgeladeneren Inhalten) finden ein kontinuierlicher Lernprozess und eine sukzessive Festigung der Kompetenzen des Paares statt.

Durch das systematische Vorgehen und das Coaching des Therapeuten bei der Durchführung der Paarübungen werden neue, positive Erfahrungen in der Kommunikation ermöglicht, wodurch eine wechselseitige operante Konditionierung stattfindet. Durch *Modelllernen*, Üben in Paarübungen und die Technik des Shapings (Verhaltensformung durch selektive Verstärkung der Partner seitens des Therapeuten) und der direkten operanten Verstärkung im Sinne des *Promptings* (Lob, Bekräftigung und Coaching) erhöht der Therapeut(In) die korrekte Regelanwendung und schafft damit die notwendige Lernerfahrung, um einen angemessenen, wertschätzenden und konstruktiven Kommunikationsstil aufzubauen, zu etablieren und längerfristig zu festigen. Die positiven Erfahrungen des Paares mit dieser Art der Kommunikation schaffen eine solide Motivation zur Weiterführung und längerfristigen Aufrechterhaltung dieser Art der Gesprächsführung und stärken die *Selbstwirksamkeitserwartung* beider Partner, auch bei der Diskussion von belastenden Konfliktthemen fair miteinander kommunizieren zu können und ein Hilfsmittel (Sprecher- und Zuhörer-Regeln) zur Hand zu haben, welches einen konstruktiven Verlauf und Ausgang besser ermöglicht.

Die am Anfang etwas technisch wirkenden Kommunikationsregeln und die hohe Strukturiertheit des Settings wirken einer

Überforderung des Paares entgegen, geben ihm klare Rahmenbedingungen vor und erlauben ihm in einem geschützten Rahmen die Erlernung von Kommunikationsfertigkeiten, welche anschließend die Grundlage zum Austausch über wichtige emotionale Inhalte und zentrale Aspekte der Partnerschaft bilden und den Aufbau einer neuen, tragfähigen Kommunikationskultur in der Partnerschaft ermöglichen. Das Kommunikationstraining ist Mittel zum Zweck. Es ist vor diesem Hintergrund klischeehaft, die verhaltenstherapeutische Paartherapie plakativ auf die Vermittlung von simplen technischen Kommunikationsregeln reduzieren zu wollen. Die Regeln geben den Paaren vielmehr das Rüstzeug, um konstruktiv ihre wirklichen tiefgründigen Probleme autonom und selbstverantwortlich diskutieren und lösen zu können.

3.4 Problemlösetraining

Das Problemlösetraining wurde in der Verhaltenstherapie bei Individuen von D'Zurilla und Goldfried (1971) vorgeschlagen. Die beiden Autoren hatten fünf Schritte bei der Problemlösung eingeführt: (1) *Allgemeine Orientierung* (Akzeptieren, dass Probleme zum Alltag gehören, problematische Situationen sollen rasch erkannt und gelöst werden, bisherige unangemessene oder ineffiziente Problemlösungsversuche sollen unterlassen und durch adäquate Strategien ersetzt werden), (2) *Beschreibung des Problems* (Beobachtung und Erfassung des Problems, Trennung in relevante und irrelevante Informationen bezüglich des Problems), (3) *Suchen von Alternativen* (Brainstorming zur Generierung möglichst vieler Ideen, wobei eine frühzeitige Kritik unterlassen werden sollte), (4) *Treffen einer Entscheidung* (Auswahl einer Lösungsstrategie nach dem Optimierungsprinzip) und (5) *Überprüfung* (Beobachtung der Konsequenzen und des Erfolgs dieser Lösungsstrategie).

In der Verhaltenstherapie wird das Problemlösetraining in ähnlicher Form mit Paaren verwendet (vgl. Jacobson &

Margolin, 1979; Schindler et al., 1998), wobei hier darauf geachtet wird, dass beide Partner symmetrisch zur Problemlösung beitragen.

Kasten 39. Problemlösetraining im Überblick

Zielsetzung	Realisieren, dass die Probleme nicht unter den Teppich gekehrt werden dürfen, sondern meist lösbar sind. Aufbau von Problemlösekompetenzen
Methode	Strukturiertes Vorgehen in mehreren Schritten
Indikation	Bei fast allen Paaren, jedoch besonders bei solchen, welche Schwierigkeiten haben, ihre Alltagsprobleme effizient anzugehen
Setting	Dyadisches Setting
Therapeutenverhalten	Zu Beginn führend im Sinne des Promptings, anschließend Fading-out *(ähnlich wie beim Kommunikationstraining)*
Sitzungen	7. Sitzung
Informationsblätter	Informationsblatt 5
Übungsblätter	Übungsblätter 7 und 8

Aufbauend auf dem Kommunikationstraining (die erste Stufe des Problemlösetrainings entspricht dem Kommunikationstraining) werden im Problemlösetraining Strategien vermittelt, wie Probleme (Alltagsprobleme ebenso wie Partnerschaftsprobleme) durch ein schrittweises, sechsstufiges Vorgehen besser bewältigt werden können. In diesem Rahmen werden die Beschreibung und Konkretisierung des Problems, das Sammeln von Lösungsmöglichkeiten, deren Diskussion und die anschließende Auswahl und Umsetzung des besten Lösungsversuchs mit dem Paar trainiert. Das Problemlösetraining zielt auf die Vermittlung von Strategien ab, welche es dem Paar ermöglichen, eine große

Bandbreite unterschiedlicher Situationen im Alltag durch ein strukturiertes Vorgehen erfolgreich lösen zu können, um seine Unabhängigkeit und Selbständigkeit zu fördern.

3.4.1 Konkretes Vorgehen beim Problemlösetraining

Der Therapeut(In) führt das Paar in die Notwendigkeit der Problemlösung ein und macht klar, dass Probleme nicht vermieden werden sollten, da sie sich meist nicht von selbst lösen, eine ineffiziente Problemlösung jedoch das Alltagsleben erschwert, Spannungen schafft und eine häufige Ursache für Konflikte bildet (vgl. Kapitel 1.5; Informationsblatt 4). Da das Paar bereits mit dem Kommunikationstraining und den Sprecher- und Zuhörerregeln sowie dem Sprecher-Kärtchen vertraut ist, ist es einfach, dem Paar das Prinzip des Problemlösetrainings zu erklären. Der Therapeut(In) führt die sechs Stufen des Problemlösetraininigs ein (siehe Kasten 40) und schildert dem Paar, worauf es in jeder Stufe achten sollte.

Kasten 40. Schritte des Problemlösetrainings

Schritt 1: "Problem genau beschreiben"

Das Problem *konkretisieren* und herausarbeiten, weshalb es für einen wichtig ist und man sich eine Lösung wünscht.

Schritt 2: "Mögliche Lösungen finden"

Beide Partner sammeln gemeinsam so viele Problemlösungsvorschläge wie möglich (*Quantität* vor Qualität).

Schritt 3: "Bewerten und Entscheiden"

Bewerten der vorgeschlagenen Lösungsmöglichkeiten und auf *Konsequenzen* hin untersuchen (persönliche und soziale Konsequenzen; kurzfristige und langfristige Konsequenzen). Mit welcher Wahrscheinlichkeit treten die Konsequenzen ein und wie erstrebenswert sind sie. Daraufhin sollte gemeinsam eine Entscheidung für die bestmögliche Lösung gefällt werden.

Schritt 4: "Planen von Schritten"

Welche Teilschritte sind in welcher *Reihenfolge*, an welchem *Ort* und zu welchem *Zeitpunkt* zur Realisierung der Lösung nötig? Welche Schwierigkeiten könnten auftreten?

Schritt 5: "Durchführung der Problemlösung"

Schritt 6: "Bewerten des Erfolges"

Die Ergebnisse des Schrittes 5 hinsichtlich der gewünschten Konsequenzen bewerten und nach den Gründen für ein Gelingen oder Misslingen der Problemlösung suchen. Bei einem unbefriedigenden Ergebnis erneut Schritt 2 einleiten.

Die einzelnen Schritte werden in einer Paarübung trainiert, wobei der Therapeut(In) im Sinne des Promptings das Paar zuerst anleitet und supervidiert. Der Therapeut(In) wacht bei Schritt 2 (mögliche Lösungen finden) darüber, dass bei der Generierung von Lösungsvorschlägen keine negativen Kommentare oder Kritik geäußert werden und beide Partner symmetrisch (d.h. abwechselnd und in etwa gleichmäßig) Vorschläge einbringen.

Anschließend führt das Paar das Problemlösetraining in einer Paarübung im dyadischen Setting selber durch und der Therapeut(In) überwacht lediglich die Regeleinhaltung und den Ablauf. Bei Schritt 1 (Problembeschreibung) des Problemlösetrainings gebrauchen die Partner das *Sprecher-Kärtchen* und interagieren analog zum Kommunikationstraining (siehe im Detail auch Schindler et al., 1998). Ziel dieses Schrittes ist es, einander mitzuteilen, weshalb ein Problem für einen wichtig ist, warum man unter diesem Umstand leidet und eine Änderung wünscht. Damit soll die Motivation für den anderen geschaffen werden, sich aktiv und engagiert bei der Problemlösung zu beteiligen.

Besondere Hilfestellungen werden vom Therapeuten bei der Planung der Durchführung (wann wird die Lösung das erste Mal umgesetzt, wo, wer macht was, welche Schwierigkeiten könnten sich ergeben etc.) gegeben, da die geplante Umsetzung der gefundenen Lösung sorgfältig und umsichtig geschehen sollte und das Paar mögliche Hindernisse oder Barrieren häufig selber zu wenig berücksichtigt. Erweist sich eine gefundene Lösung als ineffektiv, wird der Prozess neu durchlaufen (als Hausaufgabe oder in der nächsten Therapiesitzung) und auf die relevanten Schwierigkeiten eingegangen. Der Therapeut(In) verhält sich diskret im Hintergrund, wenn das Paar die Übung kompetent durchführt, und tritt nur in Erscheinung, wenn dies erforderlich ist. Er hat v.a. motivierende und verstärkende Funktion, da das Paar zu diesem Zeitpunkt die Regeln bereits weitgehend beherrscht und daher meist wenig Interventionsbedarf seitens des Therapeuten vorliegt.

3.4.1 Indikation des Problemlösetrainings

Die Methode gilt als klassischer Bestandteil der Verhaltenstherapie mit Paaren und ist immer dann indiziert, wenn ein Paar Schwierigkeiten bei der gemeinsamen und koordinierten Problembewältigung, der Organisation des Alltages, der Planung von Tätigkeiten (z.B. wer bringt die Kinder zur Krippe, wer macht die Einkäufe, wie werden die Ferien geplant) und der Ausführung von Vorsätzen hat. Das Problemlösetraining folgt meist auf das Kommunikationstraining und erlaubt dem Paar durch ein gezieltes und strukturiertes Vorgehen, Alltagsprobleme in den Griff zu bekommen.

3.4.2 Wirkungsweise des Problemlösetrainings

Das Problemlösetraining fördert durch seine Strukturiertheit und den schrittweisen Aufbau die *Verbindlichkeit* bei der Suche nach tragfähigen Lösungen, stimuliert die gemeinsame Bearbeitung des Problems und damit das gemeinsame Commitment des Paares und führt dadurch zu einer Stärkung des „Wir-Gefühls“, zum Aufbau von internalen Kontrollüberzeugungen und der Stärkung der dyadischen Selbstwirksamkeitserwartung. Diese Variablen haben sich als wichtige Mediatorvariablen für den längerfristigen Erfolg einer Partnerschaft erwiesen (vgl. Drigotas, Rusbult & Verette, 1999; Vanzetti, Notarius & NeeSmith, 1992).

3.5 Kognitive Methoden der verhaltenstherapeutischen Paartherapie

Wie in den Kapiteln 1.3.2.1 und 1.6 gezeigt wurde, spielt die kognitive Ebene bei Partnerschaftsproblemen eine wichtige Rolle und bestimmt in wesentlichen Teilen mit, inwiefern Verhaltensänderungen initiiert und realisiert werden können. Es kann entsprechend (in Anlehnung an Baucom & Epstein, 1990) angezeigt sein, (a) *dysfunktionale Kognitionen* oder *selektive Wahrnehmungen*, (b) unrealistische oder übertriebene *Erwartungen*; (c) irrationale Meinungen und *Normen* sowie (d) ungünstige *Attributionsstile* der Partner in der Therapie zu bearbeiten.

Kasten 41. Kognitive Methoden im Überblick

Zielsetzung	Abbau von dysfunktionalen Kognitionen, Erwartungen und Normen sowie unangemessenen Kausalattributionen
Methode	Methode beruht auf den Elementen (a) Erklärung, (b) Selbstdiagnostik, (c) Training von neuen kognitiven Mustern (z.B. Reattributionstraining, kognitive Umstrukturierung)
Indikation	bei Paaren mit starken kognitiven Dysfunktionen, unangemessenen Erwartungen oder fehlender Zukunftsvision
Setting	triadisches Setting
Therapeutenverhalten	Therapeut(In) arbeitet v.a. mit der Methode des sokratischen Dialogs und der Strukturierung des Paares
Sitzung	Nicht fest eingeplant, bei Bedarf eigene Sitzungen einbauen; kognitive Aspekte werden laufend bearbeitet, am stärksten im Rahmen der Trichtermethode und der 3-Phasen-Methode
Informationsblätter	Informationsblatt 8
Übungsblätter	Übungsblatt 13

Obgleich die bereits dargestellten Methoden des *Kommunikations*- und *Problemlösetrainings* in vielen Fällen ebenfalls zu einer Veränderung dysfunktionaler Kognitionen und Erwartungshaltungen führen (da Verhaltensänderungen zwangsläufig mit einer Veränderung der Wahrnehmung der Partnerin und des Partners, ihrer Ewartungshaltungen, ihrer Interpretationen und Kausalattributionen einhergehen) zeigt sich, dass die Modifikation von kognitiven Strukturen in einigen Fällen auch als ein therapeutischer Fokus angezeigt sein kann. Dies insbesondere dann, wenn einer oder beide Partner bezüglich der Partnerschaft *desillusioniert* sind oder in hohem Maße *unangemessene Erwartungen* oder übertriebene beziehungsweise *irrationale Ansprüche* an die Partnerschaft oder den Partner haben.

Wir unterscheiden drei Methoden der kognitiven Interventionen bei Paaren: (1) die *kognitive Umstrukturierung*, (2) das *Reattributionstraining* und (3) das Schaffen von *positiven Szenarien* (siehe Kasten 42).

Kasten 42. Methoden der kognitiven Umstrukturierung bei Paaren

Methode	Inhalte und Ziele
Kognitive Umstrukturierung	Veränderung von dysfunktionalen Kognitionen und Wahrnehmungsfehlern, Bearbeitung von irrationalen Meinungen und Normen, Veränderung von unangemessenen Erwartungen
Reattributionstraining	Veränderung unangemessener Attributionsstile
Positive Szenarien schaffen	Veränderung der Sicht der Partnerschaft, Hoffnungsinduktion, positive Konnotation der Paarbeziehung

Kognitive Interventionen zielen darauf ab, die *Negativspirale*, die eingeschränkte, enge und *negativ eingefärbte Sicht* und *Fokussierung auf negative Ereignisse* sowie die ungünstigen *Attributionsprozesse* zu durchbrechen. Hierzu werden Techniken verwendet, wie sie im Bereich der Individualtherapie, beispielsweise im Umfeld von Beck (Beck et al., 1994) oder Ellis (z.B. Ellis, 1993; Ellis & Grieger, 1979) oder bei der *Reattributionstechnik* im Umfeld von Abramson entwickelt wurden.

Eine zentrale therapeutische Intervention besteht im *kritischen Hinterfragen* von Annahmen bezüglich des Partners (Hinweis auf die Subjektivität der Annahmen, Einbezug der Gedanken und Gefühle des Partners, logische Analyse und Realitätstestung), dem *Aufdecken von problematischen Kognitionen und Schemata* (willkürliche Schlussfolgerungen, dichotomes oder übergeneralisierendes Denken; vgl. Beck et al., 1994) sowie der *Umattribuierung* (Partnerverhalten als Herausforderung ansehen, positive Deutung geben, Perspektive des anderen einnehmen, Verantwortung übernehmen usw.)

In der kognitiv-orientierten Paartherapie steht insbesondere das Überlernen dysfunktionaler Kognitionen und inadäquater Schemata im Vordergrund, wobei realistischere Erwartungen und Einschätzungen bezüglich des eigenen Verhaltens und Erlebens und desjenigen des Partners ausgebildet werden sollen. Durch die im Therapieprozess stattfindende Veränderung der Einschätzungen des Partners und der Partnerschaft und der differenzierteren Interpretationen wird es möglich, die Paarbeziehung in einem neuen, günstigeren Licht zu sehen und Probleme, welche häufig interpretationsbedingt vorliegen, zu relativieren.

3.5.1 Konkretes Vorgehen in der Therapie

Wesentlich bei der Bearbeitung von kognitiven Dysfunktionen ist, den Partnern in einem ersten Schritt ihre unangemessenen Kognitionen, Erwartungen oder Einstellungen und Kausalattributionen überhaupt bewusst zu machen (Informationsblatt 5). Wie Beck et al. (1994) beschrieben haben, sind dysfunktionale Kognitionen häufig *automatisiert* und daher der Person meist nicht direkt bewusst. Es gilt daher, diese kognitiven Prozesse aufzudecken.

Hierzu eignen sich als diagnostische und therapeutische Methoden (1) *Selbstberichtfragebogen* (zu Erwartungen an die Partnerschaft), *verbale Äußerungen* während der Interaktionssequenzen in der Therapie und (3) *Tagebuch- oder Spaltenprotokolltechniken* (vgl. Beck et al., 1994) sowie (4) *Beobachtungen der Partner* (wie die Partnerin und der Partner einander wahrnehmen).

In einem zweiten Schritt sollen diese Kognitionen, Erwartungen und Attributionen im triadischen Setting *kritisch hinterfragt* und *modifiziert* werden (Baucom & Epstein, 1990; Baucom, Sayers & Sher, 1990; Epstein, Baucom & Daiuto, 1997; Emmelkamp et al., 1988; Halford, Sanders und Behrens, 1993; Revenstorf, 1993).

Kasten 43. Vorgehen bei kognitiven Interventionen bei Paaren

1. Sammeln von kognitiven Prozessen in konkreten Situationen während der Therapiesitzung
2. Sammeln von Situationen im Partnerschaftsalltag mit darin ablaufenden Kognitionen (mittels Tagebuch- oder Spaltenprotokollen), um eine breitere Datenbasis mit Hinweisen auf Generalisierungen zu erhalten
3. Kritische Hinterfragung der Kognitionen (sokratischer Dialog) und Realitätstestung auch durch Einbeziehen des Partners (was meinte dieser wirklich, worum ging es ihm in dieser Situation, was wollte er mit diesem Verhalten ausdrücken etc.)
4. Erarbeitung von realistischen und angemessenen Kognitionen während der Therapiesitzungen (im triadischen Setting)
5. Überlernen der dysfunktionalen Kognitionen mit angemessenen Kognitionen durch Übung im Alltag (Hausaufgaben wie Spaltenprotokolle oder Tagebuchnotizen)

3.5.1.1 Kognitive Umstrukturierung mit den Partnern

Vorwürfe und Kritik (bis hin zu Abwertungen) sind häufig Folge von enttäuschten Erwartungen und unerfüllten Normen bezüglich des Partners. Die Vorstellung, dass der Partner immer wissen sollten, wie es einem gehe, dass eigene Wünsche erahnt und das momentane Befinden erspürt werden müsse, ist eine der dysfunktionalen Annahmen, die längerfristig problematisch sind, den Partner überfordern und mit beidseitigen Frustrationen einhergehen.

Die Bilanzierung, dass man nicht auf seine Rechnung kommt und wichtige Wünsche und Bedürfnisse unbeantwortet und erfüllt bleiben, hat mit zwei Aspekten zu tun: (a) mit einer *inadäquaten Kommunikation*, bei der Bedürfnisse und Wünsche implizit (und damit häufig vage und unverständlich) oder als Forderung (bis hin zu Drohung) mitgeteilt werden (hier setzt das Kommunikationstraining an) und (b) mit möglicherweise unangemessenen Vorstellungen von den Möglichkeiten des Partners, diese Wünsche und Bedürfnisse erfüllen zu können. Es gilt daher, diese Mechanismen aufzuzeigen, kritisch zu hinterfragen und einer *Realitätstestung* zu unterziehen. Hierzu wird meist anhand von konkreten Beispielen, die sich im Alltag ereignet haben mittels des *sokratischen Dialogs* analysiert, was die beiden Partner dachten und welche Vorstellungen sie mit der Situation verbanden.

Kasten 44. Fragen zur Aufdeckung dysfunktionaler Annahmen

- Ist es für Ihren Partner überhaupt möglich, all Ihre Wünsche und Bedürfnisse zu kennen?
- Kann ein Partner alle Wünsche und Bedürfnisse des anderen erfüllen?
- Ist es realistisch, dass Sie immer wissen, wie es Ihrem Partner geht und was er braucht? Denken Sie, dass dies Ihrem Partner möglich ist?

- Kann ein Paar überhaupt alle Probleme lösen?
- Können sich die Partnerin und der Partner gänzlich nahe kommen? Gibt es nicht immer Unterschiede und geheime Zonen?
- Ist eine symbiotische Verschmelzung mit dem Partner, eine Aufgabe Ihrer eigenen Person, wirklich das, was Sie in dieser Partnerschaft suchen?
- Stößt Sie Ihr Partner zurück und ist es ein Beweis für mangelnde Liebe, wenn Ihr Partner sagt, dass er oder sie heute keine Lust auf Sex hat?
- Darf man in einer Partnerschaft nie gereizt und missgelaunt sein?
- Heißt Abgrenzung wirklich den anderen nicht mehr zu lieben?
- Darf jemand in einer Partnerschaft keine anderen Freunde mehr haben, muss sich alles um den Partner oder die Partnerin drehen?
- Müssen Partner immer gleicher Meinung sein und in Ihren Ansichten übereinstimmen?
- Kann man Zuneigung und Liebe nur über Sexualität ausdrücken oder gibt es auch andere Möglichkeiten?
- Stimmt es, dass Partnerschaften ohnehin nie funktionieren können? Gibt es nicht auch Beispiele von Paaren, die zufrieden sind? Waren Sie nicht auch mal zufrieden und glücklich? Was war damals anders? Was können Sie jetzt ändern?
- Heißt lieben immer alles gemeinsam zu machen, nie anderer Ansicht zu sein?

Die Techniken zur kognitiven Umstrukturierung werden vergleichbar zur Bearbeitung von unangemessenen Erwartungen verwendet. Bei diesem Thema werden insbesondere drei Aspekte bearbeitet: (a) Hinterfragung von *überhöhten Erwartungen* (die der Partner nicht erfüllen kann, die aber an und für sich realistisch sein könnten, jedoch in dieser Partnerschaft nicht befriedigt werden können), (b) Bearbeitung von *irrationalen Erwartungen*, die jeglicher realen Grundlage und Umsetzung entbehren (und auch in einer anderen Beziehung nicht eingelöst werden könnten) und (c) Bearbeitung von *destruktiven Erwartungen* (in denen sich negative Zukunftsszenarien, Katastrophisierungen und Versagensphantasien wie bevorstehende Scheidung, Ehebruch etc. widerspiegeln). Der Therapeut(In) versucht bei allen drei Erwartungshaltungen diese gemeinsam mit dem Paar zu *humanisieren*, der Realität anzupassen und den negativen Fokus (negativen Filter) durch ein breiteres Wahrnehmungsspektrum zu relativieren.

Nach Baucom, Epstein und Rankin (1995) ergeben sich vier mögliche Lösungen als Folgen dieser kognitiven Interventionen: (1) Ein oder beide Partner sind fähig, ihre dysfunktionalen Kognitionen (Erwartungen, Einstellungen etc.) grundlegend zu verändern, (2) Ein Partner kann sein Verhalten den Erwartungen des anderen anpassen und damit Dissonanzen reduzieren, (3) beide Partner finden einen vertretbaren Kompromiss zwischen ihren Einstellungen, Erwartungen und Zielen und (4) der Partner und die Partnerin können darüber übereinstimmen, dass sie unterschiedlich sind und ihre Normen, Werte, Erwartungen und Ansichten auseinander gehen, man jedoch mit dieser Tatsache leben kann.

Geht die Partnerschaftsstörung bereits in eine dysthyme Stimmung über und finden sich die von Beck et al. (1994) beschriebenen systematischen kognitiven Fehler im Sinne eines Wahrnehmungsmusters, welches generalisiert oder in Bezug auf die Partnerschaft vorliegt (siehe Kasten 46), dann sollte in jedem Fall mit der *Spaltentechnik* (3-Spalten- und anschließend 5-Spaltenprotokolle) gearbeitet werden. Es empfiehlt sich im Paarsetting zu bleiben (und nicht individuell zu arbeiten), solange beide Partner von dieser Intervention profitieren können und die Inhalte der kognitiven Fehler sich auf die Paarbeziehung beziehen. Stellt der Therapeut(In) nur bei einem Partner gravierende kognitive Verzerrungen fest, kann es angezeigt sein, diesem Partner (z.B. bei der Diagnose einer affektiven Störung nach DSM-IV) bei einem anderen Therapeuten eine individuelle Psychotherapie vorzuschlagen.

Kasten 45. Systematische kognitive Fehler nach Beck

- **Willkürliche Schlussfolgerungen** (*Beispiel:* "Mein Partner liebt mich nicht mehr, weil er so viel arbeitet")
- **Selektive Verallgemeinerung** (*Beispiel:* "Andere Männer bringen ihrer Frau Blumen nach Hause, meiner macht so etwas nie. Er ist nicht nur geizig, er ist unfähig zu lieben und seine Gefühle auszudrücken").
- **Übergeneralisierung** (*Beispiel:* "Meine Frau muss immer alles kritisieren, nörgeln und klein machen, nie kann sie etwas finden, was ich richtig mache")
- **Maximierung** versus **Minimierung** (*Beispiel:* "Kein Paar streitet so häufig wie wir. Wir sind völlig ungeeignet füreinander")
- **Personalisierung** (*Beispiel:* "Dass meine Frau immer wieder Migräne hat liegt an mir")
- **Verabsolutiertes, dichotomes Denken** (*Beispiel:* "Wenn man nicht mindestens einmal pro Woche Sex hat, muss eine Beziehung scheitern")

Die kognitiven Fehler bezüglich der Partnerschaft werden analog zu den von Beck et al. (1994) vorgeschlagenen Interventionstechniken analysiert, hinterfragt und mittels *Gegengedanken* zu überlernen versucht. Wichtig ist, dass der Therapeut(In) mit dem Paar den Zusammenhang zwischen Gedanken und Gefühlen herausarbeitet und deutlich macht, wie ungünstige Kognitionen negative Gefühle (wie Ablehnung, Eifersucht, Ekel, Hass, Schuldgefühle, Angst, Ärger, Traurigkeit) hervorrufen können, die sich auf die Partnerschaft destruktiv auswirken. Während bei der klassischen Konditionierung (siehe Kapitel 1.3.2.1) eine Assoziation zwischen häufigem Streit und dem Partner rein vegetativ (ohne kognitive Prozesse) erfolgte, findet hier eine negative kognitive Verbindung zwischen dysfunktionalen Gedanken und der Partnerschaft statt.

3.5.1.2 Reattributionstraining

Eine Methode der kognitiven Interventionen, die ebenfalls aus der Individualtherapie entlehnt ist, stellt das *Reattributionstraining* dar, welches in neuerer Zeit insbesondere im Rahmen der Pädagogischen Psychologie Verbreitung gefunden hat, ursprünglich jedoch eine klinische Methode darstellte. Diese Methode basiert auf den Befunden von Seligman (1975) respektive Abramson, Seligman und Teasdale (1978), wonach negative Gefühle, motivationale Störungen und Verhaltensdefizite (z.B. affektive Störung) mit einem ungünstigen Attributionsstil zusammenhängen. Dieser unangemessene Attributionsstil kennzeichnet sich gemäß der Taxonomie von Abramson et al. (1978) durch (1) eine auf den Partner bezogene Zuschreibung (internale Zuschreibung) bezüglich störender Verhaltensweisen, (2) die Annahme, dass diese Verhaltensweisen stabil, d.h. zeitlich invariant sind und (3) dass das störende Verhalten des Partners situationsübergreifend (d.h. global) zu beobachten ist (vgl. Kasten 46). Eine internal/stabile/globale Kausalattribution gilt sowohl im Individual- wie im Paarkontext als destruktiv und ungünstig. In der Partnerschaft geht sie mit einer Charakter- oder Persönlichkeitszuschreibung einher, d.h. das störende Verhalten des Partners wird nicht auf situative Umstände zurückgeführt, sondern auf dessen schlechten Charakter und auf Unzulänglichkeiten. Wie bereits im Kapitel 1.3.2.1 ausgeführt wurde, sind bei einer solchen Kausalattribution *Veränderungsmöglichkeiten* der Partner kaum möglich, da (a) die Motivation für Veränderungen sinkt, (b) die Selbstwirksamkeitserwartung minimiert wird und (c) der Partner davon ausgehen muss, dass das Problem in der eigenen Person liegt und diese nur äußert schwer zu verändern ist (Hilflosigkeit und Hoffnungslosigkeit). Deshalb kann eine wichtige Aufgabe in der Therapie darin liegen, bei diesem dysfunktionalen Attributionsstil anzusetzen, sofern sich dieser als chronifiziert erweist.

Kasten 46. Typologie der Ursachenzuschreibungen nach Abramson et al.

	Internal		External	
	Stabil	Variabel	Stabil	Variabel
Spezifisch	Mein Partner hat Mühe, seine Gefühle zu zeigen. Er hat aber sonst viele andere Qualitäten.	Heute ist meine Partnerin mies drauf, da kommt ihr alles gleich in den falschen Hals.	Die überfordernde Arbeitssituation macht meinen Partner gereizt und ungeduldig.	Dass sie ihre Vorgesetzte heute so arg kritisieren musste, hat ihr die Laune gründlich verdorben. Jetzt verträgt sie die Kinder nicht mehr.
Global	Von meinem Partner kann man nichts anderes erwarten. Der ist so, war schon immer so und wird es immer bleiben.	Meine Partnerin hat in dieser Stressphase einfach keine Nerven mehr. Alles bringt sie gleich zum Kochen.	Mein Partner hat immer und überall Stress	Heute hat sich wieder einmal gezeigt, wie die Schwiegermutter meine Partnerin in keinem Bereich verstehen kann

Wie aus der Taxonomie von Abramson et al. (1978) hervorgeht, gibt es günstige und ungünstige Attributionen bezüglich störender Verhaltensweisen des Partners. Es ist funktional, störendes Verhalten oder Fehler des Partners auf situative Umstände (external/variabel/spezifisch: z.B. schlechte Laune, Ungeduld, Trägheit aufgrund von Übermüdung) zurückzuführen und Eigenheiten, die man am Partner schätzt und bewundert auf seine oder ihre Persönlichkeit zurückzuführen (internal/stabil/

global: z.B. Großzügigkeit, Liebenswürdigkeit, Treue) (siehe Kasten 47).

Kasten 47. Günstige und ungünstige Attributionen in der Partnerschaft

	Ursachenzuschreibung	
	funktional	**dysfunktional**
Positive Eigenarten oder angenehmes Verhalten des Partners	internal/stabil/global *(Persönlichkeit)*	external/variabel/ spezifisch *(Zufall)*
Negative Eigenarten oder störendes Verhalten des Partners	external/variabel/ spezifisch *(Situation)*	internal/stabil/ global *(Charakter/ Persönlichkeit)*

Innerhalb des Reattributionstrainings gilt es verschiedene Schritte zu beachten. Zuerst muss der Partner im Sinne einer *psychoedukativen Intervention* die Bedeutung von Attributionen aufgezeigt werden und es muss in die drei Dimensionen der Attributionstaxonomie (Lokation, Stabilität, Globalität) von Abramson et al. (1978) eingeführt werden. Beide Partner müssen befähigt werden, Ursachenzuschreibungen anhand dieser Taxonomie vornehmen zu können. Sie sollen realisieren und sich bewusst machen, welche Gründe sie für welche Situationen anführen und welche Wirkung diese Attributionen auf den anderen haben und vice versa. Anschließend sollen alternative, d.h. günstige Attributionen (im Sinne von Kasten 47) mit Hilfe des Therapeuten erarbeitet werden

Kasten 48. Vorgehen beim Reattributionstraining

1. **Schritt:** Einführung in die Taxonomie von Abramson et al. (1978) durch den Therapeuten
2. **Schritt:** Erkennen von eigenen ungünstigen Attributionen und deren Effekte auf den Partner (im Erleben und Verhalten) unmittelbar aufgrund von Äußerungen während der Therapie oder in vom Therapeuten arrangierten Situationen und darauf folgenden stimulierten Ursachenzuschreibungen
3. **Schritt:** Erarbeitung von alternativen, günstigen Attributionen gemäß Kasten 47 mit Hilfe des Therapeuten und in Zusammenarbeit mit dem Partner
4. **Schritt:** Überlernen der dysfunktionalen Attributionen durch angemessene, im Sinne eines kontinuierlichen Übens im Alltag

Das Reattributionstraining kann mittels *Modellernen* (Bandura, 1979) stattfinden, indem der Therapeut(In) stellvertretend für die Person verbalisiert und Alternativen vorschlägt, mittels *sokratischem Dialog* (gemeinsames Suchen nach funktionalen Attributionen), mittels *Kommentierungstechniken* ("Hier waren Sie eben daran, Ihrer Partnerin eine internal/stabil/globale Attribution zu geben. Erinnern Sie sich, was Sie damit bewirken? Wie könnten Sie ihr Verhalten anders erklären?") oder mittels *Shaping* (selektive Verstärkung von funktionalen Attributionen und Extinktion oder kritische Kommentierung von dysfunktionalen Attributionen). Die Art der Intervention entscheidet sich je nach Stärke und Chronifizierung des dysfunktionalen Attributionsstils.

3.5.1.3 Positive Szenarien erarbeiten

Die dritte kognitive Methode, die wir unterscheiden, stellt die Erarbeitung von positiven Szenarien dar. Diese Methode ist insbesondere dann angezeigt, wenn einer oder beide Partner kaum mehr *Hoffnung* in die Zukunft ihrer Beziehung setzen und sich nicht vorstellen können, wie sich etwas konstruktiv in ihrem Partnerschaftsalltag verändern könnte. Der Therapeut(In) stimuliert mit Fragen gezielt solche positive Szenarien (siehe Kasten 49).

Kasten 49. Fragen zur Stimulierung von positiven Szenarien

- Was denken Sie, wie wäre Ihre Beziehung jetzt, wenn Sie alle Fehler, die Sie gemacht haben, rückgängig machen könnten?
- Nehmen Sie mal an, Ihre frühere Liebe wäre wieder voll da, wie würden dann Ihr Leben und Ihre Partnerschaft aussehen?
- Stellen Sie sich vor, Sie hätten von einer Fee drei Wünsche zur Verfügung, um Ihre Partnerschaft neu zu beleben, was würden Sie sich wünschen und wie sähe dann Ihre Beziehung aus?
- Nehmen Sie mal an, diese Therapie ist wirksam und nach deren Abschluss geht alles wieder besser. Wie sieht Ihre Partnerschaft danach aus?
- Was muss sich ändern, damit Sie in Ihrer Beziehung wieder glücklich sind?
- Was wäre für Sie ein Wunschbild, wie Ihre Partnerschaft morgen, in fünf Jahren und in zehn Jahren aussehen könnte?
- Nehmen Sie irgendein fiktives Liebespaar (Romeo und Julia, vielleicht?) wie sähe deren Partnerschaft jetzt aus, wenn die beiden an Ihrer Stelle wären? Warum und was machen sie anders?
- Was können Sie beide tun, um Ihre Liebe zu nähren und zu erhalten? Schwelgen Sie ein wenig in Ihrer Phantasie.

> ➢ Stellen Sie sich vor, Sie wären wieder ganz glücklich in Ihrer Partnerschaft, was würden Sie dann mit Ihrem Partner tun wollen? Was hätten Sie für Pläne und Ideen?

Die Erarbeitung von positiven Szenarien erfolgt im *triadischen Setting*, wobei der Therapeut(In) beide Partner zu positiven, visionären Ideen, Vorstellungen und Phantasien ermutigt, diese operant verstärkt und versucht, das Hoffnungsvolle und Machbare dieser Vorschläge mit dem Paar zu erarbeiten. Häufig kann im Anschluss an diese Technik eine Paarübung (im Rahmen des Kommunikationstrainings, der Trichtermethode oder des Problemlösetrainings erfolgen), um konkrete Umsetzungsmöglichkeiten dieser imaginären Szenarien zu suchen.

3.5.2 Indikation der kognitiven Methoden

Es gibt zwei Hauptindikationen für kognitive Interventionen. Erstens, wenn *kognitive Dysfunktionen* im Gesprächsverlauf oder im Rahmen der Paarübungen deutlich werden und der Therapeut(In) die Erwartung hat, dass die anderen Techniken nicht selber zu einer Veränderung dieser Kognitionen führen. Zweitens, wenn das Paar explizit die Bearbeitung von Erwartungshaltungen, Zielen und Wertsystemen als Inhalt der Therapie wünscht und diese Themen selber einbringt. Liegen schwerwiegende dysfunktionale Wahrnehmungsmuster, Erwartungen und Attributionsstile vor, dann ist es indiziert, einige Sitzungen der Bearbeitung dieser Thematik zu widmen.

3.5.3 Wirkungsweise der kognitiven Interventionen

Die Wirkungsweise der kognitiven Umstrukturierung erfolgt über Diskriminationslernen, Überlernen dysfunktionaler Kognitionen, Erwartungen und Attributionsstile sowie über Einsichtslernen bezüglich des eigenen und des Funktionierens des

Partners. Durch die Veränderung der Situationseinschätzungen und der automatisierten Interpretationen werden positive Effekte auf das Verhalten und die Paarbeziehung bewirkt. Durch angemessene Erwartungen und Attributionen wird der Handlungsspielraum der Partnerin und des Partners erweitert, die Motivation zu Verhaltensänderungen vergrößert und die Selbstwirksamkeitserwartung (im Sinne einer positiven Erwartungshaltung des Partners, d.h. dessen Glaube, dass der Partner oder die Partnerin etwas bewirken und verändern kann) stimuliert.

3.6 Bewältigungsorientierte Interventionen (Dyadisches Coping)

Die bewältigungsorientierte Intervention basiert auf neueren Erkenntnissen der Stress- und Copingforschung bei Paaren, wie sie in den Kapiteln 1.3.2.3 und 1.7 dargestellt wurden. Sie bezieht in die therapeutische Arbeit mit Paaren die Erkenntnis ein, dass Stress häufig ursächlich für Partnerschaftsstörungen verantwortlich ist, und dass die Stärkung von individuellen und dyadischen Copingressourcen vor diesem Hintergrund ein zentraler Ansatzpunkt therapeutischen Handelns ist.

Obgleich die *Copingfertigkeiten beider Partner* auf der individuellen wie der dyadischen Ebene zu fördern sind, wird in diesem Buch nur auf das dyadische Coping eingegangen. Möglichkeiten der Verbesserung der individuellen Stressbewältigung werden aus Platzgründen nicht erörtert. Dies auch deshalb, weil im Buch *"Stress und Partnerschaft"* (Bodenmann, 2001) eine detaillierte Anleitung zur Förderung individueller Copingressourcen gegeben wird.

Kasten 50. Bewältigungsorientierte Intervention im Überblick

Zielsetzung	Sensibilisierung des Paares für dyadisches Coping; Verbesserung der Mitteilung von Stress gegenüber dem Partner; Aufbau von dyadischem Coping
Methode	Kognitiv-emotionale Intervention (Trichtermethode und 3-Phasen-Methode)
Indikation	bei sämtlichen Paaren
Setting	dyadisches Setting
Therapeuten-verhalten	der Therapeut(In) leitet das Paar im Sinne des Promptings an; später Fading-out
Sitzungen	8.-11. Sitzung
Informations-blätter	Informationsblatt 6
Übungsblätter	Übungsblätter 9, 10 und 11

Da die bewältigungsorientierte Intervention (BOI) im Rahmen der Verhaltenstherapie mit Paaren eine innovative Methode darstellt, deren Hintergrund und Vorgehensweise noch wenig bekannt sind, wird im Folgenden etwas detaillierter in den Hintergrund und die Konzepte dieses Zugangs eingeführt, um dem Therapeuten die Umsetzung der Techniken zu erleichtern. Zu diesem Hintergrundwissen gehört zum einen das transaktionale Verständnis von Stress (vgl. Lazarus & Folkman, 1984), zum anderen die Konzeption des dyadischen Copings, das bereits in Kapitel 1.8 ff. dargestellt wurde. Beide Elemente bilden den theoretischen Rahmen der bewältigungsorientierten Intervention, welche sich aus zwei Hauptkomponenten zusammensetzt: (a) der *Trichtermethode* und (b) der *3-Phasen-Methode* (siehe Abbildung 21). Ausgangspunkt des Ansatzes ist die Annahme, dass externer Stress (z.B. beruflicher Stress) in vielen

Fällen, wenn er nicht adäquat bewältigt wird, in die Partnerschaft hineingetragen wird und diese ungünstig beeinflusst ("spill-over").

Diese Infizierung der Partnerschaft durch externen Stress kann eine Ursache für den Zerfall der Paarbeziehung sein wie in Kapitel 1.7.4 ausführlich dargestellt wurde. Vor diesem Hintergrund ist es relevant, dass beide Partner angemessener mit Stress umgehen können, und dass insbesondere die *dyadischen Copingressourcen* des Paares gestärkt werden. Hierzu sind einige Voraussetzungen zu schaffen, nämlich (a) der vom Stress des anderen betroffene Partner (Partner B) muss verstehen und nachvollziehen können, weshalb der andere (Partner A) so reagiert und was bei ihm (Partner A) abläuft, damit er ihm Wertschätzung und Verständnis entgegenbringen und sein störendes und aus seiner Sicht unangemessene Verhalten akzeptieren kann und (b) damit der vom Stress betroffene Partner (Partner A) angemessenes supportives dyadisches Coping von seinem Partner (Partner B) erhalten kann, muss er ihm mitteilen, was ihn genau belastet und weshalb die Situation so stressreich ist. Erst vor diesem Hintergrund wird eine passende und hilfreiche Unterstützung möglich, ansonsten ist sie dazu verurteilt, oberflächlich, interpretativ und damit ineffektiv zu sein.

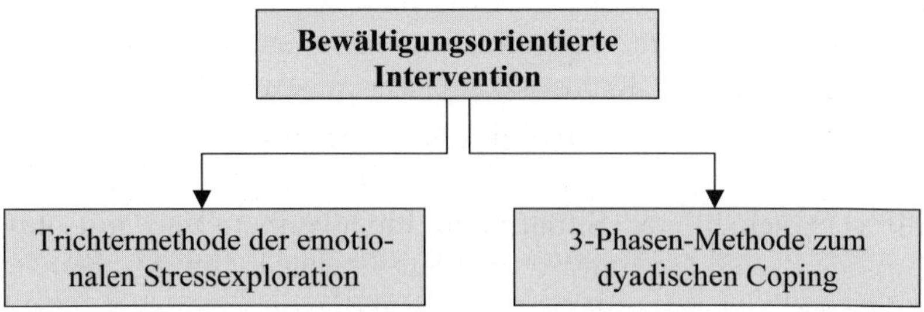

Abbildung 21. Hauptbestandteile der bewältigungsorientierten Intervention

Die bewältigungsorientierte Intervention zielt somit auf ein besseres *Kennen* des Partners und seines Funktionierens ab, damit sein Erleben und Verhalten besser verstanden und integriert werden können. Diese wechselseitige Kenntnis des Partners schafft *Komplizenschaft*, *Verständnis*, *Intimität*, *Vertrauen* und *Hilfsbereitschaft* und damit die *Motivation*, den anderen bei der Bewältigung zu unterstützen und ihn in seinen Eigenarten und seinem Wesen zu tolerieren und zu akzeptieren. Erst wenn verstanden wird, weshalb der Partner sich in einer Situation in einer bestimmten Weise verhält, die mitunter für den anderen Partner störend, belastend oder inakzeptabel sein kann, ist man bereit, ihm dies zuzugestehen und ihm zu helfen, sein Verhalten ändern zu lernen und ihn bei der Bewältigung der Situation zu unterstützen.

Dasselbe gilt für Bedürfnisse, Wünsche und Ziele eines jeden Partners und die daraus resultierenden Handlungen und Ansprüche an den Partner. Erst in Kenntnis der zugrunde liegenden Schemata und Konstrukte ist die Basis dafür geschaffen, um sich intim und vertrauensvoll und mit Liebe begegnen zu können. Darin wohl liegt die Wirksamkeit des bewältigungsorientierten Ansatzes bei Paaren.

Während die nachfolgend dargestellten Themen und Methoden aus verschiedenen Bereichen der kognitiven Psychologie und Psychotherapie entlehnt sind, ist der bewältigungsorientierte Ansatz bei Paaren eine eigene Entwicklung, welche in jahrelanger therapeutischer Tätigkeit mit Paaren und vor dem Hintergrund der Stress- und Copingforschung entwickelt wurde. Die Idee, den Partner zu seinem engsten Mitwisser zu machen (ohne dabei seine Rolle als Zuhörer als die eines Therapeuten zu missverstehen), ihn in seine Gedankengänge und Gefühle betreffs verschiedener Situationen einzuweihen und mit ihm zusammen die einem innewohnenden Konstrukte und Schemata zu erkunden, hat dabei nichts mit Laientherapie zu tun, sondern mit zwischenmenschlicher, intensiver Begegnung und der Aktivierung der dyadischen Ressourcen. Da die bewältigungsorientierte Intervention explizit verlangt (und darauf hat der Therapeut(In) sorgfältig zu achten), dass sich beide Partner *symmetrisch* in diese Prozesse einlassen, und beide sich sowohl bei der emotionalen Stressexploration (in der Trichtermethode) wie auch bezüglich des dyadischen Copings (in der 3-Phasen-Methode) selbstöffnen und engagieren, schafft die Methode keine Abhängigkeiten oder Asymmetrien, keine Patient-Therapeut(In)-Verhältnisse im Paarsystem, sondern ermächtigt beide Partner zu persönlichen und gemeinsamen neuen Erfahrungen, die für die *Stressbewältigung*, die *Persönlichkeitsbildung* wie auch für die *Kohäsion* des Paares fundamental sind. Wir gehen dabei davon aus, dass die, den meisten Stresserfahrungen zugrunde liegenden Konstrukte und Schemata, von einem Grossteil der Menschen geteilt werden und diese Konstrukte in der Regel nicht pathologisch sind, so wenig wie Angst und Traurigkeit pathologische Reaktionen sein müssen. Erkennt der Therapeut(In) jedoch pathologische Perönlichkeitsanteile oder psychische Störungen bei einem oder beiden der Partner (vgl. Eingangsdiagnostik beispielsweise anhand des SCL-90; siehe Kapitel 2.4.2) ist die bewältigungsorientierte Intervention, wie sie nachfolgend beschrieben wird, nicht indiziert. Es handelt sich explizit um eine Methode zur Bearbeitung von Konstrukten bei gesunden Partnern und zur Förderung des dyadischen Copings und der Kohäsion bei Paaren ohne klinische Störung.

Doch gehen wir der Reihe nach und führen den Leser und die Leserin zuerst in die einzelnen Begriffe und Themen und unser Stressverständnis ein.

3.6.1 Stressentstehung

Stress ist gemäß dem transaktionalen Stressmodell von Lazarus (1981) ein *subjektives* Geschehen und entsteht im Zusammenspiel zwischen Situation und Person. Dies bedeutet, dass eine Situation oder ein Ereignis per se nicht stressrelevant sind, sondern erst die *Einschätzung* dieser Situation Stress verursacht. Eine Situation oder ein Ereignis kann gemäß dieser Sichtweise sowohl eine neutrale, positive oder negative (stressende) Einschätzung bewirken und entsprechend unterschiedliche Emotionen hervorrufen (siehe Abbildung 22).

Wie die Abbildung 22 zeigt, erlaubt dieses Modell aufgrund der kognitiven *Einschätzungen* (Einschätzung der Situation als bedrohlich, Verlust anzeigend, provokativ/schädigend oder herausfordernd) einen Rückschluss auf das emotionale Erleben (Angst, Traurigkeit, Ärger) und umgekehrt. Der Therapeut(In) kann, wenn er in seiner Arbeit dieses Modell einbezieht, aufgrund von emotionalen Äußerungen auf entsprechend zugrunde liegende kognitive Einschätzungen und umgekehrt von Kognitionen auf Emotionen Rückschlüsse ziehen. Wird eine Situation als neutral eingeschätzt, entsteht keine besondere Emotion (Gleichgültigkeit etc.), während bei einer positiven Einschätzung Gefühle der Freude, des Stolzes oder der Genugtuung resultieren. Obgleich diese Einschätzungen situationsabhängig sind und daher eigentlich State-Prozesse widerspiegeln (vgl. Folkman & Lazarus, 1985), zeigt sich, dass dennoch situationsübergreifend gewisse Neigungen und Tendenzen zu einer bestimmten Einschätzung vorliegen können oder aufgrund der aktuellen Lebenssituation gewisse Einschätzungen eine höhere Wahrscheinlichkeit haben, aktualisiert zu werden (z.B. in einer traurigen Stimmung kann eine Einschätzung als Verlust schneller aktualisiert werden).

So findet man bei gewissen Personen beispielsweise eine erhöhte Tendenz, Situationen als bedrohlich einzuschätzen und mit Angst zu reagieren (z.B. bei einer erhöhten *Trait-Ängstlichkeit*), während andere häufiger Provokationen und Schädigungen perzipieren und mit Ärger antworten (z.B. bei einer erhöhten *Trait-Ärgerlichkeit*).

Damit zeigt sich, dass diese Einschätzungsprozesse nicht in jedem Fall lediglich von der Situation selber beeinflusst sind, sondern auch von *Persönlichkeitsmerkmalen* (z.B. Neurotizismus, Trait-Ängstlichkeit, Trait-Ärgerlichkeit; vgl. Eysenck & Eysenck, 1969; Spielberger, 1988, etc.) und der globalen oder aktuellen Lebenssituation abhängen können.

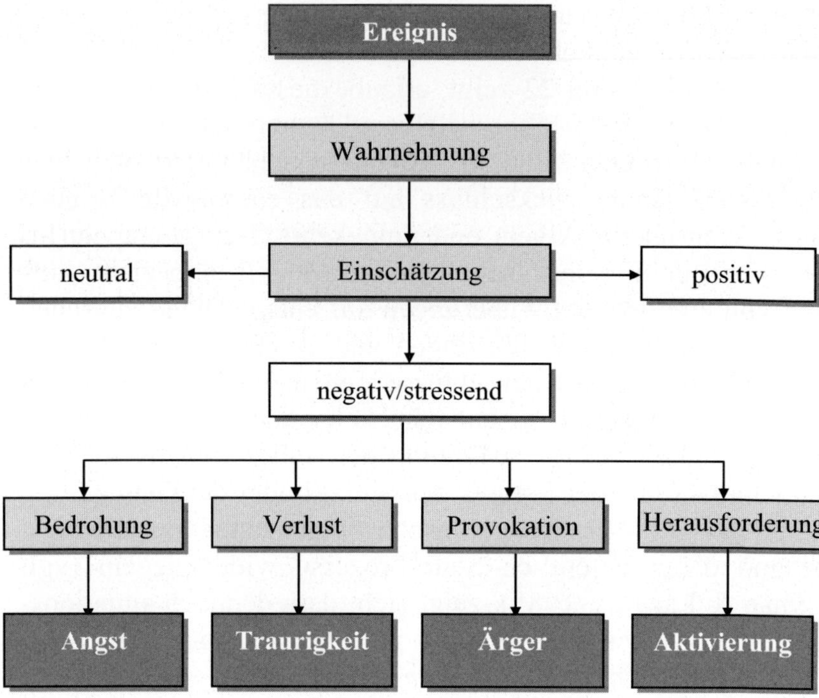

Abbildung 22. Die Entstehung von Stress

Interessant sind zudem die Befunde von Fiske und Neuberg (1990), wonach Emotionen häufig aufgrund von früheren Erfahrungen und dabei abgespeicherten Schemata unmittelbar (quasi automatisiert oder kognitiv vorgebahnt) auftreten können, wodurch die kognitiven Einschätzungsprozesse übergangen werden, sofern Merkmale der Situation mit diesen Schemata übereinstimmen und diese auslösen. Sie unterscheiden in diesem Zusammenhang zwischen *category-based emotional responses* und *attribute-based emotional responses*.

Paartherapeutisch relevant ist nun vor allem die Tatsache, dass Situationen von der Partnerin und dem Partner unterschiedlich wahrgenommen werden können, da beide Partner ihre *idiosynkratischen* Einschätzungen haben und bei derselben Situation häufig deren Profil verschieden wahrnehmen und interpretieren (vgl. auch Pickersgill & Beasley, 1990). So kann ein Ereignis für die eine Person bedrohlich und Angst auslösend sein, während der Partner dieselbe Situation als neutral oder herausfordernd erlebt und entsprechend die Angst des Partners nicht nachvollziehen kann. Je nach Partnerschaftszufriedenheit und Beziehungsqualität kann derjenige Partner, welcher die Situation als unbedeutend einschätzt, wenig Verständnis und Empathie für seinen Partner empfinden, der in derselben Situation Angst hat. Dies kann soweit gehen, dass der Partner lächerlich gemacht wird, Abwertung erfährt oder dass sich die nicht gestresste Person über dessen Ängstlichkeit nervt. Diese negativen Reaktionen sind jedoch nur *Ausdruck des Nicht-Verstehens* und nicht der Ablehnung des Partners.

Um den Stress des Partners angemessen verstehen zu können, muss man zwingend die Konstrukte kennen, die diesen Stress auslösen.

3.6.2 Konstrukte, die Stress zugrunde liegen

Die zum Teil heftigen Stressreaktionen einer Person aufgrund eines objektiv relativ banal anmutenden Ereignisses (z.B. Bus verpassen, in Warteschlange stehen müssen, negatives Prüfungsergebnis, Kritik oder Zurücksetzung) sind häufig für Außenstehende (aber auch den Partner) nur schwer nachvollziehbar. Da jede Person eine bestimmte Situation unterschiedlich bewertet, ist die Empathiefähigkeit gegenüber solchen Stressreaktionen in Situationen, die man selber als eher unbedeutend einstuft, eingeschränkt (was insbesondere in Partnerschaften einen Herd für Konflikte schaffen kann). Doch warum können relativ triviale Situationen solch heftige Stressreaktionen auslösen?

Es ist heute aus der Forschung bekannt, dass das Stressereignis per se häufig nur als Auslöser fungiert, der *persönlichkeitsrelevante Konstrukte* oder Schemata aktiviert (vgl. Beck et al., 1994; Kelley, 1955), die in tieferen Persönlichkeitsschichten angesiedelt sind und das Denken, Fühlen und Handeln der Person bestimmen. Erst diese Aktivierung zentraler Konstrukte durch das Stressereignis erlaubt es zu verstehen, weshalb eine Person gestresst ist und weshalb die beobachtbaren massiven emotionalen, physiologischen und endokrinologischen Konsequenzen auftreten.

Es wird, wie bereits erwähnt, in der modernen Stresspsychologie davon ausgegangen, dass die Einschätzung der Situation einerseits durch Persönlichkeitsmerkmale (z.B. Neurotizismus, Sensitization, Repression; vgl. Krohne, 1988) mediiert wird und damit neben einer *situativen Komponente* (Stimmung, Art des Stressereignisses) auch *traitmässige Anteile* bei der Stressentstehung von Bedeutung sind. Daher sind auch die Wahrnehmung und das Empfinden bei täglichen Widrigkeiten nicht losgelöst von persönlichen *Konstrukten* und *Schemata* zu verstehen. So klein und unbedeutend das stressauslösende Ereignis objektiv sein mag, so relevant ist es für die Person, wenn „zentrale" Themen (vgl. „central hassles", Gruen, Folkman & Lazarus, 1988) tangiert werden. Entsprechend habe ich den *Trichter des psychischen Erlebens* als Bild gewählt, um diesen Prozess anschaulich zu klären. Der obere Teil des Trichters bildet die *oberflächliche Situation* ab, d.h. das eigentliche Stressereignis (tägliche Widrigkeit) mit seinen faktischen Umständen und all den damit verbundenen Personen- und Situationsmerkmalen. Etwas tiefer im Trichter liegen die sogenannten *oberflächlichen Emotionen* (Nervosität, Gereiztheit, Unruhe, Anspannung, Ärger), die relativ schnell zugänglich sind und meist leicht benannt werden können. Weiter unten, im engeren Bereich des Trichters liegen *tiefere Emotionen* wie Gefühle der Scham, der Angst, der Einsamkeit, des Ungenügens, der Hilflosigkeit, der Verzweiflung, des Ekels, die in der Regel selten direkt kommuniziert werden und meist nicht unmittelbar zugänglich sind und erst freigelegt werden müssen. Zu unterst im Trichter sind die *Konstrukte* und *Schemata*, welche durch das Stressereignis aktiviert werden (siehe Abbildung 23).

Das Bild des Trichters versinnbildlicht, dass am Trichteröhr nur noch wenige, eingeschränkte Themen sind (enger unterster Teil des Trichters), während das Stressereignis in seiner problembezogenen Schilderung eine breite Fülle von Interpretationen und Spekulationen zulässt (daher breite obere Stelle des Trichters). Je tiefer man im Trichter ist, desto näher ist man den zentralen Gefühlen und Konstrukten.

Ziel der Trichtermethode ist die Freilegung und Bewusstmachung der zentralen Schemata und Konstrukte, welche in der Stresssituation aktiviert werden.

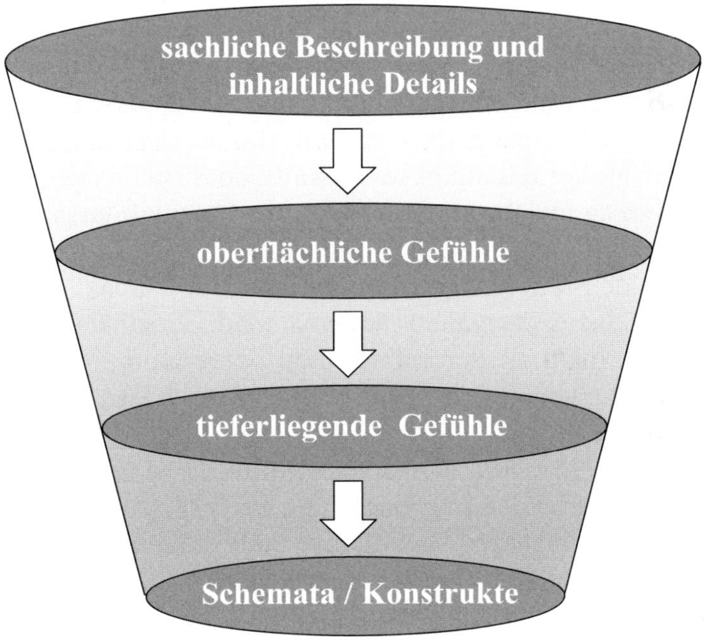

Abbildung 23. Der Trichter psychischen Erlebens

Der Begriff der Schemata geht ursprünglich auf Jean Piaget (z.B. Piaget & Inhelder, 1973) zurück, während insbesondere George Kelley (1955) den Begriff der persönlichen Konstrukte prägte. Im Rahmen der Klinischen Psychologie hat Aaron Beck (Beck et al., 1994; Beck, Freeman et al., 1999) das Konzept der

Schemata oder Konstrukte am meisten ausdifferenziert und für die Therapie nutzbar gemacht.

Nach Beck et al. (1994) sind Konstrukte oder Schemata *stabile kognitive Informationsverarbeitungsmuster*, welche die Wahrnehmung, das Denken und die Gedächtnisleistungen, das Erleben und Verhalten nachhaltig ausformen und beeinflussen und die Grundlage für die Umwandlung von erlebten Tatsachen in Kognitionen bilden. Beck et al. (1999) schreiben: "Die Schemata können persönliche Beziehungen (z.B. die Einstelung zu sich selbst und anderen) oder unpersönliche Kategorien (z.B. unbelebte Gegenstände) enthalten. Diese Gegenstände können konkret (ein Stuhl) oder abstrakt (Vaterland) sein. Darüber hinaus haben Schemata strukturelle Eigenschaften wie Umfang (sie sind entweder eng gefasst, in sich geschlossen oder weit gefasst), Flexibilität oder Starrheit (Änderungsfähigkeit) und Dichte (relative Stellung in der kognitiven Struktur). Sie können auch in Bezug auf ihre Valenz - d.h. das Ausmaß, in dem sie zu einem bestimmten Zeitpunkt aktiviert werden - beschrieben werden. Der Aktivierungszustand (oder die Valenz) kann sich von latent bis hypervalent ändern. Sind Schemata latent, so nehmen sie nicht an der Informationsverarbeitung teil; werden sie aktiviert, steuern sie kognitive Prozesse von Anfang bis Ende" (S. 27).

Grawe (1998) hebt in seinen Definitionen v.a. den *motivationalen Aspekt der Schemata* (vgl. auch Plananalyse, Caspar, 1996) hervor und weist darauf hin, dass diese zudem vor dem Hintergrund der Frage des Könnens oder Nicht-Könnens zu beurteilen sind.

Die Schemata können die *Wahrnehmung* selektiv einfärben (bis hin zu Verzerrungen der Wirklichkeit) und damit einer Situation beispielsweise ein bedrohliches Gepräge geben, das objektiv vielleicht überhaupt nicht vorliegt. Schemata sind *idiosynkratisch* und können adäquat (d.h. der Wirklichkeit entsprechend) oder realitätsinadäquat sein. Jede Person besitzt sowohl adäquate wie auch inadäquate Schemata, ohne dass das Vorhandensein inadäquater Schemata zwingend als Hinweis auf eine Pathologie gewertet werden muss. Wie beim Gesundheits-Störungsbegriff, handelt es sich auch hier um ein Kontinuum. Problematisch werden diese Schemata dann, wenn sie durch Situationen ausgelöst werden, die in keiner logischen Beziehung zum Schema stehen oder wenn sie generalisiert werden

Die Schemata wurden in der *Ontogenese*, insbesondere im Rahmen von sozialen Lernerfahrungen (durch Modellernen, Konditionierungsprozesse, Shaping oder fremdinterpretierte Kontingenzen) erworben und beziehen sich auf verschiedene Bereiche wie beispielsweise (a) soziale Bindung, (b) soziale Bewertung und Anerkennung, (c) Leistung, (d) Kontrolle, (f) Unabhängigkeit und Autonomie, (g) Gerechtigkeit usw.

Nachfolgend sollen einige wichtige Schemata, die in Stresssituationen aktiviert werden können, beschrieben werden.

3.6.2.1 Soziales Bindungsschema

Innerhalb des *sozialen Bindungsschemas* geht es häufig um Fragen der persönlichen Bedeutung und des eigenen Stellenwerts für andere, d.h. darum zu erfahren, ob man liebenswert ist und andere einen als Menschen schätzen und achten, und ob andere Personen zuverlässige Bezugspersonen sind. Gemäß der Bindungstheorie von Bowlby (1988) oder Ainsworth, Blehar, Waters und Wall (1978) bildet die Bindungssicherheit zu engen Bezugspersonen (in der Kindheit in der Regel zur Mutter oder zum Vater) eine zentrale Voraussetzung für das gesamte Funktionsniveau einer Person. Bowlby geht davon aus, dass einer *responsiven* Mutter (d.h. einer Mutter, welche bei Bindungsverhaltensäußerungen des Kindes *kontingent* mit Pflegeverhalten im Sinne des von ihm postulierten Bindungssystems reagiert) eine zentrale Bedeutung für einen gesunden Aufbau der Bindungssicherheit zukommt. Reagiert die enge Bezugsperson kontingent (d.h. raum-zeitlich für das Kind wahrnehmbar) auf Verhaltensäußerungen des Kindes (z.B. Seufzen, Wimmern, Weinen, Schreien, physiologische Unlustbekundungen) bedeutet dies nicht nur eine Beendigung des störenden oder unangenehmen Zustandes (z.B. Hunger, Durst, nasse Windeln, Bedürfnis nach Nähe oder Geborgenheit) oder eine orale Triebbefriedigung (vgl. Freud, 1972), sondern stellt eine *Lernerfahrung* für das Kind dar, dass es mit seinem Verhalten etwas bewirken kann (vgl. primäre Kreisreaktionen; Piaget & Inhelder, 1973). Das Kind lernt in diesen Situationen, dass sein Verhalten bei anderen etwas auslöst, dass es wahrgenommen wird, dass die Umwelt auf seine Bedürfnisse reagiert, und dass es eine gewisse *Wichtigkeit* und *Bedeutung* für seine Bezugspersonen hat. Diese Lernerfahrung ist zentral für den Aufbau einer sicheren Bindung mit damit einhergehenden angemessenen inneren Verarbeitungsmodellen ("inner working models"; Bowlby, 1988). Es sind diese *inneren Verarbeitungsmodelle* mit ihren kognitiven und affektiven Anteilen, die dem Kind eine Repräsentation der Welt geben und seine Positionierung in diesem Gefüge erlauben. Die "inner working models" sind *Repräsentationen von generalisierten Interaktionen* (Stern, 1985) und werden von Horowitz (1988) auch als *Schemata von sich und anderen* bezeichnet. Gemäß Bowlby wird ein sicher gebundenes Kind ein inneres Arbeitsmodell abspeichern, das in Bezugspersonen feinfühlige, responsive, liebevolle und zuverlässige Personen erkennt und sich selber als der Aufmerksamkeit und Liebe würdig betrachtet. Umgekehrt erfährt eine unsicher gebundene Person die Umwelt als bedrohend, unvorhersagbar und unzuverlässig. Sie hält sich für nicht liebenswert und unbedeutend.

Die Erfahrung einer *responsiven Mutter* (oder anderer enger Bezugsperson) in der frühen Kindheit geht damit mit dem Gefühl der eigenen Wirksamkeit, dem Aufbau eines sicheren Bindungsstils und angemessenen inneren Arbeitsmodellen sowie dem Aufbau einer *internalen Kontrollüberzeugung* ("Ich kann etwas bewirken, ich habe Einfluss auf meine Umwelt") einher (vgl. Diethelm, 1991; Rotter, 1954). Weiter hängt damit eine höhere *Selbstwirksamkeitserwartung* (vgl. Bandura, 1979) und ein günstiger *Attributionsstil* (internal/spezfisch/variabel; vgl. Abramson, Seligman & Teasdale, 1978; Weiner, 1982) zusammen. Laut Bowlby sind diese ersten *Kontrollerfahrungen* zentral für die gesunde Entwicklung des *Explorationsverhaltens*, welches die Entdeckung der physikalischen und sozialen Umwelt und die Ausbildung von Interessen und Wissen ermöglicht, sowie eine Voraussetzung für die psychische Gesundheit des Menschen darstellt. Nur Menschen, welche diese grundlegenden Erfahrung einer sicheren Bindung machen konnten, zeigen ein angemessenes Explorationsverhalten und im Erwachsenenalter ein entsprechendes *Reproduktionsverhalten*.

Häufig sind nun diese ersten Bindungserfahrungen (laut Bowlby zwischen dem 6. Lebensmonat und dem 3. Lebensjahr von besonderer Bedeutung) unbefriedigend oder gestört, was zu einer unsicheren Bindung (unsicher-vermeidend oder unsicher-ambivalent) führt. Diese beiden Bindungstypen gehen mit (fehlerhaften) inneren Arbeitsmodellen oder Schemata einher, welche soziale Zurückweisung (das Gefühl, nicht geliebt zu werden, unnütz zu sein, andere zu stören oder für andere eine Last und ein Hindernis zu sein, oder dass andere nicht verlässlich sind und einen enttäuschen) enthalten und entsprechend bei ihrer Aktualisierung Gefühle von Stress, Angst, Scham, Hilflosigkeit und Verzweiflung auslösen können. Die Aktualisierung solcher Schemata kann durch verschiedene Anlässe (z.B. jemand kommt zu spät zu einer Verabredung, der Partner will nicht ins Kino mitgehen, Kritik durch eine wichtige Person etc.) geschehen, häufig ohne Absicht von anderen, und ohne dass andere Personen inklusive der Partner dies realisieren. Der empfundene Stress ist allerdings sehr wohl nachvollziehbar, wenn erkannt wird, welche Schemata aktualisiert werden. Die empfundene Zurückweisung kann bei einem *unsicher-vermeidenden Bindungsstil* zu einer starken Vermeidungshaltung, Rückzug, Unnahbarkeit und sozialer Abwehr ("defensive exclusion") führen, um weitere Ablehnungserfahrungen zu minimieren. Bei einem *unsicher-ambivalenten Bindungsstil* findet sich dagegen eher Ängstlichkeit oder Festklammern bis hin zu exzessiver Unterwürfigkeit und Dependenz.

In extremen Fällen kann dieses Schema soweit gehen, dass die Person das Gefühl hat, von niemandem geliebt und verstanden zu werden und dabei den Anspruch hat, dass alle sie mögen und wertschätzen sollten. Die Parallele zum ersten irrationalen Leitsatz von Ellis (1993) ist unübersehbar (siehe Kasten 51).

Kasten 51. Irrationale Leitsätze nach Ellis

Irrglaube Nr. 1: Die Meinung, es sei für jeden Erwachsenen absolut notwendig, von praktisch jeder Person in seinem Umfeld geliebt oder anerkannt zu werden.

Irrglaube Nr. 2: Die Meinung, dass man sich nur dann als wertvoll empfinden dürfe, wenn man in jeder Hinsicht kompetent, tüchtig und leistungsfähig ist.

Irrationale Idee Nr. 3: Die Idee, dass bestimmte Menschen böse, schlecht und schurkisch seien und für ihre Schlechtigkeit streng zu rügen und zu bestrafen sind.

Irrationale Idee Nr. 4: Die Vorstellung, dass es schrecklich und katastrophal ist, wenn die Dinge nicht so sind, wie man sie gerne haben möchte.

Irrationale Idee Nr. 5: Die Vorstellung, dass menschliches Leiden äußere Ursachen habe, und dass der Mensch wenig Einfluss auf seinen Kummer und seine psychischen Probleme nehmen könne.

Irrationale Idee Nr. 6: Die Überzeugung, dass man sich über tatsächliche oder eingebildete Gefahren große Sorgen machen und sich ständig mit der Möglichkeit ihres Eintretens befassen müsse.

Irrationale Idee Nr. 7: Die Meinung, es sei leichter, bestimmten Schwierigkeiten auszuweichen, als sich ihnen zu stellen.

Irrationale Idee Nr. 8: Die Vorstellung, dass man sich auf andere verlassen sollte, und dass man einen Stärkeren braucht, auf den man sich stützen kann.

Irrationale Idee Nr. 9: Die Vorstellung, dass die eigene Vergangenheit entscheidenden Einfluss auf unser gegenwärtiges Verhalten hat, und dass etwas, das sich früher einmal auf unser Leben auswirkte, dies auch weiterhin tun müsse.

Irrationale Idee Nr. 10: Die Neigung, sich über die Probleme und Verhaltensschwierigkeiten anderer Leute aufzuregen.

Irrationale Idee Nr. 11: Die Vorstellung, dass es für jedes menschliche Problem eine absolut richtige, perfekte Lösung gibt, und dass es eine Katastrophe sei, wenn diese perfekte Lösung nicht gefunden wird.

Das soziale Bindungsschema ist in theoretischer Nähe zum Konstrukt der *Soziotropie* von Beck (1983) oder der *psychosozialen Dependenz* zu sehen. Soziotropie oder Dependenz bezeichnen das ausgesprochene Bedürfnis einer Person nach Anerkennung, Verständnis, Zuwendung, Unterstützung und Führung durch andere. Dieses Persönlichkeitsmerkmal korreliert in fast allen Studien konsistent mit erhöhtem Stress oder gar depressiven Symptomen (vgl. Coyne & Whiffen, 1995).

Eine Aktivierung der sozialen Bindungsschemata kann mit einem hohen Stressniveau einhergehen. Auf der emotionalen Ebene werden häufig Misstrauen, Unsicherheit, Angst aber auch Traurigkeit, Einsamkeit, Hilflosigkeit und Verzweiflung genannt.

3.6.2.2 Schema der sozialen Bewertung

Ein zweites, häufig zu beobachtendes Schema stellt das Schema der sozialen Bewertung dar. Viele Menschen haben in ihrer Lerngeschichte erfahren, dass sie beispielsweise von ihren Eltern, Verwandten oder Lehrpersonen mit anderen (z.B. mit Geschwistern oder Mitschülern), bezüglich Aussehen, Geschicklichkeit, Fertigkeiten und Leistung verglichen wurden, und dass solche soziale *Vergleiche* manchmal zu ihren Ungunsten ausfielen, was mitunter als schmerzhaft und kränkend erlebt wurde. Gefühle der *Minderwertigkeit*, der Scham, der Kränkung und des Ausgeliefertseins können entsprechend auch im Erwachsenenalter als Reaktivierung solcher früheren Erfahrungen angesehen werden, wenn diese Schemata in Situationen der sozialen Bewertung aktualisiert werden, und die Person sich als unterlegen, minderwertig oder schwächer erlebt. Besonders in *sozialen Situationen* (Vorträge halten, öffentliche Auftritte, von anderen angesprochen werden, sich in eine Gruppe von Personen einbringen, in einem Team zusammenarbeiten, Leistungsvergleiche mit anderen, Bewertungen bei Prüfungen, Persönlichkeitsevaluation bei einer Vorstellung, Evaluation innerhalb der Firma etc.) oder in *Situationen, in denen man die Aufmerksamkeit anderer weckt* (z.B. zu spät kommen, bei einem Anlass unpassende Kleidung tragen, überrascht werden, einen Fehler machen, durch irgendein eigenes Merkmal oder eine Eigenart des Partners auffallen) können bevorzugt dieses Schemata aktivieren. Die Person fühlt sich beobachtet, analysiert, an den Pranger gestellt und von anderen beurteilt, ohne dass sie darauf Einfluss nehmen kann, was Stress, Unbehagen, Unsicherheit, Angst und Scham auslösen kann. Es ist auch denkbar, dass *narzisstische Schemata* aktiviert werden können und eine Person ständig im Mittelpunkt sein muss, damit sie sich wohl und akzeptiert fühlt. Dieses übermäßige Verlangen nach Aufmerksamkeit (ständiges Verlangen nach Bestätigung, Lob und Anerkennung), die Besorgtheit um das Äußere (Kleidung, Aussehen, Attraktivität) und der Wunsch, verführerisch und attraktiv zu sein, können fließend in den pathologischen Bereich (vgl. histrionische Persönlichkeitsstörung; DSM-IV) übergehen. Dasselbe gilt für Personen, die auf Kritik und Zurechtweisung übertrieben mit Scham, Wut oder Gefühlen der Demütigung reagieren, ein übertriebenes Selbstwertgefühl zeigen, nach ständiger Bewunderung und Aufmerksamkeit (z.B. Komplimente) verlangen, ein besonderes Anspruchsdenken an den Tag legen und häufig von Neidgefühlen zernagt werden (vgl. narzisstische Persönlichkeitsstörung; DSM-IV). Erneut sind diese Tendenzen auf einem Kontinuum zu sehen und die meisten Menschen teilen die hier beschriebenen Wünsche - allerdings auf einer moderateren, nicht pathologischer Ebene.

3.6.2.3 Schema der Leistungsorientierung

Innerhalb des Schemas zur Leistungsorientierung können mehrere Formen unterschieden werden: (a) die Meinung, dass man nur etwas wert sei, wenn man Leistung erbringe, (b) die Meinung, dass man sich über Leistung definiere und (c) Perfektionismus, d.h. die Vorstellung, dass jedes Ergebnis einer Handlung vollkommen und fehlerfrei sein müsse.

Es kann sehr oft beobachtet werden, dass sich Personen über Leistungen Zuneigung und Respekt verschaffen wollen. Häufig wird dabei ersichtlich, dass diese Menschen in ihrer Lerngeschichte die Erfahrung machten, dass sie nur dann Liebe, Zuneigung und Anerkennung bekamen, wenn sie etwas Besonderes leisteten, durch Leistung sich von anderen abhoben oder überhaupt einfach nur eine Leistung erbrachten. Zuwendung wurde damit an Leistung gekoppelt und das Schema, welches aufgrund dieser Lernerfahrung ausgebildet wurde, besagt, dass man nicht liebenswert ist, wenn man keine Leistung erbringt, dass man sich Liebe und Zuneigung, Respekt und Achtung verdienen und dafür arbeiten muss. Das Selbstwertgefühl dieser Personen ist entsprechend an Leistungen gekoppelt, das Anspruchsniveau meistens hoch und fehlerhafte, ungenügende oder fehlende Leistungen werden in hohem Masse als bedrohlich erlebt. Diese Menschen fordern sich bis aufs Letzte hinaus, achten nicht auf ihre Kräfte und ihre Wünsche, sondern leisten, um geliebt und anerkannt zu werden. Schulisches oder berufliches Versagen ist entsprechend für diese Personen sehr schlimm und in hohem Maße stressreich. Es geht dabei mehr als nur um den gemachten Fehler, den leistungsmäßigen Misserfolg - es geht um das Gefühl, nicht mehr liebeswert zu sein. Vor diesem Hintergrund ist es verständlich, wenn ein Fehler, eine schlechte Bewertung, berufliche Stagnation oder die Kritik einer anderen Person Angst, Unsicherheit, Verzweiflung, Hilflosigkeit und Traurigkeit auslösen können.

Nicht selten findet man die Verbindung zwischen Leistung und dem eigenen *Selbstwert*. Eine Reihe von Personen definieren sich über das, was sie erreichen oder erreicht haben, brauchen ihren Status zur Selbstwertförderung oder -erhaltung und erfahren Stress, wenn ihre Leistungen unzufriedenstellend beurteilt werden und sie selber oder andere das Gefühl haben, den gesetzten Standards und Ansprüchen nicht genügen zu können.

In besonderer Ausprägung spiegelt sich das Leistungsschema im Perfektionismus wider, der ebenfalls von Ellis (1993) als kognitives Muster beschrieben wird. Hewitt und Flett (1991) unterscheiden in Anlehnung an (a) Leistungsorientierung („achievement“) und (b) soziale Orientierung („social concerns“) drei Formen des Perfektionismus: (1) *selbstbezogener Perfektionismus* ("self-oriented perfectionism"), welcher gekennzeichnet ist durch hohe eigene Ansprüche an perfekte Leistungen und die Erreichung leistungsbezogener Standards; (2) der *fremdbezogene Perfektionismus,* womit gemeint ist, dass andere perfekt sein müssen und von ihnen hohe Leistungen erwartet werden und (3) der *sozial erwartete Perfektionismus,* der Erwartungen und Überzeugungen beinhaltet, dass andere von einem Perfektionismus erwarten und man ihre Zustimmung und Anerkennung nur hat, wenn man perfekt ist.

Perfektionismus ist dabei in zweierlei Hinsicht stressrelevant: Zum einen beinhaltet Perfektionismus die Neigung, das eigene Verhalten konstant zu evaluieren und auf negative Aspekte der Leistung zu achten, wobei insgesamt wenig Freude und Befriedigung im eigenen Tun erlebt wird. Zum anderen können Leistungen, welche als nicht perfekt beurteilt werden als Misserfolg und Versagen interpretiert werden. Dadurch bringen sie Selbstwertschädigungen und Stress mit sich. Hewitt und Flett (1991) gehen davon aus, dass die unterschiedlichen Formen von Perfektionismus ein unterschiedliches Stressniveau bewirken, wobei Stress, welcher mit Leistungserreichung oder der Anerkennung anderer zusammenhängt als besonders stressreich bis hin zu depressionsgefährdend beschrieben wird (vgl. auch Hewitt, Flett & Ediger, 1996). Im klinischen Bereich wurde von Beck (1983) das Konzept der *Autonomie/Selbstkritik* vorgeschlagen, welches eine hohe Leistungsorientierung beschreibt. Personen mit dieser Persönlichkeitseigenschaft sind anfälliger für Depressionen, wenn sie leistungsmäßig versagen, in ihrer Autonomie behindert und in ihrem Wert verkannt werden.

3.6.2.4 Kontrollschema

Ein weiteres Schema, das bei einer Vielzahl von Personen zu finden ist, stellt das Kontrollschema dar. Darunter verstehen wir in Anlehnung an die Theorie der *erlernten Hilflosigkeit* von Seligman (1975) das Bedürfnis, dass eigene Handlungen Wirkung zeigen, man in der Lage ist, Einfluss auf sein Geschick, die Umwelt und die Zukunft zu nehmen und Ausgänge vorhersehen und kontrollieren zu können. Neben der *direkten* oder *indirekten Kontrolle* (vgl. Rothbaum, Weisz & Snyder, 1982) spielt auch die Vorhersagbarkeit von Ereignissen (d.h. die kognitive Antizipation von Ausgängen) eine zentrale Rolle bei diesem Schema.

Seligman (1975) geht in seiner ursprünglichen Theorie davon aus, dass mehrmalige (objektive) Erfahrungen von non-kontingenten Verhaltens-Wirkungs-Zusammenhängen zu einem Erleben von Kontrollverlust und zur Erwartung führen, auch künftig keine Kontrolle ausüben zu können. Diese mangelnde Kompetenzerwartung (nach Rotter external-defensive oder external-passive Kontrollüberzeugung; vgl. Rotter, 1954) führt zu erlernter Hilflosigkeit. In seinem attributionstheoretisch erweiterten Ansatz (vgl. Abramson et al., 1978) revidiert Seligman die Ansicht, dass es sich um eine *objektive Non-Kontingenz* handeln müsse, sondern postuliert, dass die *subjektive Interpretation* der Nicht-Kontrolle relevanter ist, als die objektiv vorliegende Situation. Nicht die objektiven Erfahrungen der Nicht-Kontrolle führen zu Hilflosigkeit, sondern die Art und Weise, wie sie erklärt wird (Kausalattribution). Die *Kausalattribution* entscheidet darüber, was die Person von der Zukunft erwartet und wie sie sich in der Situation fühlt. Es wird dabei angenommen, dass nur diejenigen Personen erhöhten Stress erfahren (und ein gesteigertes Risiko für die Entwicklung von Depressionen aufweisen), welche einerseits negative Ereignisse *internal, global und stabil* attribuieren und andererseits Erfolge eher auf Glück und Zufall zurückführen. Interpretiert die Person einen Misserfolg oder eine schwierige Situation nicht als selbstverschuldet, sondern als universelles Phänomen (externale Attribution), das nicht nur von der eigenen Person nicht kontrolliert werden kann, sondern auch von anderen nicht, wird hingegen weniger persönliche Hilflosigkeit erlebt (vgl. auch Experimente von Hiroto & Seligman, 1975).

Kasten 52. Kontrolltheoretische Annahmen von Seligman und Abramson

- Nicht nur der Verstärkerverlust als solcher ist psychologisch relevant, sondern der Verlust der Kontrolle über die Verstärker, d.h. die Erkenntnis der Person, dass ihr Verhalten unabhängig von Umweltkontingenzen ist.
- Erlebt ein Organismus, dass er bei subjektiv bedeutsamen Ereignissen keinen Einfluss (Kontrolle) über den Ausgang des Geschehens hat, erlernt er Hilflosigkeit (erlernte Hilflosigkeit).
- Wird diese Erfahrung durch nachfolgende Erfahrungen bestätigt, bildet sich die Erwartung aus, auch künftig in solchen Situationen hilflos zu sein.
- Bei häufiger Erfahrung der Nicht-Kontrolle beginnt die Person sich selber die Chronizität, Stabilität und Universalität der Nicht-Kontrolle zuzuschreiben. Sie bildet einen internalen, stabilen und globalen Attributionsstil bei negativen Ereignissen aus.
- Unter häufiger Aktivierung dieses ungünstigen Attributionsstils erwartet die Person auch unter objektiven Bedingungen

der Kontrolle keine solche mehr ⇒ Entstehung von starkem Stress bis hin zu Depression.

Wie insbesondere Wortman und Brehm (1975) betonten, gehen mit Hilflosigkeitserfahrungen jedoch nicht nur Gefühle der Deprimiertheit, des Verzagens und der Resignation einher, sondern häufig in einer ersten Phase auch Gefühle von Ärger, Wut und Trotz, die in der Schlussphase gemäß Abramson, Metalsky und Alloy (1989) häufig in Hoffnungslosigkeit und Ohnmacht münden.

Das besagte Kontrollschema löst vor allem dann Stress aus, wenn die Person sich eingeschränkt, fremdbestimmt, hilflos, inkompetent oder in ihrem Aktionsradius als beschnitten empfindet und entsprechend den eigenen Handlungsspielraum, die Möglichkeiten der Einflussnahme und ihre Unabhängigkeit und Selbstbestimmung als gefährdet wahrnimmt. Wie eben ausgeführt wurde, muss dies *objektiv* nicht der Fall sein, es genügt, wenn die Situation *subjektiv* so erlebt wird.

3.6.2.5 Schema der Unabhängigkeit und Autonomie

In gewisser Affinität zum Kontrollschema steht das Schema der Unabhängigkeit (vgl. auch Beck, 1983). Darin kommt das Bedürfnis zum Ausdruck, alle Aufgaben und Anforderungen *ohne fremde Hilfe* erledigen und bewältigen zu können, sich unabhängig von anderen zu bewähren oder zu behaupten und stolz auf seine eigenen Kompetenzen und Möglichkeiten zu sein. Personen mit diesem Schema erfahren dann Stress, wenn sie auf fremde Hilfe angewiesen sind (z.B. infolge einer Erkrankung, körperlicher Gebrechen, einer Behinderung oder im Rahmen einer Teamarbeit, in der man sich von anderen, die mitunter weniger kompetent sind, dreinreden lassen muss) oder in ihrem Handlungsspielraum eingeschränkt sind. Der Wunsch nach Autonomie und Freiheit, Unabhängigkeit und Spontaneität charakterisiert dieses Schema, das in etlichen Situationen von anderen tangiert wird, etwa wenn Ansprüche gestellt werden und Zwang auf die Person ausgeübt wird, sich in einer gewissen Situation entsprechend einem vorgegebenen Rollenskript zu verhalten (z.B. soziale Etikette), die berufliche Situation eine Unterordnung erfordert, gesundheitliche Probleme Hilfestellungen von anderen erfordern, oder wenn die Partner unterschiedliche Bedürfnisse und Ziele haben und Kompromisse geschlossen werden müssen. Wird dieses Schema aktualisiert, wird oft die Meinung generiert, von anderen nicht verstanden zu werden. Dies kann Gefühle von Ärger und Aggression, Auflehnung, Kränkung, Ekel (angewidert sein), Sehnsucht aber auch Enttäuschung, Verletzlichkeit und Unterlegenheit aufkommen lassen. Gemäß der Reaktanz-Theorie (Gniech & Grabitz, 1984) führt die Einsicht, dass die Freiheit, bestimmte Verhaltenswiesen ungehindert ausführen zu können, bedroht oder gefährdet ist, meist zu einem motivationalen Zustand, die bedrohte oder verlorene Freiheit und Unabhängigkeit wiederherzustellen. Die Stärke der *Reaktanz* hängt dabei von der Wichtigkeit der Freiheit für die Person, dem Umfang der Bedrohung der Freiheit und der Stärke der Freiheitseinengung ab. Gelingt es nicht, diese Freiheit wiederzugewinnen, resultiert daraus die Einsicht (analog zum Kontrollschema) dass man keinen Einfluss nehmen kann und hilflos ist, woraus Passivität und Resignation resultieren können.

3.6.2.6 Schema der Gerechtigkeit

Ein spannendes Schema, das in unserer Arbeit mit dem Trichtermodell immer wieder zutage tritt, ist das Schema der Gerechtigkeit oder Ungerechtigkeit respektive der *Fairness*. Hierbei geht es um das Bedürfnis, dass man selber sowie andere gerecht handeln, faire Bedingungen herrschen und man auf andere vertrauen kann. Verletzungen dieses Schemas können in hohem Maße Stress auslösen. Am differenziertesten wurde der Aspekt der Gerechtigkeit in der *Equity-Theorie* von Walster et al.

(1977), einer Weiterentwicklung der Austauschtheorie (vgl. Thibaut & Kelley, 1959), herausgearbeitet. In der Equity-Theorie wird davon ausgegangen, dass Fairness und Gerechtigkeit zentrale Aspekte der sozialen Zufriedenheit sind. Es geht entsprechend um die Ausgewogenheit oder Proportionalität von Beiträgen zwischen sozialen Interaktionspartnern. Eine Beziehung zu einer anderen Person (Freundschaft, Partnerschaft) wird nur so lange als zufriedenstellend und positiv erlebt, wie diese Ausgewogenheit im Geben und Nehmen (auf verschiedenen Ebenen und innerhalb eines zeitlichen Horizonts) gewährleistet ist. Ein Ungleichgewicht ruft Stress hervor und kann je nach Richtung der Asymmetrie mit Schuldgefühlen oder Scham (wenn die Person das Gefühl hat, gegenüber jemand anderem ungerecht zu sein), Ärger, Enttäuschung, Frustration, einem Gefühl der Unterlegenheit, Minderwertigkeit, Deprimiertheit oder der Resignation (bei chronisch erlebter Ungerechtigkeit) einhergehen. Für viele Menschen ist es wichtig, dass sie Gerechtigkeit erfahren, bei anderen beobachten können und sich selber fair verhalten. Verletzungen dieses Anspruchs können stark stressrelevant sein. Solche Verletzungen äußern sich z.B. im Eindruck, übergangen oder benachteiligt zu werden, nicht im richtigen Licht wahrgenommen zu werden oder offensichtliche Benachteiligungen zu erfahren.

Wie bereits erwähnt, wurden hier nur einige der möglichen Schemata dargestellt, wie sie im Rahmen unserer Arbeit mit Paaren bisher deutlich wurden. Die hier besprochene Auswahl ist nicht exhaustiv. Eine Reihe von Schemata, die allerdings im klinischen Bereich angesiedelt sind, haben auch Beck et al. (1999) vorgeschlagen. Sie führen Schemata aus, die im Zusammenhang mit den im DSM-IV definierten Persönlichkeitsstörungen anzutreffen sind (zwanghafte, dependente, passiv-aggressive, paranoide, narzisstische, antisoziale, schizoide, selbstunsichere und histrionische Persönlichkeit). Obgleich die im Regelfall anzutreffenden Schemata bei Paaren nichts mit pathologischen Persönlichkeitsstrukturen zu tun haben, können die von Beck et al. (1999) beschriebenen

Schemata auch in der Arbeit mit dem Trichtermodell im Einzelfall gewisse Impulse geben. Es bleibt allerdings darauf zu achten, dass nicht Parallelen zu Persönlichkeitsstörungen gezogen werden, sondern dem Kontinuum zwischen Normalität und Pathologie Rechnung getragen wird.

In jedem Fall sollte individuell nach dem für die jeweilige Person wichtigen Schemata gesucht werden und diese idiosynkratische Vorgehensweise das therapeutische Handeln bestimmen. Wie genau diese Schemata herausgearbeitet werden, wird nachfolgend dargestellt.

3.6.3 Die Trichtermethode der emotionalen Stressexploration

Die Trichtermethode besteht darin, oberflächlich oder diffus beschriebene Stresserlebnisse des Partners oder der Partnerin gemeinsam als Paar zu ordnen, gefühlsmäßig und rational nachvollziehbar zu machen und thematisch zu vertiefen, sowie die Unfähigkeit oder mangelnde Bereitschaft des Paares zur emotionalen Stresskommunikation durch eine geleitete Gesprächsführung zu reduzieren. Ziel ist es, die einer Person zugrundeliegenden *Schemata*, ihr selber wie auch dem Partner zugänglich und verständlich zu machen: (a) um ihn besser verstehen und damit in seinen Stressreaktionen besser wertschätzen und akzeptieren zu können und (b) um ihm die, in Passung zu seinem Stresserleben, optimale Unterstützung (dyadisches Coping) geben zu können (siehe Kasten 53).

Kasten 53. Ziele der Trichtermethode

- das Verständnis für den Stress des Partners aufbauen (situatives Ziel)
- das Verständnis für die Funktionsweise des Partners fördern (beziehungsrelevantes Ziel)
- das supportive dyadische Coping den konkreten Bedürfnissen des Partners optimal anpassen (Optimierung der Passung zwischen dem Stress des einen und dem dyadischen Coping des anderen Partners)

Die Methode der emotionalen Stressexploration (Trichtermethode) stellt eine *kognitiv-emotionale, interaktive Intervention* dar, die von der Stresspsychologie (Einschätzungsprozesse sensu Lazarus & Folkman, 1984), der kognitiven Therapie (Beck et al., 1994; Ellis, 1993; Mahoney, 1977; Meichenbaum, 1979), dem Kommunikationstraining (Hahlweg & Schröder, 1993) und der humanistischen Therapie (Rogers, 1951) inspiriert ist. Eine zentrale Basis bildet zudem die Theorie der *semantischen Netzwerke* (vgl. Collins & Quillian, 1969), wonach verschiedene Begriffe und Elemente untereinander in bestimmter Weise verknüpft sind. Diese semantischen Verknüpfungen können vielerlei Art sein, sind jedoch in der Regel bedeutungsvolle Konzepte. Konkret bedeutet dies, dass Begriffe oder Erfahrungen, Kognitionen und Emotionen miteinander in einer organisierten Verbindung stehen und damit beim Aktivieren eines dieser Begriffe des semantischen Netzwerkes das gesamte Netzwerk aktiviert werden kann. So sind relativ oberflächliche Situationen mit gewissen Kognitionen, Einschätzungen und Emotionen verbunden, die ihrerseits mit tieferliegenden Emotionen und kognitiven Prozessen assoziiert sind und letztlich mit spezifischen Konstrukten und Schemata in Verbindung stehen. Durch das konsequente, strukturierte und zielführende Vorgehen in der Trichtermethode werden oberflächliche Äußerungen zu situationalem Stresserleben (d.h. faktische Beschreibungen) mit diesen Schemata in Verbindung gebracht. Die Trichtermethode stellt eine neuartige und innovative Methode in der Arbeit mit Paaren dar und ist in der Paartherapie ein Novum.

Obgleich die Methode an gesprächspsychotherapeutische Techniken erinnern kann (z.B. *Focussing* von Gendlin, 1962), ist es eine verhaltenstherapeutische Methode, in welcher der Therapeut(In) nicht über die Beziehungsarbeit im Sinne der Gesprächspsychotherapie, sondern im Sinne einer "sozialen Beeinflussungssituation" (Biermann-Ratjen, Eckert & Schwartz, 1983, S. 80) und unter Anwendung verhaltenstherapeutischer Prinzipien strukturiert und zielführend (d.h. auch hypothesengeleitet) vorgeht. Charakteristisch für die Methode ist zudem, dass sie im dyadischen Setting stattfindet, d.h. dass die Parner einander die Funktionsweise erklären und nicht dem Therapeuten in Anwesenheit des Partners (vgl. auch Unterschiede zur Konstruktdifferenzierung nach Willi, 1996).

3.6.4 Konkretes Vorgehen im Trichtermodell

Zur Erreichung der genannten Zielsetzungen wird in Paarübungen anhand einer *konkreten Stresssituation*, welche sich *jüngst* zugetragen hat (und noch immer als relevant erlebt wird, jedoch in keinem direkten Zusammenhang zur Partnerschaft steht, d.h. paarexterner Stress) schrittweise durch gezielte offene Fragen und andere Methoden (anfänglich des Therapeuten und anschließend immer stärker durch die Partnerin und den Partner; siehe Kasten 59; S. 215) die Thematik in die Tiefe gearbeitet.

Wie beim Kommunikationstraining werden ein Sprecher und ein Zuhörer definiert (es wird den Partnern freigestellt, wer beginnt, da auf jeden Fall in jeder Therapiesitzung darauf zu achten ist, dass beide Partner einmal in der Rolle des Sprechers waren). Die Regeln für den Sprecher ähneln weitgehend denen des Kommunikationstrainings, um deren Einprägung zu erleichtern. Allerdings ist Regel 3 beim Sprecher explizit auf die

Herausarbeitung der Bedeutung der Situation angelegt und betont diese Aufgabe (siehe Kasten 54).

Kasten 54. Regeln für die emotionale Stresskommunikation

- **Konkretheit**: Sprechen Sie von einer *ganz bestimmten, konkreten Situation*, die Sie gestresst hat und die immer noch Stressgefühle auslöst
- **Mein Erleben:** Gehen Sie auf Ihre *Gedanken, Einschätzungen* und *Gefühle* in dieser Situation ein
- **Bedeutung:** Arbeiten Sie heraus, weshalb die Situation dermaßen *belastend* war, was sie genau so schlimm gemacht hat (Erforschen Sie die Gründe für Ihren Stress im Trichter)

Die Regeln des Zuhörers sind identisch mit denen beim Kommunikationstraining, da sich eine größtmögliche Überschneidung und die Vermeidung einer unnötigen Verkomplizierung auf die Erlernung der Regeln förderlich auswirken (siehe Kasten 55).

Kasten 55. Regeln für den Zuhörer

- **Aktives Zuhören**: Hören Sie Ihrer Partnerin oder Ihrem Partner *aktiv*, *engagiert* und *interessiert* zu und *geben Sie ihm oder ihr Raum,* sich auszusprechen und den erlebten Stress zu ergründen.
- **Zusammenfassen**: Klären Sie den Verlauf des Gesprächs immer wieder durch *Zusammenfassen* der für Ihren Partner oder ihre Partnerin wichtigen Inhalte, melden Sie zurück, was Sie verstanden haben.

> - **Offene Fragen**: Helfen Sie dem Partner oder der Partnerin bei der *Suche nach den Gründen* des Stresses durch offenes, nicht interpretierendes Nachfragen. Geben Sie keine Unterstützung, sondern hören Sie lediglich zu.

Nach der Rollenfestlegung (wer ist in der ersten Paarübung der Sprecher) wird die Dauer der Übung und das Verhalten des Therapeuten (siehe Kasten 28) nochmals kurz erläutert. Der Therapeut(In) führt bei der ersten Paarübung ins Trichtermodell auf und erklärt prägnant und nachvollziehbar, worum es bei dieser Methode geht und was Sinn und Zweck sind.

Die Partner richten sich im Sinne des *dyadischen Settings* aus und Partner A erzählt Partnerin B während *30-40 Minuten* (im Sinne der Trichtermethode) von einer Stressepisode, die sich (a) jüngst zugetragen hat, (b) emotional belastend war, (c) noch immer nicht restlos bewältigt ist und (d) mit dem Partner oder der Partnerschaft in keinem Zusammenhang steht.

Nach einer *kurzen* sachlichen Beschreibung der Stresssituation (maximal zwei Minuten) wird relativ rasch auf die in der Situation erlebten Gedanken und Gefühle hingearbeitet (was in der Regel zu Beginn einen Einsatz des Therapeuten erfordert, später jedoch vom zuhörenden Partner selber gemacht wird, um eine zu ausführliche und epische sachliche Beschreibung einzudämmen und auf das emotionale Erleben in der Situation zu lenken). Durch *offene Fragen* wie z.B. „Wie war das denn für Sie in dieser Situation?", „Wie ging es Ihnen dabei?" (siehe Kasten 56) wird der Stress auf eine *emotionale Ebene* gebracht und kognitiv-emotionale Mechanismen im Sinne des beschriebenen Stressmodells (siehe Kapitel 3.6.1) und der *semantischen Netzwerke* exploriert.

Kasten 56. Fragetypen und ihre Wirkung

Fragetyp	Wirkung
Offene Fragen Fragen vom Typ "was", "wie", "wer", "wo", "wann", "warum": Sinnvoll zur breiten Informationsgewinnung	ermöglichen ausführliche, ehrliche und unbeeinflusste Antworten seitens des Sprechenden, die ihre Realität des Erlebens am besten wiedergeben
Geschlossene Fragen Fragen, die mit Ja oder Nein beantwortet werden können: Sie sind dann sinnvoll, wenn man eine klare Antwort will. Diese Fragen können dann indiziert sein, wenn man mit offenen Fragen nicht mehr weiterkommt	Gefahr der Manipulation. Der Sprechende wird in seinen Gedanken und Gefühlen beeinflusst, spricht weniger (gibt kurze Antworten, in der Regel Ja/Nein) und kann mitunter Antworten geben, die er sonst nicht gegeben hätten, da er denkt, dass diese Antwort von ihm erwartet würde
Alternativ-Fragen Fragen nach Entscheidungen, mit zwei oder mehreren Möglichkeiten. Sie eignen sich besonders zur Prüfung der Reflektiertheit von Aussagen und der Fähigkeit der Sprechenden, sich verschiedene Szenarien vorstellen zu können. Sie sollten erst im Gesprächsverlauf eingesetzt werden	Sind weniger günstig als offene Fragen, erlauben jedoch auch eine konkrete Auseinandersetzung des Sprechenden mit verschiedenen Facetten des Problems und können anregend für den Denkprozess des Sprechenden sein. Eine Gefahr kann die Überforderung des Sprechenden sein
Suggestive Fragen Fragen, die bewusst oder unbewusst den Sprechenden beeinflussen. Sie können dessen Meinung ändern, in eine vom Zuhörenden gewünschte Richtung	Der Sprechende wird vom Zuhörenden manipuliert und gibt Antworten, von denen er denkt, dass sie erwartet würden

Hypothetische Fragen In die Zukunft gerichtete Fragen, die mehrere Szenarien durchspielen lassen. Sie erlauben Spekulationen über Gedanken, Gefühle und Verhaltensweisen in verschiedenen Situationen. Sie eignen sich besonders zur Prüfung von Entscheidungen, zur kognitiven Antizipation und Bewältigung bevorstehender Ereignisse	Mögliche Überforderung des Sprechers

Erst wenn vom Sprecher *relevante (d.h. persönliche, in Richtung der Emotionen, Kognitionen oder Konstrukte führende) Informationen* mitgeteilt wurden, wird der Zuhörende aufgefordert zusammenfassen. Es wird immer dann zur Zusammenfassung eingeladen, wenn neue Inhalte vom Sprechenden mitgeteilt wurden, oder wenn die Dichte der Erzählung einen Unterbruch erfordert, damit die Person in der Rolle des Zuhörenden nicht überfordert wird (was übrigens auch für den Sprecher gelten kann). Insgesamt sollte darauf geachtet werden, dass der Sprecher und der Zuhörer organisch einbezogen werden und keine zu langen Gesprächssequenzen entstehen, in denen zu viele Inhalte kommuniziert werden. Auch während der Sprechende spricht wird vom Therapeuten Blickkontakt zu beiden Partnern gehalten. Der Therapeut(In) lässt seine Augen zwischen beiden Partnern hin und her wandern, um beiden Aufmerksamkeit entgegenzubringen und beide, insbesondere auch den zuhörenden Partner, ins Gespräch einzubinden.

Auf jeden Fall muss der Therapeut(In) bestrebt sein, den Sprecher möglichst rasch von der beschreibenden Sachebene auf die *emotionale Ebene* zu holen und ihn kontinuierlich in tiefere Ebenen des emotionalen Trichters zu begleiten. Wir nennen diesen Prozess "tauchen".

Äußert die Person beispielsweise, dass sie sich in der Situation geärgert habe, bildet diese emotionale Aussage eine der ersten Stufen im Trichter, in welchem nun weiter „getaucht" wird, um wesentliche Bedingungen für die Belastung und das spezifische Erleben in der Situation besser verstehen zu können. Die Äußerung des Gefühls Ärger lässt zu diesem Zeitpunkt noch viele Interpretationen zu und das Verständnis für das Stresserleben des Partners ist weiterhin unklar und vieldeutig, da diese Emotion relativ schnell geäußert wird und viele verschiedene Bedeutungen haben kann. So ist nicht bekannt, gegen wen der Ärger gerichtet ist, um welche Art Ärger es sich handelt (z.B. Enttäuschung, Frustration, Provokation, Selbstvorwurf usw.), mit welchen Gedanken, Vorstellungen und Bildern dieses Gefühl zu tun hat, welche anderen Gefühle (Versagensgefühle, Hilflosigkeit, Traurigkeit, Gefühl der Wertlosigkeit, Angst, Gefühl des Unverständnisses, der Überforderung etc.) damit zusammenhängen, welches zentrale Kognitionen und Gefühle in dieser Situation sind, ob wirklich Ärger die bedeutendste Emotion ist oder ob diese Emotion bloß anderen, zentraleren Gefühlen (z.B. das Gefühl nicht verstanden zu werden, minderwertig und einsam zu sein) vorgelagert ist und diese überschattet. Schrittweise werden diese Aspekte im Paar unter Mithilfe des Therapeuten exploriert.

Kasten 57. Phasen des Trichtermodells in Kürze

- Kurze *sachliche Schilderung* der Ausgangssituation ("was ist geschehen?", "worum ging es in der Situation?"). Diese Darstellung sollte nicht länger als zwei Minuten dauern.
- Relativ rasch folgen dann Fragen zum *emotionalem Erleben* in der Situation ("...und wie ging es Ihnen in dieser Situation?")
- Breites *Sammeln von Emotionen,* die in dieser Situation erlebt wurden respektive von Kognitionen, die der Person

durch den Kopf gingen (Inventarisieren mit dem Ziel einer breiten Erfassung der Gedanken und Gefühle)

- *Zusammenfassende Darstellung* der genannten Emotionen und kognitiven Themen (Auslegeordnung)
- Frage nach der *wichtigsten* oder stärksten *Emotion* in dieser Situation
- Fokussierung auf *tiefer liegende Gefühle* und Kognitionen, Aktivierung des *semantischen Netzwerks* ("Tauchen")
- Vorstoßen zu den zentralen Kontrukten und Schemata

Während der Therapeut(In) im oberen Teil des Trichters (d.h. im breiten Teil) bestrebt ist, möglichst *viele* Emotionen und korrespondierende Gedanken, die in der Situation erlebt wurden, zu sammeln und nicht zu schnell mit der Person in den Trichter "hinabzutauchen", einerseits um dem Sprecher (aber auch dem Zuhörer) Zeit zu lassen, sich emotional in die Situation hineinzuversetzen und diese zu erspüren, andererseits aber auch, um sich ein breites Bild von der Lage und dem Erleben der Person zu machen (hier erfolgen Fragen wie: "was noch?", "wie ging es Ihnen hier noch?"; "was löste die Situation für weitere Gefühle aus? etc.), versucht er im mittleren Teil des Trichters eine gewisse *Einengung* der Themen zu erreichen. Dies erreicht er durch eine *Auslegeordnung* der Gefühle, die bisher genannt wurden (der Therapeut(In) kann hierzu auch einen Schnitt machen und mit dem Paar gemeinsam die bisher genannten Emotionen und Kognitionen sammeln und ordnen).

Anschließend stellt der TherapeutIn die Frage, welches dieser Gefühle das *wichtigste* oder stärkste in dieser Situation war. Durch diese zentrale Frage (die erst nach einer Phase des breiten Sammelns der Gefühle erfolgen darf), hilft der Therapeut(In) der explorierenden Person, sich auf zentrale Aspekte zu fokussieren und die mit diesem Gefühl verbundenen Kognitionen und tieferen Gefühle zu erkunden und damit zu den zentralen Konstrukten vorzustoßen.

Der Therapeut(In) achtet während der gesamten Übung zur emotionalen Stresskommunikation (Trichtermethode) darauf, dass der Sprecher sich in die Situation *emotional hineinversetzen* kann und fördert diesen Prozess durch seine gezielten, offenen (auf Emotionen und Kognitionen in der Situation gerichteten) Fragen.
Er stellt seine Fragen mit *ruhiger Stimme* und verlangsamt, wenn nötig den Sprechfluss des Sprechers (z.B. durch Gesten, oder gedehntes, langsames Mhm, Zusammenfassungen des Zuhörers oder die Aufforderung, sich die Situation in einem Bild vorzustellen). Es geht nicht darum, möglichst schnell sehr viele Emotionen oder Kognitionen benannt zu bekommen, sondern *echte Gefühle und korrespondierende Kognitionen*, die vom Sprecher auch affektiv nachvollzogen werden, herauszuarbeiten. Das *Erspüren* von Emotionen und Kognitionen ("felt sense"; Gendlin, 1962) erfordert Zeit. Daher sollte vom Therapeuten darauf geachtet werden, dass der *Prozess des Tauchens* nicht forciert wird, sondern organisch und behutsam geschieht. Zu schnelle Antworten deuten darauf hin, dass es sich um rationale Aussagen und nicht um emotionales Empfinden handelt.

Wichtig ist zudem (nicht minder für den Zuhörer, damit dieser den Prozess nachvollziehen kann), dass die genannten Emotionen mit entsprechenden Kognitionen verbunden werden und Inhalt und Erleben damit in einem Einklang stehen. Um dies zu erreichen, soll der Therapeut(In) durch seine Fragen sowohl Kognitionen wie Emotionen freilegen helfen (siehe Kasten 58).

Der Therapeut(In) ist v.a. in der ersten Übung zur Trichtermethode im Sinne des *Promptings* aktiv. Er coacht das Paar, stellt dem Sprecher mit heruntergesetzter Stimme die zielführenden Fragen, bittet den Zuhörer zusammenzufassen, verstärkt und begleitet die beiden Partner im Sinne des dyadischen Settings.

Kasten 58. Zusammenhang zwischen Gedanken, Gefühlen und Konstrukten

Situation: Der eine Partner hat seinen Schlüsselbund verloren. Da damit der Schlüssel der Haupteingangsporte der Firma ebenfalls abhanden gekommen ist, ist die Situation von beachtlicher Relevanz.

Ebene im Trichter	Gedanken	Gefühle	Konstrukte
Oberer Teil	Es kann jemand einbrechen und etwas stehlen	Beklommenheit, Unsicherheit, Angst	keine besonderen erkennbar
	Es müssen alle Schlösser ausgewechselt werden, das kann ganz schön ins Geld gehen	Frustration, Ärger, Unmut	keine besonderen erkennbar
Mittlerer Teil	Warum musste mich diese Person versäumen und mich dadurch stressen, so dass das passieren konnte	Ärger, Widerwillen, Ablehnung	Noch kein direktes Schema erkennbar.
Unterer Teil	Das kann sich bei der nächsten Evaluation negativ auf meine Beförderung auswirken	Unsicherheit, Betroffenheit, Angst,	hohe Ansprüche an sich selber *Schema der Leistungsorientierung*

	Die anderen denken nun, dass ich unzuverlässig und schlampig bin	Schuldgefühle, Scham, Angst	*Schema der sozialen Bewertung*
	Ich kann einfach nicht verstehen, dass das mir passieren musste	Scham, Schuldgefühl, Hilflosigkeit	*Perfektionismus*
	Wenn ich Fehler mache, werden mich wichtige Personen ablehnen	Angst, Scham, Minderwertigkeit Traurigkeit, Einsamkeit, Verzweiflung	*Schema der sozialen Bindung*
	Es belastet mich, dass ich so läppische Fehler mache, die man vermeiden könnte	Traurigkeit, Hilflosigkeit, Resignation	*Kontrollschema*
	Ich muss beweisen, dass ich besser als andere bin. Mir darf so was nicht passieren.	Ärger auf sich selber, Enttäuschung, Ekel, Hass auf sich selber	*Schema der Leistungs-orientierung*

Der Therapeut(In) gibt die *Frageinitiative* an den Zuhörer ab, sobald er realisiert, dass der Zuhörende gut mitkommt und in der Lage ist, passende offene Fragen zu stellen, die den Sprechenden bei der Stressexploration weiterbringen. Der Therapeut(In) verstärkt solche Versuche und ermuntert den Zuhörer, wenn er angemessen zusammengefasst oder offene Fragen, die den Prozess fördern, stellt.

Während zu Beginn (d.h. im oberen Teil des Trichters) *immer* offene Fragen gestellt werden, kann der Therapeut(In) in den unteren Bereichen des Trichters (jedoch erst wenn offene Fragen keine Ergebnisse brachten) auch geschlossene (jedoch in keinem Fall suggestive) Fragen stellen (z.B. "Ist da auch Hilflosigkeit dabei?", "Fühlt sich das wie Trauer an?", "Was sind da noch für Gefühle? ...etwa auch Scham?") (siehe Technik der Bahnung und der Emotionsangebote; Kasten 59; S. 215).

Wenn zentrale Emotionen (z.B. Scham, Hilflosigkeit, Schuldgefühle, Angst, Einsamkeit) freigelegt werden, ist der Schritt zu den zentralen Konstrukten und Schemata in der Regel sehr klein. Um diese explizit bewusst machen zu können, stellt der Therapeut(In) zu diesem Zeitpunkt die Warum-Frage ("Warum fühlen Sie sich so traurig?"; "Warum empfinden Sie Scham?"; "Weshalb diese Schuldgefühle?"; "Was genau löst diese Angst aus?"; "Erklären Sie dieses Gefühl der Einsamkeit?").

Warum-Fragen: Es ist im Verlauf der emotionalen Stressexploration notwendig, dass der Therapeut(In) zum geeigneten Zeitpunkt die Frage stellt, *warum* bestimmte Kognitionen oder Gefühle in der Situation erlebt werden. Erklärt der Sprecher beispielsweise, dass er sich eigentlich vor allem sehr stark über sich selber geärgert habe, dann kann an dieser Stelle eine klärende Frage nach den Gründen für diesen Ärger die Stressexploration weiterbringen und zu relevanteren Kognitionen oder zentralen Konstrukten führen. Wird die Warum-Frage allerdings zu früh und ohne emotionalen Kontext gestellt, kann sie als unangenehm, aufdringlich und deplaziert erlebt werden. Wir haben in den vielen Paarübungen, die wir seit Jahren durchführen nie erlebt, dass die Frage nach dem Warum (im mittleren Bereich des Trichters gestellt) Befremden oder unangenehme Gefühle auslösen würde. Vielmehr schätzt der Sprechende diese Frage, da sie erlaubt, sich der Ursachen für den erlebten Stress deutlicher bewusst zu werden und diese auszuleuchten.

Die *Warum-Frage* ist zum richtigen Zeitpunkt zu stellen und in den Kontext der bisher erarbeiteten Gefühle und Kognitionen einzubetten. Ist das zentrale Konstrukt (inhaltlich oder thematisch) benannt, beendet der Therapeut(In) mit dem nötigen Fingerspitzengefühl (Wertschätzung, Empathie, Echtheit) den Tauchprozess im Trichtermodell, bittet den Zuhörer zusammenzufassen und gibt selber am Ende der Übung ein informatives Feedback (siehe Kasten 27, S. 122). Der Therapeut(In) meldet beiden Partnern zurück, welche positiven Eindrücke er hatte und fasst insbesondere die positive Dynamik und den Entwicklungsfortschritt während der Übung zusammen ("Während Sie zu Beginn noch Mühe hatten, alle wichtigen Informationen des Partners zusammenzufassen, gelang Ihnen dies zusehends besser.“: „Obgleich dies eine sehr schwierige Aufgabe ist, zeigten Sie immer mehr Kompetenz darin...").

Nach Abschluss der ersten Paarübung zur Trichtermethode, bei der vom Therapeuten gewissenhaft auf die *Einhaltung der Zeit* zu achten ist (damit beide Partner dieselben Bedingungen und dieselbe Zeit und Aufmerksamkeit haben), erfolgt die zweite Paarübung zur Trichtermethode mit getauschten Rollen. Der vorherige Zuhörer wird nun zum Sprecher und wird aufgefordert: (a) die Regeln zu wiederholen, auf die er im Verlauf der Übung achten möchte[9] (d.h. die Sprecher-Regeln), (b) von einer selber gewählten Stresssituation zu sprechen, die sich jüngst ereignet hat, noch immer emotional präsent ist und mit der Partnerschaft nichts zu tun hat und (c) in der Übung zu versuchen, zu den zentralen Konstrukten hinabzutauchen.

Die während der Therapiesitzung erworbenen Kompetenzen mit der Trichtermethode sollen anschließend als *Hausaufgabe* in so genannten „Paarstunden zu Hause“ weiter vertieft werden.

[9] Vor jeder Paarübung werden der Sprecher und der Zuhörer aufgefordert, die Regeln, auf die sie in der Übung achten sollen, kurz zu wiederholen. Ziel dieser Rekapitulation ist es, das Memorieren dieser Regeln zu erleichtern und sie zu festigen. Die Partnerin und der Partner werden bei richtig erinnerten Regeln vom Therapeuten verstärkt, bei Erinnerungslücken hilft der Therapeut mit Stichworten nach oder bringt die Regel nochmals ohne Kritik kurz ein.

3.6.4.1 Techniken, welche dem Therapeuten zur Verfügung stehen

Der Therapeut(In) und später die Partnerin und der Partner selbst arbeiten neben der im dyadischen Setting üblichen Techniken (siehe Kasten 27) im Rahmen des Trichtermodells der emotionalen Stressäußerung zusätzlich mit folgenden Mitteln: (a) der *Technik* des *offenen Fragens* (sowohl direkt auf Seiten des Erzählenden wie auch auf Seiten des Zuhörers), (b) der *Spiegelung und Paraphrasierung*, (c) der *Technik der Bahnung*, (d) der *Technik der Eingrenzung* und (e) der *Technik der Kognitions- und Emotionsanbietung* (siehe Kasten 59).

Kasten 59. Methoden der Stressexploration im Trichtermodell

Offene Fragen: Offene Fragen, die die Möglichkeit zu einer breiten und unbeeinflussten Beantwortung geben (siehe im Detail Kasten 56, S. 205).

Spiegelung und Paraphrasierung: Mhm, Aha; Ja; „Das war mühsam für Sie"; „Da fühlten Sie sich unverstanden". „Sie dachten, Sie sind nichts wert, wenn Sie arbeitslos sind".

Bahnung: am Thema bleiben, Nachfragen, Klären, Zurückführen auf genannte Emotionen, Verhindern, dass die Person im Trichter wieder aufsteigt usw.: „Sie sagten Ekel, führen Sie das aus..."; „Was meinen Sie mit unverstanden, einsam sein...?"; "Wie fühlt sich dieser Ärger an?"; „Traurig, hilflos, ausgegrenzt... fahren Sie weiter..."; "Was bedeutet dieses Krippeln im Bauch?".

Eingrenzung: Kognitionen oder Gefühle präzisieren, verdichten: „War da auch Enttäuschung drin?": „Fühlten Sie sich da auch von dieser Person unverstanden?"; „Ist da auch eine Angst vor der Zukunft, wie wird das alles noch werden?"; "Welches Gefühl war in der Situation am stärksten?".

Kognitions- und Emotionsangebote: Angebote zu spezifischen Kognitionen oder Emotionen, z.B. „War es deshalb so schlimm, weil Sie mit niemandem darüber sprechen konnten?“; „Fühlten Sie sich einsam, weil niemand die Erfahrung mit Ihnen teilt?“; „Schämten Sie sich auch...?“, „An Ihrer Stelle könnte man sich auch einsam, unverstanden fühlen? Trifft es das?“.

Die verschiedenen Techniken werden in der beschriebenen Reihenfolge eingesetzt, um in jedem Stadium des Trichters einen möglichst großen eigenen Erfahrungs- und Handlungsspielraum zu lassen und nicht durch Interpretationen oder geschlossene Fragen den Sprecher in eine bestimmte Richtung zu drängen oder die emotionale Stressexploration zu behindern. Der Therapeut(In) geht dabei (in Anlehnung an die kognitiv-emotionale Stresstheorie von Lazarus) hypothesengeleitet vor und versucht, zentrale Aspekte des Stresserlebens aufzudecken, indem das kognitiv-emotionale Funktionsniveau der Person exploriert wird. Hierzu bieten sich ihm mehrere Möglichkeiten (siehe Kasten 60).

Kasten 60. Möglichkeiten zur Erleichterung der emotionalen Exploration

1. Fragen zur Exploration von Kognitionen

Fragen: Was geht Ihnen durch den Kopf? Was denken Sie sich? Was meinen Sie damit? Erklären Sie sich…

Indikation: Personen, welche die Gewohnheit haben, sich v.a. rational auszudrücken und eher Mühe bekunden, Emotionen wahrzunehmen und benennen zu können, fühlen sich weniger gedrängt, wenn zuerst mit Kognitionen gearbeitet wird. Damit kommen auch diese Personen in die Situation hinein, was die emotionalen Anteile nachfolgend leichter explorieren lässt. Erfahrungsgemäß ist ein Einstieg über Kognitionen durchaus sinnvoll, sollte dann allerdings im Verlauf der Übung immer mehr emotional vernetzt werden, d.h. der Therapeut(In) führt den Sprechenden behutsam von den Kognitionen weg zum emotionalen Erleben ("Was löst dieser Gedanke bei Ihnen aus?"; "Wie fühlt sich dieser Gedanke an?"; "Ich werde nicht beachtet, wie fühlt sich das an?" etc.).

2. Fragen zur Exploration von Emotionen

Fragen: Was fühlen Sie? Wie geht es Ihnen dabei? Was löst das bei Ihnen aus? Wie fühlt sich das an?
Indikation: Über Gefühle wird v.a. in einer tieferen Schicht der Trichtermethode gearbeitet, sobald die Person in der Situation drin ist und Gefühle zulassen kann. Bei Personen, welche gewohnt sind, Gefühle relativ rasch anzusprechen, wird dieses Vorgehen bereits von Beginn an angewendet, wobei hier die Aufgabe darin besteht, die zu den geäußerten Emotionen passenden Kognitionen zu explorieren („Traurig, was meinen Sie damit?"; "Was ist das für ein Ärger?"; „Angst, vor was?"; „Was bedeutet diese Hilflosigkeit?" etc.).

3. Fragen zu physiologischen Reaktionen

Fragen: Was spüren Sie da? Was läuft bei Ihnen im Körper ab? Was sagt Ihr Körper? Wo spüren Sie das? Was regt sich in Ihnen?
Indikation: Bei Personen, welche Mühe bekunden, Gefühle wahrnehmen und äußern zu können, kann es hilfreich sein, physiologische Reaktionen einzubeziehen, um Emotionen bewusster zugänglich machen zu können. Der Therapeut(In) stellt zu diesem Zweck Fragen nach dem Ort ("Wo äußert sich dies im Körper?), der Qualität ("Wie äußert sich das?"; "Was passiert in Ihrem Körper?"; "Wie fühlt sich die an in Ihrem Körper, diese Anspannung?") und Intensität ("Was verändert sich, wenn Sie sich ausgeliefert fühlen?"; "Dieser Druck auf der Brust, erzählen Sie mehr davon"; etc.). Dieser Zugang kann es dem Sprechenden erleichtern, Kognitionen und Gefühle in der Situation einordnen und verstehen zu können.

4. Fragen zu Bildern in der Situation

Fragen: Beschreiben Sie Ihr Gefühl in einem Bild. Was fällt Ihnen dazu ein? Wie sieht das aus? Was stellen Sie sich vor? Schildern Sie diesen Ärger. Wie sehen Sie sich in dieser Situation?
Indikation: Eine vierte Variante, die Personen mit guten Imaginationsfähigkeiten Rechnung trägt, um zu den zentralen Konstrukten vorzustoßen besteht darin, den Sprechenden zu bitten, das situative Erleben bildhaft darzustellen. Dieses Bild lässt sich der Therapeut(In) möglichst genau beschreiben und stellt bildbezogen Fragen zu Kognitionen und Emotionen, womit in vielen Fällen schneller zu diesen Elementen vorgestoßen werden kann und die Beschreibung plastischer und zugänglicher wird. Wie auch bei den anderen beschriebenen Methoden unterlässt der Therapeut(In) jegliche Interpretationen oder Deutungen dieses Bildes. Das Bild dient einzig als Zugang, als Vehikel, um zu den Gefühlen, Kognitionen und Konstrukten der Person vorzudringen.

5. Fragen zum situativen Erleben während der Trichtermethode

Fragen: Was läuft jetzt gerade bei Ihnen ab? Was spüren Sie im Hier und Jetzt? Wie geht es Ihnen jetzt? Was passiert mit Ihnen? Konzentrieren Sie sich auf sich.
Indikation: Wenn der Sprecher immer wieder abschweift und es ihm Schwierigkeiten bereitet, bei der konkreten Situation zu bleiben, kann der Therapeut(In), nach dem vergeblichen (mehrfachen) Hinweis auf die Einhaltung dieser Regel dazu auffordern, sich in der aktuellen Situation auf die eigenen Gefühle zu konzentrieren, da diese durch das Erzählen der Situation aktiviert werden und häufig leichter zugänglich sind.

Alle Interventionen des Therapeuten müssen zurückhaltend und im Sinne einer disketen Förderung des Gesprächsverlaufs sein. Der Therapeut(In) darf die *Aufmerksamkeit* des Sprechers (und

Zuhörers) durch seine Interventionen nicht auf sich ziehen und sollte den Gesprächsfluss nicht unterbrechen (außer beim therapeutischen Schnitt, siehe Kasten 27, S. 122). Der Therapeut(in) soll gezielt stimulieren und strukturieren (siehe Kasten 61).

Kasten 61. Charakteristika der Interventionen bei der Trichtermethode

- kurz und prägnant (kurze Sätze ohne lange Ausschweifungen)
- deutlich und unmissverständlich (z.B. Hinweis auf Ich-Gebrauch)
- aufs Wesentliche beschränkt und eindeutig (z.B. "Was ist das für ein Ärger?"
- diskret (mit leiser, flüsternder Stimme)

Der Therapeut(In) ist während der Übung zur Trichtermethode (gemäß der Philosophie des dyadischen Settings) *kein Gesprächspartner*, sondern lediglich Faszilitator des Gesprächs. Das Gespräch findet ausschließlich zwischen den beiden Partnern statt und nicht zwischen dem Paar und dem Therapeuten oder einem Paarteil und dem Therapeuten. Notfalls fordert der Therapeut(In) den Sprecher per Handbewegung, Nicken oder explizit dazu auf, nicht mit ihm, sondern mit dem Partner/der Partnerin zu sprechen. Der Therapeut(In) ist nur ein Supervisor (oder Faszilitator) des Gesprächs zwischen den Partnern, animiert und stimuliert es und gibt diskrete Hilfestellungen, um den Gesprächsverlauf zu fördern und das "Tauchen" im Trichter zu ermöglichen. Er ist jedoch auch jederzeit Modell für empathisches, wertschätzendes und kongruentes Verhalten für den zuhörenden Partner und zeigt diesem durch seine Fragen auf, welche Fragen er selber in späteren Gesprächen stellen kann und worauf es bei dieser Methode ankommt.

Kasten 62. Aufgaben des Therapeuten während der Emotionsexploration in der Trichtermethode

- Verstärkung der Regeleinhaltung seitens beider Partner
- Modellfunktion bezüglich Interesse und Verstärkungsverhalten
- Eingreifen und Korrigieren bei Verletzungen der Regeln
- Soufflieren von Fragen und Strukturierung
- Keine Interpretationen oder Deutungen, sondern Hilfestellungen zur eigenen Entdeckung von Gefühlen und Kognitionen
- Modell sein für den Zuhörer (welche Fragen können wie gestellt werden)

Die Interventionen des Therapeuten dienen ausschließlich dazu, die Partnerin und den Partner in ihrem Gesprächsverhalten zu unterstützen und die emotionale Stresskommunikation zu ermöglichen. Der Therapeut(In) realisiert zu diesem Zweck sowohl die *Basisvariablen* nach Rogers (1951) wie auch die in Kasten 58 (S. 210) beschriebenen Techniken.

3.6.4.2 Die 3-Phasen-Methode des dyadischen Copings

Die 3-Phasen-Methode des dyadischen Copings umfasst: (a) Phase der *emotionalen Stresskommunikation* (Trichtermethode), (b) Phase der *dyadischen Unterstützung* (dyadisches Coping) und (c) Phase der *Rückmeldung* bezüglich dieser Unterstützung (siehe Kasten 63). Die Trichtermethode stellt damit nur ein Element (wenn auch ein entscheidendes) der 3-Phasen-Methode zur Verbesserung des dyadischen Copings dar. Es wird davon ausgegangen, dass nur dann eine angemessene und passende Unterstützung gegeben werden kann (supportives emotionsbezogenes oder problembezogenes dyadisches Coping), wenn die Partner nachvollziehen können, was beim anderen abläuft, welche Kognitionen, Gefühle und Schemata aktiviert wurden und weshalb die Stresssituation dermaßen als belastend empfunden wurde. Die durch die Trichtermethode gewonnene Einsicht in die inneren Prozesse des Partners erlauben es dem Gegenüber erst, angemessen auf diese Belastung zu reagieren.

Kasten 63. Die 3-Phasen-Methode des dyadischen Copings

1. Phase *(30 Minuten)*	**2. Phase** *(10 Minuten)*	**3. Phase** *(5 Minuten)*
Stressäußerung: ▪ Erinnern Sie sich bitte an eine Stressepisode, erzählen Sie, wie es Ihnen in der Situation ergangen ist, berichten Sie über Ihre Gefühle in der Situation. ***Regeln für die Erzählenden:*** ➢ Konkretheit ➢ Mein Erleben ➢ Bedeutung ***Regeln für die Zuhörenden:*** ➢ Aktives, interessiertes Zuhören ➢ Zusammenfassen ➢ Nachfragen	**Unterstützung geben:** ▪ Achten Sie darauf, dass diese dem Bedeutungsgehalt (emotionalem Stress) angemessen ist. ▪ Nutzen Sie die Unterstützungsformen, die Sie kennen gelernt haben. ▪ Seien Sie echt, und geben Sie eine authentische Unterstützung, von der Sie sich vorstellen können, sie Ihrem Partner oder Ihrer Partnerin auch im Alltag geben zu können.	**Feedback zu folgenden Punkten:** ▪ Wie zufrieden waren Sie mit der erhaltenen Unterstützung? ▪ Wie wirksam war für Sie diese Unterstützung für die Bewältigung des Problems? ▪ Was hätten Sie sich zusätzlich gewünscht?

1. Phase: Trichtermethode: emotionale Stressexploration (ca. 30 Minuten)

In der ersten Phase wird die vom Stress betroffene Person durch die beschriebenen Techniken der Trichtermethode angeleitet, ihren Stress und ihr Funktionsniveau zu explorieren, transparent und offen zu kommunizieren und ihr Erleben dem Partner oder der Partnerin explizit mitzuteilen. Beide Partner werden aufgefordert, sich eine Stressepisode zu überlegen, die sich jüngst zugetragen hat und die immer noch als belastend empfunden wird, wenn sie daran zurückdenken. Die Instruktion muss kurz, prägnant und informativ sein. Es muss klargestellt werden, dass es sich um einen *paarexternen Stress* (d.h. eine Situation, die nichts mit dem Partner oder der Partnerin zu tun hat) handeln muss.

Vorsicht ist bei Situationen im Zusammenhang mit den Kindern oder der Herkunftsfamilie geboten. Erfahrungsgemäß können solche Stressereignisse häufig versteckte paarinterne Konfliktsituationen widerspiegeln und im Verlauf des Gesprächs schnell dazu führen, dass die Ursache für den Stress im Partner gesucht wird. Der Therapeut(In) sollte hier vorgängig abklären, ob diese Situation wirklich nichts mit der Partnerschaft zu tun hat und unverfänglich ist.

Sobald die Partnerin und der Partner eine Stressepisode gefunden haben (als Orientierungshilfe können insbesondere die Stressbereiche *Beruf* oder *soziale Kontakte* gegeben werden), welche die erwähnten Kriterien erfüllen, wird das Paar aufgefordert, zu bestimmen, wer zuerst die Rolle des Sprechenden übernimmt. Diese Auswahl wird mit der Frage: "Wer möchte beginnen?" stimuliert. Dabei werden beide Partner angesehen und ermuntert, die Rolle des Sprechenden in der Paarübung zu übernehmen. Sobald sich ein Partner bereit erklärt, mit der Schilderung seiner Stressepisode zu beginnen, wird diese Initiative verstärkt ("schön, prima"), jedoch nochmals rückversichert, dass es für den anderen Partner in Ordnung ist, wenn so begonnen wird ("Sind Sie damit einverstanden, dass Ihr Partner mit der Schilderung beginnt?"). Der Therapeut(In) lässt vor dem Beginn der Paarübung beide Partner nochmals die für sie in der jeweiligen Rolle geltenden Regeln rekapitulieren, welche während der Paarübung einzuhalten sind.

Zentral ist, dass in dieser ersten Phase die Rollen strikt eingehalten werden, der Sprecher im Sinne des Trichtermodells seine in der Situation erlebten Gefühle und aktivierten Konstrukte schildert und der Zuhörer ausschließlich aktiv zuhört, zusammenfasst und offene Fragen stellt. Der Zuhörer darf *auf keinen Fall* bereits in dieser Phase Unterstützung geben[10]. Er soll vielmehr darum bemüht sein, den Stress des anderen so gut wie möglich mitzubekommen, damit er in der zweiten Phase in der Lage ist, angemessen zu unterstützen. Eine zu frühe Unterstützung (bevor überhaupt bekannt ist, was genau den Stress des anderen ausgelöst hat) ist wirkungslos[11], lässt den Sprecher sich verschließen und kann als verletzend empfunden werden.

2. Phase: Unterstützung des Partners (ca. 10 Minuten)

In der *zweiten Phase* wird der zuhörende Partner aufgefordert, im Sinne des *emotionsbezogenen supportiven dyadischen Copings* auf den Partner einzugehen. Das supportive dyadische Coping hat dabei der Tiefe des im Trichter erlebten Bedeutungsgehalts zu folgen (z.B. wenn die Partnerin geschildert hat, dass die Situation in ihr tiefe Selbstwertzweifel ausgelöst hat, darf der Partner nicht auf einer oberflächlichen, sachbezogenen

[10] Der Sprecher schätzt es, wenn er während dreissig Minuten einfach die Gelegenheit hat, seinen Stress zu erkunden und nicht ständig unterbrochen oder voreilig unterstützt zu werden. Die Unterstützung des Zuhörers, die zu früh (und damit zwangsläufig unangemessen) erfolgt und meist in Beschwichtigungen oder Bagatellisieren besteht ("Das ist ja nicht so schlimm"; "Nimm Dir das nicht so zu Herzen...") ist meist unwirksam und störend. Der Sprecher fühlt sich nicht verstanden, verstummt und speichert innerlich ab, dass der Partner ihn nicht versteht und er mit seinen Problemen alleingelassen ist. Diese erste Phase der 3-Phasen-Methode wird entsprechend von den Sprechern sehr stark geschätzt.

[11] Vgl. auch floskelhaftes dyadisches Coping (siehe Kapitel1.8.2).

Ebene reagieren). Dies bedeutet, dass problembezogene Stressäußerungen mit problembezogenem supportivem dyadischem Coping angemessen beantwortet werden, während es unzulässig ist, auf eine emotionale Stresskommunikation primär mit einer problembezogenen Hilfestellung zu antworten. Zudem sollte die emotionale Unterstützung in Abhängigkeit der Tiefe der Stressäußerung im Trichter angepasst sein. Innerhalb der in Kasten 64 abgebildeten Möglichkeiten des supportiven dyadischen Copings ist in jedem Fall (als TherapeutIn) darauf zu achten, dass der Partner allem voran Empathie, Verständnis und Wertschätzung zeigt. Der zuhörende Partner muss zeigen und mit seinem Verhalten signalisieren, dass er sich für den Stress des Sprechers interessiert, ihn diesen berührt und die geäußerten tieferen Gefühle und benannten Konstrukte in ihm eine angemessene Resonanz auslösen.

Kasten 64. Möglichkeiten des dyadischen Copings

Formen des supportiven dyadischen Copings	
problembezogen	***emotionsbezogen***
♦ Ratschläge ♦ Mithilfe bei der Ausführung von Tätigkeiten und Aufgaben ♦ Informationsweitergabe ♦ Mithilfe bei der Analyse von Problemen ♦ Ermöglichung von Freiräumen für den Partner (z.B. durch externe Kinderbetreuung)	♦ Wertschätzung, Verständnis ♦ Interesse für Stress des Partners ♦ Mithilfe zur Umbewertung einer Situation ♦ Mithilfe zur Gefühlsberuhigung ♦ Solidarisierung mit dem Partner ♦ Glaube an den Partner und seine Fähigkeiten und Kompetenzen

- Entlastung des Partners (z.B. durch Anstellung einer Haushaltshilfe)
- Materielle Unterstützung
- dem Partner Mut machen
- zärtliche Umarmungen und Körperkontakt
- Massagen und Entspannungsrituale

Erst vor dem Hintergrund eines ausreichenden Maßes an Verständnis und Empathie sind die anderen Möglichkeiten der Unterstützung angebracht. Es ist auch denkbar, dass nach einer adäquaten emotionalen Unterstützung, in einem zweiten Schritt der zuhörende Partner auch problembezogene Unterstützung gibt, die für die Problemlösung durchaus funktional sein kann. Der Therapeut(In) sollte jedoch darauf achten, dass in jedem Fall zuerst eine emotionale Unterstützung erfolgt, da diese die Grundlage für alle weiteren Unterstützungshandlungen bildet. Notfalls unterbricht der Therapeut(In) den unterstützenden Partner, falls dieser direkt mit problembezogener Unterstützung beginnt, weist ihn auf emotionale Formen hin und ermuntert ihn aktiv zum emotionalen supportiven dyadischen Coping. Da es älteren Paaren, welchen diese Form der Unterstützung beispielsweise aufgrund von traditionellen Rollenmustern nicht kennen, Mühe bereiten kann, bereits zu Beginn kompetent und einfallsreich den Partner zu unterstützen, ist ein starkes Prompting des Therapeuten häufig notwendig. Der Therapeut(In) kann *modellartig* (aber diskret) oder im Sinne des *Shapings* Angebote für emotionale Unterstützung machen. Am idealsten ist jedoch, wenn er versucht, das Repertoire des Paares selber so gut wie möglich zu aktivieren und zu stimulieren. Häufig erweist sich in diesem Zusammenhang die *Ermutigung* der Partner als wichtig, da sie durchaus Ideen hätten, was sie tun könnten, sich jedoch nicht getrauen oder unsicher sind. Es kann auch hilfreich sein, den unterstützenden Partner zu fragen, was er selber sich (wenn er an der Stelle des Sprechers wäre) wünschen würde, und was er denkt, was ihm helfen und gut tun würde.

3. Phase: Rückmeldung an den unterstützenden Partner (ca. 5 Minuten)

In der *dritten Phase* soll die Person, welche ihren Stress beschrieben hat, ihrem Partner über das erhaltene supportive dyadische Coping Rückmeldung geben. Diese Rückmeldung soll drei Aspekte umfassen: (a) wie zufriedenstellend war die Unterstützung; (b) wie wirksam war die Unterstützung und (c) was hätte man sich zusätzlich gewünscht.

Auf diese Weise lernt das Paar, sich auf einer neuen, persönlichen Begegnungsebene emotional auszutauschen und sich dort Hilfestellungen zu geben, wo sie benötigt wird. Dyadisches Coping wird dadurch zu einem Schlüsselerlebnis für beide Partner, da beide realisieren, dass sie einen Gewinn aus der 3-Phasen-Methode ziehen. Derjenige Partner, der unterstützt hat ein Kompetenzerlebnis, ebenso wie der derjenige, der unterstützt wird, da sich dieser wertgeschätzt, ernst genommen und getragen fühlt.

Nach Abschluss der ersten Paarübung zur 3-Phasen-Methode werden die Rollen getauscht und die Person in Position des Sprechenden übernimmt nun die Zuhörerrolle und umgekehrt. Erneut werden die beiden Partner gebeten, die Regeln zu wiederholen. Anschließend wir analog zur Beschreibung mit getauschten Rollen vorgegangen.

3.6.4.3 Einige weitere Hinweise zur Trichtermethode

Nachfolgend werden einige Phänomene behandelt, die bei der Durchführung der Trichtermethode beachtet werden sollten.

Ausdruck von Emotionen seitens des Sprechers
Wenn tiefer liegende Emotionen geäußert werden (wie Verzweiflung, Verachtung, Hilflosigkeit, Hoffnungslosigkeit, Scham etc.) dann befindet sich die sich äußernde Person meist in einer tieferen Ebene des Trichters und nähert sich den zentralen

Konstrukten. Das Thema, welches sie beschäftigt und zu den beobachtbaren Reaktionen führte, rückt näher und wird zugänglicher. Damit ist die Person auf dem richtigen Weg und überwindet oberflächliche und unbedeutende Gefühle und Kognitionen. Entsprechend sind sichtbare emotionale Reaktionen, die auf eine starke emotionale Involviertheit und Beteiligung hinweisen Indikatoren für diesen Prozess der Annäherung an zentrale Konstrukte. So können Tränen, Schluchzen oder andere Hinweise auf eine starke emotionale Erregung meist als positive Zeichen gedeutet werden und anzeigen, dass der Konflikt oder das Problem im Bewusstsein sind (vgl. auch Fliegel et al., 1988, S. 240).

Häufig kann auch der Zuhörer oder der Therapeut(In) von den aufbrechenden Gefühlen des Sprechers affektiert werden. Dieses emotionale Mitschwingen ist zu begrüßen und sollte gewährt werden. Der Therapeut(In) sollte jedoch in der Lage sein, diese gefühlsmäßigen Reaktionen wieder zu kanalisieren und therapeutisch zu nutzen.

Unechte Gefühlsäußerungen

Es gibt Fälle, wo beobachtet werden kann, dass die Emotionen nicht kongruent mit dem Verhalten der Person in der Rolle des Sprechers oder situationsgemäss sind und als unecht erlebt werden.

Dies fällt dann auf, wenn die gezeigten Emotionen nicht mit den verbal geäußerten Inhalten kompatibel sind (Diskrepanz zwischen verbaler und non- oder paraverbaler Kommunikationsebene), wenn der Sprechende sehr stark auf die Reaktionen des Partners (oder Therapeuten) achtet, oder wenn seine Äußerungen beim Therapeuten nicht ebenfalls ähnliche Gefühle auslösen. In diesen Fällen ist davon auszugehen, dass die geäußerten Emotionen nicht wirklich auf eine tiefere Schicht im Trichtermodell hinweisen, sondern diese manipulativ oder appelativ eingesetzt werden, um beim Partner eine Wirkung zu erzielen. Gefühle werden in diesen Fällen bewusst oder unbewusst instrumentell eingesetzt und können von Hostilität begleitet sein. Sprechende, die echte Traurigkeit empfinden, sich hilflos und einsam fühlen und zu weinen beginnen achten weniger auf ihren Partner, sind bei sich und werden weich in Ausdruck und Körperhaltung, langsam im Sprechrhythmus, ihre Stimme wird leiser und schwächer und die Körperhaltung ist meist von einem niedrigeren Tonus begleitet, abgewandt oder gebeugt. Findet man hingegen einen prüfenden Blick in Bezug auf die Reaktionen des Gegenübers, einen gewissen provokativen Unterton („siehst Du, so fühle ich mich, zu solchen Emotionen bin ich fähig, hättest Du nicht gedacht, was") oder gar eine histrionische Komponente (sehr theatralische Gestik und Mimik; z.B. demonstrativ das Taschentuch hervorsuchen und sich laut und schluchzend schnäuzen oder sehr intensives theatralisches Weinen etc.), dann ist Vorsicht geboten. Die beste Prüfung der Echtheit der geäußerten Gefühle ist in diesem Fall die Überprüfung der Gefühlsresonanz beim Therapeuten (vgl. psychoanalytisches Konzept der *Gegenübertragung*, Sandler, Dare & Hodler, 1979). Wird er selber auch traurig oder nachdenklich gestimmt und zeigt sich eine Kongruenz hinsichtlich seiner emotionalen Reaktionen mit denen der sprechenden Person, ist dies ein Indiz für Echtheit. Häufig erlebt man als Therapeut(In) jedoch, dass die geäußerten Gefühle nicht nachempfunden werden können und Gefühle der Ablehnung oder des Ärgers auslösen. In diesem Fall ist es indiziert, den "echten" Gefühlen durch gezielte (und hartnäckige) Befragung nachzuspüren und sich nicht vorschnell mit den vom Sprechenden geäußerten Emotionen zufrieden zu geben.

"Verkopfte" Gefühlsäußerungen (Rationalisierungen)
Ein weiterer Fall bei dem keine echten Gefühlsäußerungen vorliegen ist dann gegeben, wenn die Person im Trichter sehr schnell oder „emotionslos" von ihren Gefühlen berichtet. Es kann immer wieder beobachtet werden, dass der Sprechende bereits nach kürzester Zeit scheinbar tiefere Emotionen thematisiert, die jedoch von der verstrichenen Zeit, dem Ablauf der Übung und dem Stadium im Trichtermodell noch kaum wahr-

scheinlich sind. Als Faustregel gilt, dass tiefere Gefühle in gewissem Maße ruhig und langsam vorgebracht werden, die Person Zeit für deren Entwicklung braucht und entsprechend das Sprechen verlangsamt ist, vermehrt Pausen entstehen und die Stimme und Körperhaltung die geäußerten Emotionen widerspiegeln.

Echte Gefühle entwickeln sich in der Regel organisch, brauchen Zeit, bis sie geäußert werden können und normalisieren sich auch wieder langsam und nicht schlagartig. Rational vorgetragene Gefühle folgen einer anderen Logik. Sie werden schnell, kohärent und plausibel vorgetragen, häufig werden mehrere Emotionen gleichzeitig genannt, jedoch fehlt deren nonverbal kongruente Begleitung, und sie lösen weder beim zuhörenden Partner noch beim Therapeuten entsprechende emotionale Reaktionen aus. Der Sprechende befindet sich nicht in einem eigentlichen emotionalen Zustand, sondern spricht rational über Gefühle, die selber aber nicht empfunden werden und zu welchen im Augenblick (oder generell) kein direkter Zugang besteht.

Wenn Kognitionen als Emotionen geäußert werden

Ein weiteres Phänomen, auf das zu achten ist, sind als Emotionen beschriebene Kognitionen. So sprechen Personen häufig von Gefühlen, die in Wirklichkeit Kognitionen sind. „Ich fühle mich da als Versager" oder „Ich habe das Gefühl, dass mich niemand versteht" sind keine emotionalen Äußerungen, sondern Kognitionen und entsprechend ist es Aufgabe des Therapeuten zu explorieren, welche Art von Gefühlen durch diese Gedanken ausgelöst werden. Wie die moderne Emotionspsychologie nahe legt (vgl. Lazarus, 1993) sind Gefühle in der Regel Folgen von kognitiven Einschätzungen und Interpretationen und entsprechend sind die dahinterliegenden Gefühle bei solchen Bemerkungen durch gezieltes Nachfragen relativ leicht zugänglich. Es bedarf jedoch der Hartnäckigkeit des Therapeuten (durch beharrliches Kreisen um dieses Thema und unter Nutzung der verschiedenen Möglichkeiten: Fragen zu Gefühlen, zu anderen Gedanken oder zu Bildern in der Situation), um das Thema zugänglich zu machen und die damit einhergehenden emotionalen Qualitäten herauszuarbeiten.

Wenn keine Gefühle geäußert werden können

In den seltensten Fällen ist es für den Sprecher unmöglich, seine Gefühle wahrnehmen und benennen zu können. Dieser Fall kann bei *Alexithymikern* auftreten (vgl. Sifneos, 1973), d.h. Personen, welche unfähig sind, ihre Gefühle wahrzunehmen und auszudrücken oder Fantasien zu generieren (ein Phänomen, welches sich nicht selten bei Personen mit Somatisierungsstörungen findet). Bei den meisten Personen gelingt es jedoch (durch offene Fragen des Therapeuten und später des Partners nach Gefühlen, Kognitionen und durch eine Darstellung der Gefühle) auf diese Ebene zu gelangen und Emotionen ausdrücken zu können. Wenn hingegen Personen sich (meist sozialisationsbedingt) und aufgrund ungenügender Übung (insbesondere bei Männern), schwer tun, Gefühle äußern zu können und die oben dargestellten Methoden auch nach mehrfachen Versuchen nicht fruchten, kann der Therapeut(In) *emotionale Angebote* machen (siehe Kasten 65). Diese dürfen allerdings nicht zu früh erfolgen und es sollte soweit als möglich darauf geachtet werden, dass sie als offenes Angebot. formuliert werden, welches der Person maximale Entscheidungsfreiheit lässt, um möglichst unverfälscht an die wahren Erlebensqualitäten heranzukommen.

Kasten 65. Beispiele für Emotionen als Hilfe für den Therapeuten bei der Trichtermethode

Positive Gefühlsäußerungen	Negative Gefühlsäußerungen
Freude, Stolz, Liebe, Glück, Zufriedenheit, Zärtlichkeit, Hingabe, Anteilnahme, Fröhlichkeit, Zuversicht, Lust,	Nervosität, Ratlosigkeit, Anspannung, Stress Ärger, Groll, Zorn, Wut, Aggression, Trotz, Empörung, Rachegefühle

Energie, Begeisterung, Faszination, Dankbarkeit, Hoffnung, Leidenschaft, Sinnlichkeit, Triumph, Überraschung, Neugierde, Behaglichkeit, Euphorie, Harmonie, Ausgefülltheit, Versöhnung, Erleichterung,	Unsicherheit, Unbehaglichkeit, Furcht, Sorge, Schrecken, Angst, Grauen, Panik, Schwäche Traurigkeit, Niedergeschlagenheit, Kummer, Mutlosigkeit, Müdigkeit, Resignation, Enttäuschung, Deprimiertheit, Melancholie, Apathie, Scham, Befangenheit, Verlegenheit, Reue, Schuldgefühle, Kränkung, Blamage Abscheu, Abneigung, Widerwillen, Ekel, Verachtung, Entsetzen, Überdruss, Widerstreben, Langeweile, Verdrossenheit, Ungeduld, Einschüchterung, Schüchternheit, Feigheit, Demut, Reue Minderwertigkeit, Unterlegenheit, Geringschätzung, Selbstzweifel Mitleid, Erbarmen Hilflosigkeit, Hoffnungslosigkeit, Verzweiflung

Wird den Sprechenden genügend Zeit und Raum gelassen, kann in der Regel eine emotionale Äußerung erleichtert werden. Der Therapeut(In) muss die Spannung aushalten, Ruhe vermitteln und versuchen, beim Thema zu bleiben und um dieses zu kreisen. Es sollte verhindert werden, dass der Sprechende im Trichtermodell wieder „auftaucht“ und eine neutralere oder sachlichere Ebene anspricht. In Abhängigkeit der zu erwartenden Inhalte und der sichtbaren Bemühungen des Sprechenden um eine emotionale Formulierung kann das Tempo verlangsamt werden. In vielen Fällen kann es zudem förderlich sein, die Person in der Sprecherrolle zu bitten, die Augen zu schließen und sich voll und ganz auf das Thema zu konzentrieren und nachzuspüren, was innerlich abläuft und was er in der Situation fühlt und denkt. Auch kann ein Ansprechen des aktuellen Erlebens in der Paarübung mittels Fragen wie „Was läuft jetzt eben bei Ihnen ab?“ oder „Wie fühlen Sie sich jetzt in diesem Moment?“ hilfreich sein und emotionale Äußerungen erleichtern. Der Therapeut(In) kann sich als Modell anbieten, wenn dies ratsam ist und die Intervention nicht vorschnell erfolgt. So kann er Gefühle anbieten, die er selbst in dieser Situation empfinden würde und nachfragen, ob dies bei der Person in der Sprecherrolle ebenfalls der Fall sei (z.B. „Das würde mich sehr traurig machen, wie sieht das bei Ihnen aus?“ oder „Ich würde mich da unverstanden und einsam fühlen, trifft das auf Sie zu?“).

Eine andere Möglichkeit besteht darin, nach Bildern zu fragen ("Können Sie das in einem Bild beschreiben?", „Gibt es ein Bild, das wiedergibt, wie es in Ihnen aussieht?“ oder „Können Sie den Film erzählen, in dem Sie gerade sind?“). Der Therapeut(In) exploriert dann behutsam die geschilderten Bilder (z.B. „...eine Mauer steht vor Ihnen. Beschreiben Sie noch genauer. Wie ist diese Mauer?“, „Wie fühlen Sie sich dieser Mauer gegenüber?“). Anschließend kann der Therapeut(In) Gefühle, welche das Bild auslöst, ansprechen und damit den Ausdruck von Gefühlen erleichtern („Was löst dieses Bild in Ihnen aus?“; „Wie fühlt sich dieses Bild an?“; „Was spüren Sie, wenn Sie dieses Bild beschreiben?").

Ein weiterer Grund für Schwierigkeiten Gefühle zu thematisieren ist zu Beginn der Paarübungen häufig auch eine gewisse Unsicherheit der Paare in der Handhabung der Regeln (Sprecher- und Zuhörerregeln). Da diese anfangs noch nicht vollständig beherrscht werden und Neuland darstellen, können sich die Partner „verkrampfen“ und im Bestreben, einen guten

Eindruck zu machen und die Regeln möglichst kompetent zu befolgen die Konzentration zu wenig auf sich selber und zu sehr auf diese formalen Details lenken.

Widerstand bei der Gefühlsäußerung in der Trichtermethode
Denkbar ist auch, dass die „Unfähigkeit", Gefühle zu äußern eine Form von Widerstand ist. Widerstand ist ursprünglich kein verhaltenstherapeutischer Begriff, sondern wurde in der Psychoanalyse entwickelt. Freud hatte 1912 in seiner Abhandlung "Zur Dynamik der Übertragung" (siehe gesammelte Werke von Freud, 1960) erstmals den Widerstand ausführlicher definiert und später in seinen "Vorlesungen zur Einführung" dahingehend charakterisiert, dass es sich bei Widerstand um eine Reaktion des ICH handle, das sich gegen das Aufdecken und gegen Veränderungen von verdrängtem Material sträuben würde. Die Stärke des Widerstandes kovariiert dabei, gemäß seiner Annahmen, mit der Intensität der Verdrängung. Widerstand wird somit in der Psychoanalyse als *Schutzmechanismus* des Organismus verstanden. Interessanterweise geht Freud in seinen späteren Schriften (Freud, 1960) noch einen Schritt weiter und meint, dass es in der Therapie auch einen Widerstand gegen das Aufdecken von Widerständen gebe. In der Verhaltenstherapie, welche von einem anderen Störungsverständnis als die Psychoanalyse ausgeht und in der Theoriebildung das Unbewusste ebenso wenig wie den Begriff der Verdrängung berücksichtigt, wird Widerstand als eine willkürliche Reaktion der Person (hier des Sprechers) gesehen, die mit der aktuellen Situation zusammenhängt.

Widerstand kann entsprechend bei der Trichtermethode verschiedene Gründe haben. So ist denkbar, dass beispielsweise die Angst, dass der Partner einen weniger wertschätzen und lieben wird, wenn er im Zuge der intimen Selbstöffnung realisiert, wie man funktioniert, zu Widerstand führen kann. Ebenso kann das Gefühl, vom Partner nicht verstanden zu werden oder die Vorstellung, dass man sich keine Schwächen und Blößen geben darf (persönliches Konstrukt) Widerstand hervorrufen. Weitere

Möglichkeiten für Widerstand sind mangelndes *Vertrauen* in den Partner aufgrund von früheren gravierenden Verletzungen oder Traumatisierungen durch den Partner oder andere nahe Personen (z.B. Bloßstellungen, persönliche kränkende Abwertungen, Lügen, Hintergehungen), welche die Person in ihren Äußerungen vorsichtig werden ließen. Ferner ist zu erwarten, dass gewisse Persönlichkeitsmerkmale wie Repression (Krohne, 1988) oder ein unsicher-vermeidender Bindungsstil (siehe Kapitel 3.6.2.1) mit Widerstand korreliert sein können.

Während im Fall von mangelndem Vertrauen Widerstand im Rahmen der Paarübungen sinnvoll ist (und in der Therapie zuerst versucht werden muss, dieses Vertrauen ineinander wieder herzustellen, bevor mit der Trichtermethode gearbeitet werden kann), sind die anderen Beweggründe für Widerstand therapeutisch relativ rasch aus dem Weg zu räumen. Hierzu kann es sich empfehlen, den Widerstand (nach einem Schnitt, siehe Kasten 27, S. 122) mit Formulierungen wie „Was passiert jetzt eben in Ihnen?", „Warum fällt es Ihnen schwer, dies auszudrücken?"; „Was hindert Sie daran, Ihrem Partner Ihre Gefühle mitzuteilen?" anzusprechen.

Nach Sachse und Maus (1991) würde dies einem Wechsel von der inhaltlichen Ebene auf die *Bearbeitungsebene* entsprechen. Ist der Widerstand sehr stark und mit den oben beschriebenen Methoden nicht zu umgehen, oder wenn es unmöglich scheint, auf eine tiefere Ebene im Trichter zu gelangen, kann der Therapeut(In) schneiden oder aber die Paarübung beenden und mit dem Paar analysieren. Bereits in der nächsten Paarübung kann sich das Verhalten verändern und die emotionale Stresskommunikation einfacher fallen.

Kasten 66. Möglichkeiten des Umgangs mit Widerstand seitens des Sprechers im Trichtermodell

a) *Funktionalität* des Widerstandes ansprechen (Schutzfunktion, Wahrung der Rollenverteilung, Selbstwert schonen usw.) „Ich kann verstehen, dass Gefühle zu zeigen und darüber zu sprechen auch Angst machen kann. Im Alltag tun wir oft gut daran, unsere Gefühle zu verbergen. In diesem Gespräch und in der Partnerschaft sollten Sie aber einen geschützten Raum haben, wo Sie es wagen können. Oder gibt es etwas, was Sie daran hindert oder es erschwert?“.

b) *Zeit lassen*. In nachfolgenden Paarübungen können weitergehende Erfahrungen gemacht werden, die es mit jedem Mal leichter machen können. Wenn zudem die Beziehung zum Therapeuten tragfähiger und vertrauenswürdiger wird, fällt häufig die emotionale Stresskommunikation im Trichtermodell vereinfacht dies.

c) Aufzeigen, welchen *Nutzen* die Stressexploration für den Sprecher bedeutet: „Ich kann mir vorstellen, dass Sie sich und Ihre Gefühle noch besser verstehen können und einen tieferen Zugang zu Ihrem Innenleben erfahren können“, „Es wäre schön für Ihre Partnerschaft, wenn Sie noch mehr von Ihren Gefühlen mitteilen könnten. Gefühle sind wie heimliche Schätze, die in Ihnen verborgen sind”, “Wenn Sie Ihren Partner an Ihrem Erleben teilnehmen lassen, machen Sie ihn zum Komplizen und gewinnen dadurch eine wichtige Unterstützungsquelle” etc.

d) *Paartyp* berücksichtigen. Bei starken Vermeidern (vermeidende Paare im Sinne der Taxonomie von Gottman, 1994; siehe Kasten 11) oder Repressern (siehe Konzept von Krohne, 1988) sollten Grenzsetzungen und Widerstand respektiert werden. Das dyadische System funktioniert bei diesen Paaren möglicherweise gerade dank diesem Vermeiden von Gefühlsäußerungen. Änderungen des Systems können bedrohlich wirken und können (falls überhaupt) nur in kleinen Schritten erreicht werden. Auch können sehr *traditionell* orientierte Paare ihre Rollenmuster durch diese Art der Kommunikation und emotionalen Selbstöffnung gefährdet sehen und entsprechend diese Form der Begegnung ablehnen (dies ist insbesondere bei Paaren oder Partnern aus anderen Kulturkreisen mitzuberücksichtigen, jedoch auch bei gewissen religiösen Orientierungen).

Widerstand in der Trichtermethode kann auch mit dem *Therapeuten* zusammenhängen. Gelingt es dem Therapeuten nicht, in ausreichendem Maße die therapeutischen Basisvariablen zu realisieren (vgl. Kasten 25, S. 111) oder geht er beim "Tauchen" im Trichter zu schnell vor, kann Widerstand seitens des Sprechenden eine Konsequenz sein. Auch können unsensible und vorschnelle Reaktionen des Therapeuten, drängendes und ungeduldiges Verhalten oder Interpretationen und Deutungen (die in jedem Falle strikt zu unterlassen sind, vgl. Kasten 62, S. 220) zu diesen Reaktionen des Sprechers führen. Es ist daher in jedem Fall wichtig, dass der Therapeut(In) sorgfältig analysiert, weshalb der zu beobachtende Widerstand auftreten könnte und dabei auch sich selber als möglichen Grund in Erwägung zieht. Widerstand kann auch seitens des Zuhörers auftreten (siehe auch „Wenn der Partner oder die Partnerin unsensibel auf die Gefühlsäußerung reagiert, S. 237). Wir haben öfters erlebt, dass der Zuhörer mitunter deswegen nicht adäquat auf die Äußerungen des Sprechers eingehen kann (z.B. bei den Zusammenfassungen), weil er selber Angst hat, dieses Wissen und diese Gefühle an sich herantreten zu lassen. Starke Gefühlsäußerungen des Partners (wie Weinen, Verzweiflung, Schmerz) oder die Thematisierung von Konstrukten können beim Zuhörer ebenfalls heftige Reaktionen auslösen, die er nicht zulassen möchte (z.B. bei einer Person mit starker Tendenz zu „repression“). Dies kann mit Gefühlen der *Überforderung* ("Ich schaffe es nicht, meinen Partner mit diesen Gefühlen und Konstrukten zu stützen") oder dem Aufbrechen von eigenen, *ähnlichen Konstrukten* ("Das kenne ich auch, das ist auch mein Problem") zusammenhängen. In beiden Fällen sollte der

Therapeut(In) behutsam vorgehen. Falls nötig kann der Therapeut(In) in einem Schnitt den Zuhörer auf diese Aspekte ansprechen, ihm Gelegenheit geben, sich zu äußern und ihn anschließend ermutigen, die Chance der Methode durch die Nutzung der dyadischen Synergie zu sehen.

Liegen beim Sprecher oder dem Zuhörer starke Widerstände vor, die nicht aufgelöst werden können, dann sollte im Trichter auf keinen Fall weiter in die Tiefe gearbeitet werden. Es empfiehlt sich in diesem Falle, in mittlerer Tiefe zu oszillieren (d.h. keine Fragen zu stellen, die im Trichter zu tieferen Emotionen oder Konstrukten führen) und weitere Paarübungen mit der Trichtermethode zu benutzen, um die Widerstände langsam mittels der gemachten positiven Erfahrungen aufzuweichen.

Wenn der Partner oder die Partnerin unsensibel auf die Gefühlsäußerungen reagiert

Realisiert man, dass der Partner unsensibel, desinteressiert, oder gar hostil (auf der nonverbalen, paraverbalen oder verbalen Ebene) auf die Äußerungen des Sprechenden reagiert (wichtig ist die Beobachtung der non- und paraverbalen Ebene), sollte darauf hingewiesen werden. Zuerst kann dies diskret erfolgen, indem der Therapeut(In) den Partner prüfend und fordernd anblickt und zu mehr aktivem Zuhören und Empathie ermuntert oder ihn beziehungsweise durch Soufflieren (siehe Kasten 27, S. 122) auf die Einhaltung der Regeln verweist. Fruchten diese Interventionen nicht oder bringen sie nur ungenügende Ergebnisse, dann sollte geschnitten werden (siehe Kasten 27). Da ein Schnitt in der Regel als letzte Maßnahme durchgeführt werden sollte (er stört die Interaktionsdynamik und im lerntheoretischen Sinne kann Schneiden als Bestrafungsverhalten des Therapeuten interpretiert werden), empfehlen sich zuerst die bereits genannten Möglichkeiten der Intervention. Ein Schnitt kann jedoch dazu verwendet werden, (a) den Sprechenden zu fragen, wie er sich im Moment fühle und wie die Reaktionen des Zuhörenden rückwirken (d.h. man lässt den Sprechenden selber die unangenehme oder irritierende Haltung des Zuhörenden zurückmelden und unterstützt diese Beobachtungen durch verstärkendes Verhalten), (b) anzusprechen, was man beobachtet hat, und dass einen die Haltung des Zuhörenden nicht befriedigt (wobei man sich beim Sprechenden rückversichert, dass bei ihm derselbe Eindruck vorliegt), (c) den Zuhörenden aufzufordern, sich emotional in den Sprechenden hineinzuversetzen. Dies kann z.B. geschehen indem man fragt, wie er sich selber in dieser Situation fühlen würde, ob er die Gefühle und die Situation des Sprechenden nachvollziehen könne, was bei ihm gerade ablaufe oder weshalb es schwer falle, sich auf den Sprechenden und dessen geäußerte Inhalte einzulassen.

Im Rahmen eines Schnittes kann es auch nützlich sein, den Zuhörenden aufzufordern, die Augen zu schließen und sich die Inhalte des Sprechenden innerlich zu vergegenwärtigen, damit die emotionale Reaktion besser verstanden und nachvollzogen werden kann. Häufig ist es für den Zuhörenden schwierig (ja unmöglich), aufgrund der eigenen idiosynkratischen Funktionsweise zu verstehen, weshalb der Partner in der geschilderten Situation die entsprechenden Gefühle empfindet. Dies ist auch nicht notwendig. Was zählt ist, dass er sich in die Gefühle des Sprechenden hineinversetzen kann, d.h. die Scham, die Traurigkeit, die Angst oder Hilflosigkeit annehmen und nachvollziehen kann und emotional mitschwingt. Während es irrelevant ist, ob der Zuhörer sich mit der Interpretation der Situation, wie sie durch den Partner erfolgte, identifizieren kann, ist es entscheidend, dass er die gefühlsmäßigen Reaktionen nachempfinden kann und auf dieser Ebene empathisch zu reagieren im Stande ist. So kann es durchaus denkbar und auch für den Therapeuten nachvollziehbar sein, dass die Schilderung einer ungerechtfertigten Kritik durch einen inkompetenten Vorgesetzten beim Zuhörenden eher Ärger und Wut hervorrufen, der Sprecher jedoch mit Scham und Selbstzweifeln reagiert. Wichtig ist nicht, dass der Zuhörende die Situation gleichermaßen einschätzt (im Gegenteil kann eine Relativierung der Situationsinterpretation im Sinne des dyadischen Copings im späteren Verlauf der Übung angebracht sein), sondern dass die Gefühle das anderen validiert werden können. Der Zuhörende muss entsprechend in der Lage sein (unabhängig von den Umständen und den kognitiven Prozessen, welche bei der Person in der Sprecherrolle ablaufen), die Gefühle der Scham und des Versagens (welche der Sprechende empfindet) nachzuempfinden und sich auf diese Gefühle einzulassen.

Um dies zu erleichtern, kann der Therapeut(In) bei einem Schnitt den Zuhörer auffordern, sich Situationen vorzustellen, in denen er sich selber schämte oder das Gefühl hatte, nicht zu genügen oder zu versagen. Erneut kann es helfen, wenn diese Situationen mit geschlossenen Augen zu durchleben versucht werden. Sobald der Zuhörende signalisiert, dass er diese Situationen gefunden hat und die genannten Gefühle spürt, bittet der Therapeut(In), diesen innerlich nachzuspüren und anschließend zu versuchen, sich empathisch auf den Partner einzulassen und ihm bei diesen Gefühlen zu begegnen. Gelingt dies, wird die Paarübung fortgesetzt, der Sprechende wird nach einer nochmaligen kurzen Zusammenfassung gebeten, mit den Ausführungen fortzufahren und die Person in Zuhörerposition ist nun angehalten, ihre Empathie durch aktives, interessiertes und engagiertes Zuhören zu bekunden. Von zentraler Bedeutung ist, dass diese Intervention im Rahmen eines klar deklarierten Schnitts erfolgt und der Zuhörende ansonsten in der Zuhörerrolle belassen wird. Es ist unbedingt zu vermeiden, dass der Zuhörende bei einer solchen Intervention in der Paarübung zum Sprechenden wird. Daher ist diese Intervention kurz zu halten, klar zu definieren und danach rasch wieder in die unterbrochene Paarübung zurückzukehren.

Ressourcenaktivierung oder Umschwenken auf positive Themen
Falls bei der Gefühlsexploration zusehends destruktive Themen und für die Dyade problematische Gefühle (z.B. Hass auf andere und den Partner, Verachtung von anderen inklusive des Partners) sichtbar werden, soll der Therapeut(In) besonders vigilant sein und das Gespräch behutsam auf eine konstruktivere Ebene umzuleiten versuchen. In solchen Fällen kann es ange-

bracht sein, nicht weiter ein Thema zu verdichten und weitere Gefühle und Konstrukte in diesem Zusammenhang anzugehen, sondern auf Ressourcen und Wünsche (als positive Aspekte) zu sprechen zu kommen. Beispiel: "Ich spürte dann, dass mich dieser Vorgesetzte einfach nur kränken wollte. Ich fühlte mich auf einmal klein und minderwertig, verachtungswürdig und schämte mich nur noch. Alle geben mir immer das Gefühl, dass ich zu nichts tauge, wertlos und unnütz bin". Durch die Verallgemeinerung ist in diese Aussage der Partner mit einbezogen, und obgleich kein direkter Vorwurf (im Sinne einer Du-Botschaft an den Partner) gemacht wird, ist klar, dass er in dieser Feststellung auch eingeschlossen ist und sich entsprechend kritisiert fühlen muss. Vom Partner unvoreingenommenes Zuhören in dieser Situation weiterhin zu erwarten, wäre illusorisch. Es empfiehlt sich daher, einerseits auf die Regel „Konkretheit" zu verweisen, andererseits auch, Wünsche und Erwartungen anzusprechen (z.B. „Was würden Sie sich da wünschen?").

Beeinflussende Zusammenfassungen
Die Art und Weise, wie die Partner zusammenfassen, kann implizit Hinweise darauf geben wie das Kommunikationsmuster und die Machtverteilung im Paar aussehen. Besonders zu beachten sind Inhalte, die zusammenzufassen vergessen werden (*Beispiel*: Eine Frau erzählt von ihrer Wut gegen eine Nachbarin, und fügt dann an, dass sie sich auch hilflos gefühlt habe. Der Partner, der eine beschützende Haltung einnimmt, wiederholt nur das Gefühl der Hilflosigkeit, übergeht aber die Wut. Damit werden seine Erwartungen hinsichtlich angemessener Gefühle seiner Frau deutlich: Hilflosigkeit ist akzeptabel, da er dabei eine progressive Position als Beschützer einnehmen kann, Wut ist inakzeptabel, da die Partnerin hier Stärke und Tatendrang zeigen könnte, was ihm auch in anderen Kontexten eher unangenehm sein könnte).

Der Therapeut(In) muss in jedem Fall darauf achten, dass *alle* geäußerten Emotionen vom Zuhörer korrekt zusammengefasst werden, um dem Problem zu wehren, das einem Paar möglicherweise zugrunde liegende implizite Einverständnis, welche Emotionen wem zustehen, nicht zu legitimieren oder zu verstärken. Mit anderen Worten gilt es wachsam für *Shapingprozesse* (selektive Rückmeldung von Emotionen des Partners und damit Beeinflussung von dessen emotionalem Erleben) der Partner zu sein.

„Ko-Therapeuten" oder Kommunikationsfachleute
Es kommt nicht selten vor, dass sich einer der Partner durch spezifische Kompetenzen auszeichnet (oder es zumindest meint) und beispielsweise bereits in der Firma ein Kommunikationstraining absolviert hat und sich entsprechend überlegen fühlt oder meint, von diesem Teil der Therapie nicht mehr profitieren zu können. Diese Personen glauben von sich, dass sie bereits kompetent sind, und dass die dyadischen Probleme eher auf Defizite des Partners zurückgehen. Besonders häufig wird diese Konstellation bei *Fachleuten* auf dem Gebiet (z.B. Psychologen, Therapeuten, Sozialarbeiter, Seelsorger und Personen aus anderen sozialen Berufen oder z.B. Manager, die ein Kommunikationsseminar besucht haben) angetroffen.

Einerseits ist berufliches Fachwissen ein Potential, das für die Arbeit mit dem Paar genutzt werden kann, andererseits besteht ein wesentlicher Unterschied zwischen beruflichen und intimen Beziehungen, so dass dieser vermeintliche Wissensvorsprung oder Fachwissen ganz allgemein kaum wirklich eine Hilfe sind und im Gegenteil destruktiv für die Partnerschaft sein kann. Dennoch oder gerade deshalb ist als Therapeut(In) behutsam mit diesem vermeintlichen Wissen des Partners umzugehen. Es muss versucht werden, im Sinne des Shapings die vorhandenen Kompetenzen in die richtigen Bahnen zu lenken und den Partner mit dem Vorwissen auf keinen Fall abzuwerten oder neutralisieren zu wollen. Vielmehr sollte im Einzelfall eruiert werden, ob die Kompetenzen tatsächlich vorhanden sind und wie sie optimal für den Therpieprozess genutzt werden können. Auf eine Koalition mit dem Partner mit Vorwissen ist genauso zu verzichten (Partner als Ko-Therapeut(In), wie es unprofessionell wäre, sich auf einen Machtkampf einzulassen. Das Vorschieben oder Darstellen von bereits vorhandenen Kompetenzen kann neben einem harmlosen Aufplustern häufig auch dem Überdecken von eigenen Unsicherheiten und Ängsten dienen und sollte ignoriert werden. Beiden Partnern wird derselbe Respekt entgegengebracht, und es sollte nie vergessen werden, dass bei einer Partnerschaftsstörung beide Partner im selben Boot sitzen und beide die gleiche therapeutische Unterstützung erhalten sollten.

3.6.5 Voraussetzungen für die Trichtermethode

Voraussetzungen für die Methode der emotionalen Stressexploration sind (a) gegenseitiges *Vertrauen*, d.h. das Wissen, dass der Partner behutsam mit diesen persönlichen, intimen Mitteilungen umgeht und sie auch im Streitfall nicht gegen einen einsetzt, (b) *Zeit* und *Nähe*, in der sich beide Partner in Ruhe miteinander unterhalten können, wo keine Hektik herrscht und auch die Möglichkeit besteht, authentisch zu erleben, wie das partnerschaftliche Gegenüber reagiert. Raum-zeitliche Nähe schafft auch die Möglichkeit zu körperlichem Kontakt (in die Arme nehmen, küssen etc.), (c) *gegenseitiges Interesse* (Anteilnahme am Leben des Partners), (d) *Gegenseitigkeit und Ausgewogenheit* (beide Partner kommunizieren auf der emotionalen Ebene und schildern ihr Stresserleben in dieser Art, gehen aber auch wechselseitig unterstützend aufeinander ein) und (e) die *Diskriminationsfähigkeit* zu erkennen, wann eine Situation explizit für eine verbale Stresskommunikation geeignet ist und welche Inhalte ausschließlich im Paar bleiben und nicht anderen Personen (Freunden, Verwandten, Bekannten) mitgeteilt werden sollten usw.

In jedem Falle gilt, dass der Therapeut(In) nur dann im Trichter mit dem Sprecher "taucht", wenn beide Partner angemessen reagieren (d.h. wenn die unter 3.6.4.3 aufgeführten Probleme auftreten und therapeutisch nicht gelöst werden können, wird nicht getaucht). Es ist strikt auf die Symmetrie zwischen der Selbstöffnung seitens des Sprechenden und der adäquaten Zusammenfassung und dem emotionalen Mitschwingen des Zuhörenden zu achten. Erkennt der Therapeut(In) Probleme, dann unterlässt er es, im Trichter auf tiefere Ebenen vorzustoßen und stellt Fragen, die um das erreichte Niveau oszillieren. Bei der Trichtermethode ist absolute Sorgfalt geboten, da es aus therapeutischer Sicht sträflich ist, die emotionale Selbstöffnung und das Freilegen von persönlichen Konstrukten zu fördern, wenn die Bedingungen hierfür nicht stimmen. Es kann nicht genügend betont werden, dass der wechselseitige Respekt und das gemeinsame Vertrauen die zentralste Grundlage für diese Methode bilden müssen.

3.6.6 Indikation der bewältigungsorientierten Intervention

Die 3-Phasen-Methode (mit der Trichtermethode als zentralem Bestandteil) ist bei sämtlichen Paaren indiziert, bei welchen eine Erhöhung der reziproken Bezogenheit und der wechselseitigen Unterstützung sowie eine Optimierung der gemeinsamen Stressbewältigung angestrebt werden. Paare, welche viel Stress im Alltag erfahren und/oder inadäquat damit umgehen, können in hohem Maße aus dieser Methode Nutzen ziehen. Im Rahmen unserer Therapien sind die Trichermethode und die 3-Phasen-Methode Kernstücke. Insbesondere die Trichtermethode wird dabei auch im Rahmen von *kognitiven Interventionen*, zur gegenseitigen Kommunikation und Bearbeitung von eigenen Wünschen und Bedürfnissen, Standards, Zielen und Lebensentwürfen oder im Rahmen der Akzeptierungsarbeit verwendet. Da viele Themen, die in der Paartherapie aufkommen, am Besten im *dyadischen Setting* bearbeitet werden können (womit dem Paar jedes Mal eine zusätzliche Übungsmöglichkeit zur Festigung der zentralen Kompetenzen gegeben wird), ist die Trichtermethode hervorragend dazu geeignet, diese mitzuteilen und zu vertiefen. Obgleich die Methode ursprünglich für die

Mitteilung von *paarexternen* Stresserfahrungen entwickelt wurde (d.h. Stress, der außerhalb der Dyade erlebt wird und mit dem Partner nichts zu tun hat, womit auch dessen Empathie und Verständnis besser möglich sind), haben wir festgestellt, dass sie in *fortgeschrittenem Stadium* (wenn beide Partner eine wechselseitige Akzeptanz, Respekt füreinander und ein genügendes Maß an Intimität bereits aufgebaut haben) ebenso zur Mitteilung von Themen, die einen im Rahmen der Paarbeziehung belasten, verwendet werden kann. Häufig aktivieren störende Eigenarten des Partners, Meinungsunterschiede zwischen der Partnerin und dem Partner, Ziel- und Bedürfnisdiskrepanzen zwischen den Partnern usw. analog zu äußeren Ereignissen persönlichkeitsrelevante Konstrukte bei den Partnern - und erst deren Kenntnis kann Verständnis füreinander, die Motivation sich zu verändern oder die Basis für Akzeptanz schaffen.

Die Trichtermethode sollte erst angewendet werden, wenn bereits eine *Annäherung* zwischen den Partnern stattgefunden und das Reziprozitätstraining positive Effekte gezeigt hat. In der Regel wird sie in der Therapie erst nach dem Kommunikationstraining (in welchem eine Festigung der Sprecher- und Zuhörerregeln erfolgt, womit die Grundlage für die Trichtermethode gelegt wird) eingesetzt.

Die Trichtermethode darf nicht angewendet werden, wenn die Partner die Beziehung längerfristig nicht mehr aufrechtzuerhalten gedenken oder die Zukunft der Partnerschaft für einen oder beide Partner unklar ist. Die Methode erfordert zwingend das wechselseitige Commitment und Engagement für die Paarbeziehung und deren Kontinuität. Es ist auch zwingend, dass sich beide Partner in gleichem Maße auf die Methode einlassen und sich im Trichtermodell selbstöffnen. Der Therapeut(In) muss in jedem Fall verhindern, dass eine einseitige Selbstöffnung erfolgt und eine Asymmetrie in der emotionalen Mitteilung aber auch bezüglich des dyadischen Copings in der 3-Phasen-Methode möglich ist.

Weiter ist die Methode kontraindiziert, wenn ein Partner *antisoziale Persönlichkeitszüge* aufweist (was sich in einer mangelnden Empathiefähigkeit äußert) oder an schweren psychischen Störungen (z.B. Psychose) leidet. Im Rahmen der Behandlung von affektiven Störungen, Angststörungen und sexuellen Funktionsstörungen hat sich die Methode (unter Berücksichtigung der jeweiligen Symptomatik) jedoch als geeignet erwiesen und darf als indiziert betrachtet werden.

3.6.7 Wirkungsweise der bewältigungsorientierten Intervention

Die Methode wirkt insbesondere durch die folgenden drei (auch theoretisch postulierten) Prozesse, (a) die *Reduzierung des Stressniveaus* (was einer negativen Verstärkung nach Skinner, 1973, gleichkommt), (b) die Förderung der dyadischen *Kohäsion* und *Intimität* und (c) die Möglichkeit, *Emotionen* in einem geschützten Rahmen *ausdrücken* zu können.

Wie deutlich wurde, schafft die Trichtermethode durch die Freilegung von zentralen Schemata auf der einen Seite eine gewisse *Verletzlichkeit* beim sich selbstöffnenden Partner, auf der anderen Seite (vorausgesetzt der andere Partner geht damit behutsam um) wird damit auch eine einzigartige Möglichkeit der intimen Begegnung, des Vertrauens und des wechselseitigen Respekts ermöglicht. Da zudem das dyadische Coping des Partners angemessen und bedürfnisabhängig erfolgt, ziehen der Partner aus dieser Methode einen hohen Gewinn. Die Wirksamkeit der Methode beruht zum einen auf einer besseren *Passung* zwischen dem Bedürfnis der gestressten Person und der erhaltenen Unterstützung durch den Partner, wobei das Erfolgserlebnis und damit die wechselseitige Verstärkung für beide Partner maximiert wird, zum anderen auf dem besseren Sich-Kennenlernen, was die wechselseitige Intimität, das Vertrauen ineinander und das Gefühl der Zusammengehörigkeit ("Wir-Gefühl") des Paares stärkt.

Drittens ist die Wirksamkeit der Methode auch auf die Möglichkeit der *Emotionsbewältigung* zusammen mit dem Partner zurückzuführen. Wie die Forschung zeigt, ist es für die psychische Gesundheit und die Homöostase des Menschen wichtig, seine Gefühle angemessen wahrnehmen und mitteilen zu können (Damasio, 1994; Johnson & Greenberg, 1994). So zeigt eine Reihe von Untersuchungen, dass die Unterdrückung von Emotionen gesundheitsschädigend ist, während deren Mitteilung (mündlich oder schriftlich) gesundheitsfördernden Wert hat, das Funktionsniveau des Immunsystems günstig beeinflusst und mit weniger physischen und psychischen Symptomen einhergeht (vgl. z.B. Pennebaker, 1995; Metaanalyse von Smythe & Pennebaker, 1999). Auf der Grundlage dieser empirischen Befunde ist anzunehmen, dass es für den Partner eine äußerst wertvolle Gelegenheit darstellt, dem anderen Partner sein Stresserleben und die damit verbundenen Emotionen und Kognitionen bis hin zu den zugrundeliegenden Schemata mitteilen zu können und durch das Reden darüber mehr Klarheit über sich selber und sein Funktionieren zu erfahren und sich so auch selber besser annehmen zu können. Eine (zufriedenstellende) Partnerschaft ist zudem der einzige Ort (außer in einer Psychotherapie), wo solch intime und persönliche Inhalte kommuniziert werden können, womit ihre Bedeutung für das psychische Befinden in besonderem Maße deutlich wird. Gleichzeitig schafft diese Art der Kommunikation Verständnis und Achtung voreinander und festigt damit das "Wir-Gefühl" des Paares, seine Sicht der Partnerschaft als hilfreich und unterstützend und die wechselseitige Intimität und Verbundenheit.

Das gegenseitige *bessere Kennenlernen* mittels der Trichtermethode, die *vertrauensbildende Nähe*, welches dieses Wissen stiftet und die Erfahrung, dass beide Partner (meist in ähnlichem Ausmaß), unabhängig davon, welche Fassade sie gegen außen und Fremden gegenüber aufrechterhalten, problematische Konstrukte haben, hat in den meisten Fällen einen starken therapeutischen Effekt. Beide Partner lernen, ihre Schwächen einzugestehen, zu ihnen zu stehen und sie wechselseitig aneinander zu akzeptieren, da sie Ergebnisse der jeweils eigenen Lerngeschichte und Biographie sind. Sie sind Teil eines jeden und nicht böswilliger Ausdruck oder rücksichtslose Bestrebungen gegenüber dem Partner. Das Paar muss lernen, dass häufig unverständliches und inadäquates Verhalten, welches einen am anderen stört, nicht negativ motiviert und gegen den Partner gerichtet ist. Vielmehr ist es die Konsequenz dieser problematischen Schemata, die in der Sozialisation erworben wurden und mit dem aktuellen Partner nichts zu tun haben. Sie jedoch zu kennen, schafft die Voraussetzung für wechselseitiges Verständnis, aber auch für das Bemühen, sie allein oder gemeinsam verändern und überwinden zu können. Die Trichtermethode schafft eine Plattform des sich Begegnens, des sich Verstehens und Schätzens. Wenn beide Partner sich ehrlich auf die Methode einlassen (und dies muss der Therapeut(In) gewährleisten), baut sie *Machtgefälle* und inegalitäre Rollenmuster ab, da die Erkenntnis, dass beide Partner in ihrer eigenen Weise, ihre ganz eigenen dysfunktionalen Konstrukte haben, unweigerlich eine Annäherung und Angleichung bewirkt.

3.6.8 Unterschied zwischen dem Kommunikationstraining und der bewältigungsorientierten Intervention

Zwischen dem Kommunikationstraining und der bewältigungsorientierten Intervention (Trichtermethode und 3-Phasen-Methode) bestehen vier grundsätzliche Unterschiede. Der erste liegt in der *Zielsetzung* der beiden Methoden, der zweite in der *Vorgehensweise*, der dritte in der *Tiefe* der emotionalen Einbindung (vgl. Schemaexploration) und der vierte im *Situationsprofil.* Während das Ziel beim Kommunikationstraining darin besteht, den Partner für die eigene Sicht der Dinge zu sensibilisieren, indem man ihm mitteilt, was eine Situation oder ein Verhalten des Partners für einen bedeutet (mit dem Ziel, durch diese Mitteilung der eigenen Gefühle, Bedürfnisse, Wünsche und Ziele - ohne Vorwürfe und Anklagen- den Partner dazu zu bewegen, sein Verhalten und seine Meinung zu ändern) strebt man bei der emotionalen Stressexploration eine bessere Kenntnis der eigenen Funktionsweise an, um sich selber verändern zu können. Der Partner gibt hier Hilfestellungen und partizipieren an der Entdeckung des anderen, damit sich dieser positiv (mitunter auch durch Unterstützung) verändern kann. Damit strebt das Kommunikationstraining die Veränderung des Verhaltens beim Partner, die bewältigungsorientierte Intervention aber die Veränderung bei sich selber an.

Entsprechend ist auch die Vorgehensweise - obgleich in vielen Punkten vergleichbar - doch dahingehend unterschiedlich, als beim Kommunikationstraining zwar Gefühle und Wünsche angesprochen werden, die Tiefe der Exploration jedoch weitaus geringer ist, als bei der emotionalen Stressexploration in der Trichtermethode, wo die relevanten Konstrukte erforscht werden. Während es beim Kommunikationstraining genügt, dem Partner die eigene Sicht der Dinge klar zu machen und hier ein Ebenenwechsel (von Du zu Ich-Botschaften) in den meisten Fällen bereits erfolgreich ist, erfordert die Trichtermethode eine tiefere Analyse.

Der dritte Unterschied, der mit den beiden ersten zusammenhängt, betrifft das Situationsprofil. Während beim Kommunikationstraining paarinterner Stress (was einen am Gegenüber stört, was im Paar selber für Konflikte bestehen) bearbeitet wird, steht bei der 3-Phasen-Methode paarexterner Stress im Vordergrund, der primär nichts mit dem Partner zu tun hat. Nur so ist es möglich, dass in der zweiten Phase der Paarübung *supportives dyadisches Coping* geben werden kann.

Kasten 67. Unterschiede zwischen dem Kommunikationstraining und der bewältigungsorientierten Intervention

	Kommunikationstraining	Bewältigungsorientierte Intervention
Fokus	Paar-interner Stress (störende Gewohnheiten des Partners, unterschiedliche Ziele, Bedürfnisse, schlechte Passung etc.)	Paar-externer Stress (der nichts mit dem Partner zu tun hat)
Tiefe des Gesprächs	Mittlere Tiefe (Ansprechen von Gefühlen, Wünschen und Bedürfnissen)	Starke Tiefe (Exploration von tieferen Gefühlen, Kognitionen, persönlichen Schemata und Konstrukten)
Rolle des Zuhörers	Zuhören und verstehen	Zuhören, verstehen und in einer zweiten Phase Unterstützung geben (Mithilfe bei der Stressbewältigung des Partners)
Veränderung	Ich-bezogene, gefühlsmäßige Mitteilung, weshalb einem das Partnerverhalten stört, damit der Partner motiviert wird, sein Verhalten zu ändern (indem er versteht, was es für den anderen bedeutet). Partner A teilt sich mit, damit Partner B ihn versteht und sich womöglich verändert.	Exploration der Gründe für seinen eigenen Stress unter Mithilfe des Partners, damit man selber besser mit der Situation umgehen kann. Partner A teilt sich mit, um mehr über sich selber zu erfahren und sich verändern zu können.

3.6.9 Unterschiede zwischen der bewältigungsorientierten Intervention und der emotions-fokussierten Paartherapie

Wie aufgrund der bisherigen Ausführungen deutlich wurde, fokussiert die bewältigungsorientierte Intervention sowohl bei der Trichtermethode (d.h. der Exploration der Gefühle und kognitiven Schemata) wie auch bei der 3-Phasen-Methode (im Rahmen des supportiven dyadischen Copings) v.a. die emotionale Ebene. Gefühle und Kognitionen (und deren Zusammenspiel) stehen im Vordergrund dieser Intervention, sollen erkannt und erspürt und schließlich mithilfe des Partners konstruktiv zu verändern versucht werden. Es handelt sich dabei um die persönlichen Gefühle und Konstrukte eines Partners in dessen Interaktion mit seiner Umwelt (d.h. im Zuge seines Stresserlebens), womit diese Emotionen und Konstrukte primär unabhängig und in keiner direkten Beziehung zur Partnerschaft oder dem Partner stehen. Vielmehr handelt es sich um Reaktionen des Partners, die nur durch eine profunde Kenntnis seiner Person erklärt werden können, die jedoch verständlich werden, wenn sein kognitiv-emotionales Funktionieren erkennbar wird. Da der andere Partner häufig unter diesen Stressreaktionen des anderen leidet (meist ohne zu verstehen, weshalb diese Reaktionen auftreten und weshalb sie so heftig ausfallen) und sie mitunter auf sich zu beziehen beginnt ("Der Partner ist so gereizt, wenn er nach Hause kommt, weil ich ihm auf die Nerven gehe"; "Dass meine Partnerin gleich so aus der Haut fährt zeigt, dass sie mich nicht mehr liebt und ich sie in Ruhe lassen soll"), besteht ein Ziel der bewältigungsorientierten Intervention darin, beiden Partnern zu erkennen zu erlauben, warum das Stressereignis diese Reaktionen beim betroffenen Partner hervorruft. Dadurch werden seine Reaktionen nachvollziehbarer, lassen sich einordnen und verlieren damit ihr bedrohliches und längerfristig destruktives Profil. Gleichzeitig erlaubt nur diese Kenntnis eine angemessene Unterstützung (supportives dyadisches Coping) des Partners, die in der Regel auf der emotionalen Ebene zu erfolgen hat.

Eine Paartherapieform, welche sich seit Jahren ebenfalls explizit mit Emotionen in der Partnerschaft beschäftigt, stellt die *emotionsfokussierte Paartherapie* ("emotionally focused couples therapy") von Greenberg und Johnson (1986, 1990) respektive Johnson, Hunsley, Greenberg und Schindler (1999) dar, welche *erlebniszentrierte* und *systemische* Elemente verbindet. Ziel der emotionsfokussierten Paartherapie ist die Veränderung von negativen dyadischen Interaktionen aufgrund der intrapsychischen Erfahrung, welche während dieser Interaktionsprozesse gemacht wird. So werden die Partner in der Therapiesitzung aufgefordert, miteinander zu interagieren und anschließend die durch das Gespräch ausgelösten Gefühle zu explorieren und sich wechselseitig mitzuteilen. Dabei wird vom Therapeuten versucht, die Gefühle, welche die Selbst- und Fremdwahrnehmung beeinflussen, aufzudecken und bewusstseinsfähig ("awareness") zu machen. Konkret bedeutet dies, dass das Paar ein Konfliktthema diskutiert und der Therapeut(In) dabei mit dem Paar verschiedene Aspekte herausarbeitet, wie die Positionen, welche die Partner einnehmen, die Bewusstmachung der der Interaktion zu Grund liegenden Gefühle, die Umdeutung des Paarproblems vor dem Hintergrund dieser nun erkannten Gefühle, die Ermutigung des Paares, zu ihren Gefühlen zu stehen und die Gefühle des anderen zu akzeptieren sowie den Wunsch, eigene echte Bedürfnisse ("felt needs") zu äußern. Im Gegensatz zum bewältigungsorientierten Ansatz geht es hier um Paarthemen, welche emotional verstanden werden sollen und weder um individuelle Prozesse, welche dyadisch bearbeitet werden, noch um dyadisches Coping. Auch liegen bezüglich des methodischen Vorgehens große Unterschiede vor.

3.7 Akzeptanz versus Veränderung

Seit ihren Anfängen war die Verhaltenstherapie *veränderungsorientiert*, was sich auch in früheren Bezeichnungen wie "behavior modification" widerspiegelte. Die Idee, dass ausreichend wirksame Techniken genügen, um Verhalten zu verändern, erweist sich jedoch gerade im Zusammenhang mit Paaren häufig als unrealistisch. Während es bereits äußerst schwierig sein kann, das Verhalten eines Individuums zu verändern, erweist es sich häufig als noch aussichtsloser, ein Paarsystem verändern zu wollen, da beide Partner aktiv dazu beitragen müssen und in der Paartherapie die Partnerin und der Partner aufgefordert sind, zum Gelingen der Therapie mit eigenen Beiträgen beizusteuern. Je stärker das dysfunktionale Verhalten zudem habitualisiert ist oder mit der eigenen Persönlichkeitsentfaltung assoziiert wird, desto schwieriger wird das Unterfangen.

Kasten 68. Akzeptierungsarbeit im Überblick

Zielsetzung	Schaffung von mehr Toleranz für den Partner und Akzeptanz für seine Eigenarten und sein Verhalten; Überwindung des Versuchs, den Partner nach seinen Vorstellungen verändern zu wollen
Methode	Kognitive Intervention
Indikation	bei sämtlichen Paaren
Setting	Triadisches und dyadisches Setting
Therapeutenverhalten	Therapeut ist aktiv, hinterfragt, deckt auf und verdeutlicht
Sitzungen	12. und 13. Sitzung
Informationsblätter	Informationsblatt 7
Übungsblätter	Übungsblatt 12

Jacobson (1992) und Kollegen (Jacobson & Christensen, 1996; Jacobson, Christensen & Babcock, 1995; Phelps & Jacobson, 1998) haben in ihrer *integrativen Paartherapie* eine neue Sichtweise dahingehend eingebracht, als sie das Akzeptieren von Stagnation, Konflikten und Problemen als eine weitere Zielsetzung einer modernen Verhaltenstherapie mit Paaren postulierten und davon Abstand nehmen, dass in jedem Fall Verhaltensänderungen das Ziel der Intervention sein müssen. Sie stützten sich dabei vor allem auf empirische Arbeiten aus der Gruppe um Christensen (vgl. Kapitel 1.4.3.7), wonach fundamentale Unterschieden zwischen Männern und Frauen bezüglich *Distanz* und *Nähe* in der Partnerschaft bestehen (z.B. Christensen & Shenk, 1991). Diese unterschiedlichen Bedürfnisse nach *Intimität* versus *Autonomie* sind häufig nur sehr schwer veränderbar und Intervention, welche dies dennoch anstreben, können problematisch sein, da sie Grundbedürfnisse beider Partner tangieren und ihnen Werte aufzwingen, die für sie nicht akzeptabel oder wünschenswert und nicht kompatibel mit ihren eigenen Vorstellungen und Bedürfnissen sind. Gerade bei einem unterschiedlichen Bedürfnis nach Nähe gibt es keine normativ richtige Antwort, welcher der beiden Partner im recht sei, ob derjenige, der mehr Freiheit und Unabhängigkeit in der Partnerschaft realisieren möchte oder derjenige, der vor allem Nähe, Intimität und Gemeinsamkeit sucht. Obgleich die Forschung aufzeigt, dass ein bestimmtes Ausmaß an gemeinsamen Erlebnissen zur Ausbildung und Festigung des *"Wir-Gefühls"* des Paares zentral ist (vgl. „Systemisch-prozessuales Stressmodell von Bodenmann"), bleibt es jedem Paar, ja beiden Partnern überlassen zu entscheiden, wie viel Nähe oder Distanz sie brauchen, um die Beziehung als zufriedenstellend zu erleben. Hinzu kommt, dass dieses Bedürfnis nicht nur geschlechtsspezifisch unterschiedlich zu sein scheint, sondern dass auch phasenspezifisch unterschiedliche Bedürfnisse nach *Kohäsion* (Zentripetalität) versus Freiräumen und *Unabhängigkeit* (Zentrifugalität) bestehen. Eine Veränderung dieser Bedürfnisse ist daher im Rahmen einer Paartherapie delikat und häufig nicht erstrebenswert. Jacobson und Christensen (1996) schlagen daher vor, diese Unterschiede zu akzeptieren und Kompromisse zu finden, die für beide Partner vertret- und lebbar sind.

Hierzu schlagen sie mehrere Strategien vor: (1) Das Paar soll lernen, den Konflikt bezüglich unterschiedlicher Bedürfnisse zu externalisieren, d.h. diese Spannung als etwas zu sehen, das von außen auf das Paar einwirkt, das eine problematische Konstellation darstellt, die weder beim einen noch beim anderen ihre Ursache hat, sondern beide betrifft und auch als normal zu bezeichnen ist. Dieser Konfliktstoff ist partnerschaftsinhärent und weder der Fehler der Partnerin noch der Fehler des Partners. Es gibt auch nicht einen der beiden, der im Recht ist oder dessen Bedürfnis als angemessener als dasjenige des anderen gelten darf. Der Partner muss vielmehr lernen, diese *unterschiedliche Ausgangslage* zu realisieren und zu akzeptieren, sie als eine Chance zu nutzen um zu versuchen, das Problem als etwas zu definieren, das sie zusammen (mit vereinten Kräften) lösen können. Das Problem wird damit zu einem gemeinsamen Gegner, den es unter Nutzung der dyadischen Synergien zu bekämpfen gilt. Die Partner müssen Abstand davon nehmen, zu denken, dass der andere Partner ihnen absichtlich etwas zuleide tue, sie ärgern oder unterdrücken wolle.

(2) Die Partner sollen versuchen, ihre Toleranz gegenüber dem Verhalten des anderen und der gegenseitigen Unterschiedlichkeit zu erhöhen, indem eine objektive *Beobachterposition* eingenommen wird. Wenn das störende Verhalten des Partners nicht mehr als gegen einen selbst gerichtet interpretiert wird, sondern als Eigenart des anderen akzeptiert werden kann und man dies gelassen aus einer dritten Warte zu betrachten lernt, wird ein beachtlicher Teil der Negativdynamik entzogen. Die beiden Partner sehen ein, dass sie es nicht nötig haben, gegen den anderen zu kämpfen, ihn überzeugen und verändern zu wollen. Die Akzeptanz der Unterschiedlichkeit schafft Toleranz und Freimut, Großzügigkeit und damit weniger Konflikte und dominante Versuche, den anderen nach seinen Vorstellungen zu modellieren (vgl. Zwangsprozess; Kapitel 1.4.3.5). (3) Jacobson

und Christensen (1996) plädieren für mehr Unabhängigkeit zwischen den Partnern, mehr Freiräume und mehr Eigenaktivitäten und Aktivitäten mit Freunden, damit die Partnerschaft einerseits neue Impulse von außen erhält, andererseits die starke wechselseitige personale (symbiotische) Fixierung aufgebrochen und gelockert werden kann. *Außenaktivitäten* reduzieren das Spannungspotential des Paares und schaffen automatisch Freiräume und dadurch neue Begegnungsmöglichkeiten. Durch eine gesunde Distanz zwischen den Partnern (Aufbau von Aktivitäten unabhängig vom Partner, Pflegen von Hobbys ohne den Partner usw.) wird zudem die Toleranz gegenüber den Unzulänglichkeiten oder mangelndes Interesse des Gegenübers gefördert und die Akzeptanz füreinander erhöht.

In eine ähnliche Richtung geht der Ansatz von Willi, Frei und Limacher (1994), welche mit der *Konstruktdifferenzierung* ebenfalls versuchen, das Verständnis für den Partner zu erhöhen und davon Abstand zu nehmen, den Partner nach den eigenen Vorstellungen verändern zu wollen. Wie die Autoren (vgl. auch Willi, 1996) geltend machen, eignet sich der Ansatz besonders zur Bearbeitung von Machtproblematiken in der Partnerschaft, indem die Konstrukte der beiden Partner offen gelegt werden und damit eine Annäherung stattfinden kann.

3.7.1 Konkretes Vorgehen in der Therapie

Da häufig nicht das Verhalten des Partners oder seine Bedürfnisse per se als problematisch oder störend erlebt werden, sondern die damit einhergehenden Attributionen seitens des Partners („Sie macht das nur, um mich zu kontrollieren, mich zu dominieren und in meiner Freiheit einzuschränken", "Er will keine Nähe, weil er mich nicht liebt"), ist es Aufgabe des Therapeuten, primär bei der *Reformulierung* des Problems und dessen *Neutralisierung* anzusetzen. Die Tatsache, dass Unterschiede zwischen den Partnern unbefriedigend sein können ist weniger das Problem, als die damit einhergehenden Anschuldigungen und Abwertungen des Partners, das gegenseitige Unverständnis und das Bedürfnis, den anderen nach den eigenen Vorstellungen zu formen und zu verändern. Dieses Bestreben und der dabei ausgeübte Zwang, die damit einhergehenden Kränkungen des Partners sind die kritischen Aspekte innerhalb dieses Themas, welche längerfristig die Partnerschaftsqualität unterhöhlen. Das Partnerschaftsproblem ist damit nur Ausdruck von unterschiedlichen Bedürfnissen, welche als solche legitim sind und auch von beiden Partnern akzeptiert werden können, wenn sie nicht auf Kosten des einen oder anderen gehen und nicht dysfunktional interpretiert werden. Hier muss der Therapeut(In) ansetzen. Seine Aufgabe besteht darin, das Problem als unterschiedliche Bedürfnisse und Reaktionen der beiden Partner zu thematisieren und die Partner zu ermutigen, die damit verbundenen Schwierigkeiten zu anerkennen und sich gegenseitig mitteilen zu können. Beide Partner sollen sich mitteilen, weshalb für sie Freiheit und Unabhängigkeit oder Nähe und Intimität von so großer Bedeutung sind und welchen Stellenwert diese Konstrukte für ihr Lebensglück und die Beziehungszufriedenheit haben. Sie sollen lernen, sich wechselseitig einzuweihen in ihre Bedürfnisse und dabei Vorwürfe und Anschuldigungen, Kritik und Verachtung zu unterlassen. Jacobson und Christensen (1996) betonen dabei, dass die Partnerin und der Partner in ihren Bedürfnissen und Ansichten nicht vollends übereinstimmen müssen, um zu kooperieren und Kompromisse zu finden. Sie müssen allerdings den anderen zu verstehen suchen und den Wunsch hinter sich lassen, den Partner nach ihren Vorstellungen verändern zu wollen. Zur Erreichung dieses Ziels schlagen sie vier Interventionsmethoden vor (siehe Kasten 69).

Kasten 69. Interventionen im Rahmen der Akzeptierungsarbeit

- die *Förderung des empathischen Verständnisses* im Zusammenhang mit dem Problem („empathic joining"), wobei insbesondere Gefühle der Verletzlichkeit und des Verletztseins geäußert werden sollen
- die *emotionale Loslösung vom Problem* („detachment from the problem") und damit eine andere Gewichtung des Konfliktthemas
- Aufbau von mehr *Toleranz* in der Beziehung („tolerance building") und gegenüber dem Problemverhalten, indem dieses relativiert, die Gewöhnung daran erhöht und dessen kontextuelle Einbettung verändert wird
- Die *Erhöhung von mehr Selbstpflege* („self-care") durch die Pflege von Hobbys, Freundschaften und den Aufbau von Aktivitäten, die ohne den Partner ausgeführt werden.

Der Therapeut(In) arbeitet bei dieser Methode im *triadischen Setting* und bedient sich der Methoden des *sokratischen Dialogs*, der *Paraphrasierung* von wichtigen Inhalten und Gefühlen der Partner, der Methode der *akzeptanzfördernden Reformulierungen* sowie der *Klärung* und *Erläuterung* (Entflechtung von Problem in der Partnerschaft). Im dyadischen Setting kann anhand der *Trichtermethode* herausgearbeitet werden, weshalb gewisse Themen für den Partner so wichtig sind und weshalb eine Veränderung seitens des anderen Partners gewünscht wird.

Mittels *Humor* und *Metaphern* kann der Therapeut(In) das Problem (a) durch generelle Diskussionen (z.B. zu Unterschieden zwischen Männern und Frauen, zu unterschiedlichen Bedürfnissen in unterschiedlichen Phasen der Partnerschaft), (b) die Analyse von auslösenden Momenten (Wann tritt das Problem vor allem auf, was sind spezifische Auslöser und warum?), (c) die Fokusverlagerung auf positive Aspekte beim Auftreten des Problems (was hat das Problem auch an Positivem an sich, was kommt dadurch zur Sprache, was kann dadurch verändert werden?) oder (d) durch die Besprechung von negativen Vorfällen im Zusammenhang mit dem Problem (warum müssen unterschiedliche Bedürfnisse zu Streit und Zwist führen?) zu versachlichen und damit zu objektivieren versuchen. Um diesen Prozess zu erleichtern wird dem Paar aufgetragen, das Problem ausschließlich in der Therapiestunde und nicht zu Hause aufzugreifen, damit die auftretenden Gefühle direkt in der Therapiesitzung bearbeitet werden können.

Damit sich beide Partner Gedanken über unterschiedliche Bedürfnisse und Aspekte, welche sie aneinander stören, machen können, kann es angebracht sein, ihnen ein Arbeitsblatt (siehe Übungsblatt 9) abzugeben, welches sie zuhause ausfüllen. Anschließend wird es in der Therapiesitzung besprochen und gemeinsam diskutiert. Die Partnerin und der Partner sollen sich dabei Überlegungen machen, was sie am Gegenüber akzeptieren können und welche Aspekte oder Verhaltensweisen in jedem Fall geändert werden sollten, da sie unerträglich oder inakzeptabel sind. Der Therapeut(In) erarbeitet mit dem Paar, wo Akzeptanz und wo Veränderung möglich respektive angebracht sind und wacht darauf, dass beide Partner zu ähnlichen Kompromissen und Investitionen bereit sind. Verhaltensweisen, die nicht akzeptiert werden dürfen (sondern zwingend eine Änderung verlangen) sind gewalttätiges und selbstwertschädigendes Verhalten.

Aus unserer Sicht liegt das Wesentliche bei der Akzeptierungsarbeit darin, dass der Therapeut(In) zusammen mit dem Paar eruieren muss, welche Bereiche in einer Partnerschaft und bezüglich des Verhaltens des Partners toleriert werden müssen und können und welche es (in Abhängigkeit des Leidensdrucks der beiden Partner und der Auswirkungen auf ihr Befinden) zu ändern gilt. Die Option, nicht alles verändern zu müssen, kann für die Therapie sehr gewinnbringend sein, da sie den Veränderungsdruck bei den Partnern und damit *reaktantes Verhalten* zu reduzieren vermag.

3.7.2 Indikation der Akzeptierungsarbeit

Die Akzepterungsarbeit gehört zu den zentralen Elementen einer modernen Verhaltenstherapie mit Paaren und ist daher in den meisten Fällen indiziert. Finden sich zwischen den Partner eine Reihe von *Unterschiedlichkeiten* (betreffs Meinungen, Einstellungen, Zielen und Bedürfnissen) oder liegt eine ausgeprägte *Machtproblematik* (mit dem Wunsch, den anderen nach seinen Vorstellungen verändern zu wollen) vor, sollte auf jeden Fall der Akzeptierungsarbeit ein gebührendes Gewicht zukommen. Die Methode sollte jeweils gegen Ende der Therapie zum Einsatz kommen, doch kann bei den erwähnten Problemen auch eine Arbeit an der wechselseitigen Akzeptanz und Toleranz bereits zum Zeitpunkt des Problemlösetrainings sinnvoll sein.

3.7.3 Wirkungsweise der Methode

Die Methode der Akzeptierungsarbeit ermöglicht es einem Paar, seine Distanz-Nähe-Bedürfnisse zu regulieren, sich der unterschiedlichen Bedürfnisse bewusst zu werden und diese zu akzeptieren und nicht als ständige Quelle für Spannungen sehen zu müssen. Dadurch gewinnt das Paar neue Freiräume, findet neue Berührungspunkte und durch die gemeinsame Bearbeitung des Problems emotionale Nähe und Verbundenheit (Solidarisierung). Gleichzeitig kann durch die Wegnahme oder Verringerung des Veränderungsdrucks die konstruktive Auseinandersetzung mit dem Problem gefördert und durch die wechselseitige Akzeptierung der Verhaltensweisen des Partners die Motivation zur Verbesserung der Partnerschaft gesteigert werden.

3.8 Revitalisierung der Partnerschaft

In einigen Fällen wird im Verlauf (oder bereits zu Beginn) einer Paartherapie deutlich, dass der Therapeut(In) weniger oder nicht nur an Dysfunktionen der Kommunikation oder Problemlösung anzusetzen hat und eine Erhöhung der bewältigungsorientierten Kompetenzen nicht allein zielführend ist, sondern dass das Paar etwas Anderes oder Zusätzliches benötigt - eine Revitalisierung, eine Auffrischung, eine Intervention, die ihm erneut Leben und Faszination einhaucht. V.a. bei Partnerschaften mit längerer Dauer können sich *Abnützungserscheinungen* manifestieren, die lerntheoretisch mit *Habituation* oder *Verstärkererosion* bezeichnet werden. Das Paar empfindet vielleicht noch Respekt und Achtung voreinander, jedoch keine Liebe und Leidenschaft mehr. Häufig werden in diesem Stadium Gefühle der Frustration, der Resignation und der Ernüchterung geäußert. Was einmal war, ist verblasst, der Zeit und der Monotonie des Alltags zum Opfer gefallen - die Substanz hat sich verflüchtigt und ist einem Nebeneinander gewichen, das uninspiriert und durch Langeweile gekennzeichnet ist.

Diese Ausgangslage ist für den Therapeuten schwierig, da er zur Behandlung dieser Thematik nicht auf die beschriebenen Methoden zurückgreifen kann, die sich bewährt haben, um Störungen bezüglich der Kommunikation, Problemlösung oder Stressbewältigung anzugehen. Die Verhaltenstherapie mit Paaren hat bisher außer dem *Reziprozitätstraining* (das für die Behandlung dieser Ausgangslage je nach dem durchaus geeignet sein kann) kaum Vorschläge gemacht, wie mit diesem Problem umzugehen ist.

Während der Ansatz des OHI (siehe Kapitel 3.1) dazu benützt werden kann, um an früheren Ressourcen anzuknüpfen, und es damit vielleicht auch gelingt, vergessene Gefühle und faszinierende Aspekte beim Partner wieder zu entdecken, ist der Zugang doch meist nicht ausreichend, um dem Beziehungsleben wieder den nötigen positiven Schub zu geben.

Wir schlagen daher vier Interventionslinien vor, um der Langeweile in der Beziehung entgegenzuwirken: (a) die *Erhöhung des Wissens voneinander* und damit die neuerliche Entdeckung des Partners (den man vermeintlich bis zur Genüge zu kennen glaubt, in Wirklichkeit jedoch bei weitem nicht wirklich mehr kennt, da die intime Selbstöffnung und wechselseitige Mitteilung im Verlauf der Zeit versandet sind), (b) die *Pflege von Partnerschaftsritualen*, um der Partnerschaft wieder einen höheren Stellenwert zu geben, (c) die Schaffung von mehr *Abwechslung* im Alltag und (d) die Erhöhung der wechselseitigen *sexuellen Attraktivität.*

3.8.1 Erhöhung des Wissens voneinander

Zur Realisierung der Erhöhung des Wissens voneinander haben Gottman und Schwartz Gottman (1999) die sogenannten *Liebeskarten* („love maps“) vorgeschlagen. Dabei handelt es sich um ein Set von Karten, die das Paar (die Partnerin und der Partner können je ein Set von Fragen formulieren, wobei sie die Fragen jeweils in der dritten Form schreiben) spielerisch zu beantworten versucht. Dies kann im Rahmen einer Paarstunde, eines gemütlichen gemeinsamen Abends oder sonst in einem Moment der entspannten Zweisamkeit geschehen. Ziel ist es, die Fragen möglichst akkurat beantworten zu können, wobei man sich in den Partner hineinversetzen und ein echtes Bemühen zeigen soll, das Wissen über den Partner zu erhöhen. Die Fragen können beliebig zusammengestellt und in Anzahl und Schwierigkeitsgrad den Bedürfnissen des Paares angepasst sein. Wichtig ist, dass die beiden Partner sich nicht beleidigt geben und enttäuscht sind, wenn der andere Fragen nicht beantworten kann, von denen man denkt, dass er sie beantworten können müsste, wenn er einen liebe und an einem interessiert sei, sondern dass man ihm wohlwollend hilft, die richtige Anwort zu finden. Damit erhöhen die beiden Partner ihr Wissen voneinander und kommen sich näher. In Kasten 70 sind einige Beispiele für mögliche Fragen aufgeführt.

Kasten 70. Beispiele für Fragen zur Erhöhung des Wissens bezüglich des Partners

- Welche schwierigen Zeiten hat mein Partner/meine Partnerin erlebt?
- Was belastet meinen Partner/meine Partnerin im Moment am meisten?
- Welches sind die besten Freunde meines Partners/meiner Partnerin?
- Wer bereitet meinem Partner/meiner Partnerin am meisten Mühe?
- Wen schätzt mein Partner/meine Partnerin am meisten und warum?
- Wen mag mein Partner/meine Partnerin nicht leiden und warum?
- Welches sind die Lieblingsverwandten meines Partners/meiner Partnerin?
- Welche Themen beschäftigen meinen Partner zurzeit am meisten?
- Was mag mein Partner, welche Musik, welche Bücher, welche Filme?
- Welches waren wichtige Phasen im Leben meines Partners/meiner Partnerin?
- Wie stellt mein Partner/meine Partnerin sich die Zukunft vor?
- Wie nimmt mein Partner/meine Partnerin das Weltgeschehen wahr?
- Was macht meinem Partner/meiner Partnerin am meisten Freude?
- Welche Phantasien und Wünsche hat mein Partner/meine Partnerin?

- Was kann ich meinem Partner/meiner Partnerin schenken, was ihn/sie verzückt?
- Was kann ich meinem Partner/meiner Partnerin als Lieblingsmenü kochen?
- Welches sind die sexuellen Vorlieben meines Partners/meiner Partnerin?
- Welche Überraschungen mag mein Partner/meine Partnerin?
- Was würde mein Partner/meine Partnerin machen, wenn er oder sie einen Lottogewinn machen würde?
- Wie hat sich mein Partner/meine Partnerin in den letzten Jahren verändert?

Gerade Veränderungen beim Partner sollen thematisiert und miteinander diskutiert werden. Hierbei sollen sowohl äußerliche Veränderungen (Alterung) wie auch insbesondere Veränderungen hinsichtlich der Interessen, Einstellungen, Meinungen, Wünsche und Ziele thematisiert werden. Die beiden Partner sollen herausarbeiten, was sie an Veränderungen aneinander feststellen, was diese für sie bedeuten und was an Positivem sie daran erkennen können.

3.8.2 Stellenwert der Partnerschaft erhöhen und Rituale kultivieren

Eine zweite Strategie zur Wiederbelebung *der Partnerschaft kann darin bestehen, dieser wieder mehr Beachtung und Zeit* zu schenken. Die beiden Partner müssen sich überlegen, wie viel Zeit sie für welche Bereiche in ihrem Leben verwenden wollen und welchen Stellenwert die Partnerschaft für sie hat. Möchten sie dieser wieder mehr Gewicht in ihrem Leben geben, erfordert dies eine stärkere Berücksichtigung und das Einplanen von festen Zeiten für das Paar (Paarstunden, gemeinsame Wochenenden, gemeinsame Aktivitäten etc.). Die Partnerschaft muss prinzipiell wichtigen anderen (z.B. beruflichen) Verpflichtungen gleich- oder höhergestellt werden und dies muss sich auch im Terminkalender niederschlagen (Zeiten für das Paar müssen als unantastbar deklariert werden).

Im Zuge dieser stärkeren Betonung der Wichtigkeit der Paarbeziehung kann es auch sinnvoll sein, *Paarrituale* einzuführen und wichtige Ereignisse, die für einen oder beide Partner von Bedeutung sind, zu zelebrieren. Dies können wichtige Daten für das Paar sein, wie der Tag, an dem man sich kennenlernte, der Verlobungstag, der Hochzeitstag, die Geburtstage der Partner oder einzelne Ereignisse, die mit schönen Erinnerungen verbunden sind (gemeinsame Ferien, Erfüllung eines besonderen Wunsches) oder Ereignisse, die einen mit Dankbarkeit und Erleichterung erfüllten (z.B. als der Partner sich von einer schweren Krankheit erholte, Versöhnung nach einem schweren Streit). Diese Tage oder Ereignisse sollen markiert und gefeiert werden.

3.8.3 Variationen im Alltagsleben erhöhen

Lerntheoretisch gesehen hängt Langeweile in der Partnerschaft mit der *Verstärkererosion* oder dem Verlust der *Verstärkerwirksamkeit* zusammen. Dieses Phänomen tritt v.a. dann auf, wenn eine gewisse Einfallslosigkeit und Monotonie den Alltag prägen. Es ist daher wichtig, dass beide Partner versuchen, den Alltag abwechslungsreich und spannend zu gestalten. Der Therapeut(In) soll sie ermuntern, sich zu überlegen, wie sie sich im Alltag mehr (positive) Überraschungen bescheren können, wie sie durch Abwechslung z.B. beim Kochen und kulinarische Vielfalt, bezüglich der äußeren Erscheinung, der Planung von Wochenenden und gemeinsamen Abenden, des Urlaubs usw. mehr Abwechslung, Überraschung, Spontaneität und Stimulation einbringen können. Hierzu können sich sowohl die Techniken der Problemlösung (siehe Kapitel 3.4) oder der Schaffung von positiven Szenarien (siehe Kapitel 3.5.1.3) als therapeutische Hilfsmittel eignen.

Wichtig ist zum einen, den destruktiven Einfluss von Gewöhnung und Einfallslosigkeit auf die Partnerschaftsqualität aufzuzeigen (paradoxerweise gewinnt das Paar durch Routine auch Entlastung und Vorhersagbarkeit; vgl. Seligman, 1975), zum anderen aber auch, das Paar konkret zu mehr Mut zu Veränderungen und Kreativität im Alltag zu ermuntern.

3.8.4 Sexuelle Attraktivität erhöhen

Eine vierte Möglichkeit, der Apathie in der Partnerschaft entgegen zu wirken, kann in einer Erhöhung der sexuellen Attraktivität liegen. Hierzu können sich sowohl Strategien anbieten, welche das *äußere Erscheinungsbild* (d.h. den Sex-Appeal) der beiden Partner betreffen, wie ein sportlicheres, dynamischeres oder gepflegteres Aussehen (z.B. durch Muskeltraining, Fitness, Gewichtsabnahme, andere Frisur, Entfernen des Bartes, modernere oder gepflegtere Kleidung), wie auch solche, welche direkt die sexuelle Attraktivität erhöhen. Dies beginnt mit mehr *Aufmerksamkeit* füreinander (sich Zeit nehmen für den Partner) und eine erhöhte *Kommunikationsbereitschaft* (sich einander emotional mitteilen). Daneben soll das Paar die Zeit für *Zärtlichkeit* (Schmusen, Küssen, Liebkosen) erhöhen und mehr *Erotik* im Alltag erleben. Das Paar soll wieder lernen, im Alltag mehr Erotik zu versprühen, sich wechselseitig zu verführen und zu stimulieren. Hierzu dient auch das Schaffen einer *erotischen Atmosphäre* (durch diskrete Beleuchtung, Düfte, visuelle Reize). Weiter kann das Paar *Hilfsmittel* wie Aphrodisiaka, Reizwäsche, erotische Materialien (z.B. erotische Lektüre) einsetzen und beim effektiven Liebesspiel durch *Massagen*, *Stellungswechsel* und neckische Spiele die wechselseitige Faszination und die erotischen Freuden erhöhen und der Langeweile die Stirn bieten.

3.9 Sexualität

Eine befriedigende und erfüllende Sexualität spielt für die Partnerschaft insgesamt eine wichtige Rolle (Informationsblatt 9). So wird *sexuelles Interesse* am partnerschaftlichen Gegenüber häufig als Ausdruck romantischer Liebe und als Bestandteil einer glücklichen Beziehung gewertet (Regan, 1998), und eine Reihe von Untersuchungen zeigt, dass eine befriedigende Sexualität mit einer höheren Partnerschaftszufriedenheit sowie einer allgemein als höher bewerteten Lebensqualität assoziiert ist (Cupach & Comstock, 1991; McCabe, 1997). Entsprechend sind bei Partnerschaftsproblemen auch häufig sexuelle Störungen (Appetenzprobleme bis hin zu sexuellen Funktionsstörungen) zu finden, wobei einerseits die Kausalität bis heute nicht eindeutig geklärt ist (bedingen Partnerschaftsprobleme sexuelle Störungen oder umgekehrt?) und andererseits zu bedenken ist, dass auch bei zufriedenen Paaren sexuelle Störungen auftreten können. So berichten Schröder, Hahlweg, Hank und Klann (1994), dass 30% der Männer und 18% der Frauen, die sich als glücklich mit ihrer Partnerschaft bezeichnen, eine hohe sexuelle Unzufriedenheit angeben (die mitunter über derjenigen von Therapiepaaren liegt). Allerdings scheint es, dass in zufriedenen Partnerschaften sexuelle Dysfunktionen (z.B. Erektionsstörungen) als weniger gravierend wahrgenommen werden und eine für den Partner günstigere Attributionen vorgenommen werden (z.B. situative Faktoren wie Stress oder zu wenig sexuelle Stimulation) (Morokoff & Gilliland, 1993).

Im Rahmen einer Paartherapie kann sich daher die Frage stellen, ob eine Intervention bezüglich der Sexualität des Paares indiziert ist oder ob sich die Sexualität des Paares (die zu Beginn einer Therapie meist als unzufriedenstellend oder gestört erlebt wird) im Therapieverlauf von selber wieder verbessert. Alle bisher beschriebenen Methoden (Reziprozitätstraining, Kommunikationstraining, Problemlösetraining, Trichermethode und 3-Phasen-Methode sowie Akzeptierungsarbeit) können durch eine Erhöhung der Positivität im Alltag, eine Förderung der Intimität und des Vertrauens in der Partnerschaft, durch eine bessere Bewältigung des Alltags und ein besseres reziprokes Verständnis zwischen Partnerin und Partner zu einer Entspannung führen, die sich auch konstruktiv auf das Sexualleben des Paares auswirkt. Insofern haben wir die Erfahrung gemacht, dass sich die Sexualität im Zuge der Therapie häufig von selber verbessert (gewissermaßen im Sinne einer Spontanremission), ohne dass dieses Thema gezielt in der Therapie bearbeitet werden musste. Stellt sich jedoch heraus, dass ein konkreter Handlungsbedarf besteht, sollte der Therapeut(In) Methoden kennen, die zur Anwendung gebracht werden können. Hierzu eignet sich insbesondere die auf dem Konzept[12] von Masters und Johnson (1970) vorgeschlagene Technik des *Sensate Focus*, einem schrittweisen Vorgehen zur Verbesserung der sexuellen Wahrnehmung und der sexuellen Interaktion zwischen Partnerin und Partner (vgl. auch Arentevicz & Schmidt, 1993; Kaplan, 1974; LoPiccolo & LoPiccolo, 1978). Mit diesem Ansatz sollen die das Problem aufrechterhaltenden Verhaltensmuster (insbesondere auch dysfunktionale Kognitionen und Erwartungshaltungen) verhindert werden und das Paar graduiert mit verschiedenen Formen und Stufen der Sexualität in einem angstfreien und anforderungslosen Setting familiarisiert werden. Das Programm wird von Hoyndorf, Reinhold und Christmann (1995) in ihrem Therapiemanual detailliert beschrieben, weshalb an dieser Stelle auf weitere Anweisungen verzichtet und nur ein genereller Überblick über die Stufen der Methode gegeben wird (siehe Kasten 71).

[12] Die Methode ist nach wie vor die am häufigsten verwendete, was einerseits aufgrund ihrer Wirksamkeit gerechtfertigt ist, jedoch auch auf den Umstand zurückgeht, dass seit Jahren keine neueren sexualtherapeutischen Interventionen vorgeschlagen wurden (vgl. Schover & Leiblum, 1994).

Kasten 71. Stufen der Sensate Focus Intervention

I. Stufe: Streicheln des Körpers des Partners oder der Partnerin, wobei die erogenen Zonen auszuklammern sind. Durch die Vorgabe einer aktiven und passiven Rolle (streicheln versus gestreichelt werden) und den Einbezug der Körpervorder- bzw. -rückseite (pro Übungsabschnitt ca. 10-15 Minuten) werden neue Erfahrungen bezüglich des eigenen Körpers und der Möglichkeiten der sexuellen Interaktion zugelassen. Im Zentrum steht das subjektive Erleben der Übungen.

II. Stufe: Streicheln des Körpers des Partners mit erkundendem Streicheln der erogenen Zonen.

III. Stufe: Streicheln des Körpers des Partners mit genitaler Stimulation (jedoch ohne das Ziel, einen Orgasmus zu haben).

IV. Stufe: Einführen des Penis - jedoch ohne es aktiv zum Geschlechtsverkehr kommen zu lassen („quiet vagina"). Nach dem Einführen des Penis soll das Paar innehalten, Koitusbewegungen erkunden, jedoch nicht mit dem Ziel des Orgasmus.

V. Stufe: Koitus mit erkundenden und stimulierenden Bewegungen.

Ziel der Methode ist es, den Leistungsdruck im sexuellen Bereich und die damit verbundene Versagensangst zu reduzieren und damit die Appetenz und sexuelle Funktionstüchtigkeit wieder zu fördern. Anstelle von Druck und Zwang soll die lustvolle Interaktion des Paares, die Sensibilität gegenüber erotischen Berührungen und das Experimentieren mit dem Körper im Vordergrund stehen. Sensate Focus stellt automatisierte Abläufe in der Sexualität und die Fokussierung auf den Koitus infrage und zeigt auf, wie viel umfassender und hedonistischer

Sexualität in der Partnerschaft gelebt werden kann. Zusätzlich soll im Rahmen der Methode die sexuelle Kommunikation gefördert werden, die eigenen Empfindungen und die Rücksichtnahme gegenüber dem Partner gesteigert werden. Wie Hoch et al. (1981) zeigen konnten, korreliert die Offenheit gegenüber neuen sexuellen Techniken und Hilfsmitteln mit einer höheren sexuellen Zufriedenheit. Demgegenüber finden sich bei Paaren mit sexuellen Dysfunktionen häufig ein geringes Wissen bezüglich sexueller Präferenzen des Gegenübers und ein Festhalten an sexuellen Mythen, das auf Kommunikationsdefizite zurückgeht. Blattner-Bolliger (2002) hat in ihrer Untersuchung zudem aufgezeigt, dass sexuelle Störungen nicht nur mit Defiziten in der Kommunikation allgemein zusammenhängen, sondern insbesondere mit einer ungenügenden sexuellen Kommunikation kovariieren. Der sexuellen Kommunikation wird von mehreren Autoren eine zentrale Rolle für eine befriedigende Sexualität, aber auch eine zufriedenstellende Partnerschaft insgesamt zugeschrieben (Cupach & Comstock, 1990; Ferroni & Taffe, 1997; Fliegel, Neumann & Paar, 1984).

Entsprechend kann gefolgert werden, dass das in Kapitel 3.3 beschriebene Kommunikationstraining bei Sexualstörungen nur unzureichend hilfreich ist und mit einem Training der *sexuellen Kommunikation* (Äußerung von sexuellen Wünschen, Rückmeldungen zu lustvollem Erleben, Mitteilung von sexuellen Bedürfnissen etc.) kombiniert werden muss. Die hierfür bislang bekannteste Methode stellt das beschriebene Sensate Focus dar. Wie Schnarch (1997) jedoch zu Recht postuliert, sollte nicht nur bei sexuellen Funktionen (oder Dysfunktionen) angesetzt werden, sondern insbesondere das sexuelle Begehren, als wichtige Quelle einer erfüllenden Partnerschaft, in den Mittelpunkt rücken. Paare sollen lernen, der Monotonie ihres Sexuallebens entgegenzuwirken (vgl. Verstärkererosion) und mit Variation (bezüglich Stellungen, Reizwäsche, erotischen Massagen etc.) ihre Leidenschaft zu erhalten und ständig neu zu entfachen.

3.10 Schlusssitzung

Nachdem in den vorangegangenen Kapiteln die einzelnen Elemente einer modernen Verhaltenstherapie mit Paaren dargestellt wurden, kommen wir zum letzten Teil, dem Abschluss der Therapie und der Schlusssitzung. Es ist wichtig, wie eine Therapie beendet wird, um den längerfristigen Erfolg zu garantieren.

Die letzte Sitzung soll nicht abrupt festgelegt, sondern mindestens zwei Sitzungen vorher angekündigt und mit dem Paar besprochen werden. Sie hängt im Idealfall maßgeblich von der Erreichung der *definierten Ziele* (siehe Kapitel 2.5.1) aus der Sicht des Paares wie des Therapeuten ab (natürlich können auch finanzielle, zeitliche oder motivationale Gründe ein Therapieende nahe legen, doch sollten solche Gründe nicht vordringlich das Therapieende bestimmen). Sind das Paar und der Therapeut(In) mit dem Erreichten zufrieden und schätzen beide Parteien die vom Paar erworbenen Kompetenzen als ausreichend ein, um mit den während der Problembeschreibung (siehe Kapitel 2.5 und 2.5.1) oder im Verlauf der Therapie sichtbar gewordenen Probleme angemessen umgehen zu können, sollten beide Partner ermutigt werden, fortan eingeständig an der Bewältigung der Schwierigkeiten zu arbeiten. Gegebenenfalls können in größeren Zeitabständen einzelne Sitzungen festgelegt werden, sofern das Paar dies wünscht, oder der Therapeut(In) dies als nützlich erwägt (Fading out). Es ist jedoch wichtig, dem Paar möglichst rasch das Gefühl zu geben, dass es selber die notwendigen Fertigkeiten besitzt, um mit den Alltags- und Beziehungsproblemen adäquat umgehen zu können. Der Therapeut(In) sollte während der gesamten Therapie auf den Aufbau dieser *Selbstwirksamkeitserwartung* hinwirken und am Ende der Therapie den Grundsatz der *Hilfe zur Selbsthilfe* (siehe Kasten 2) auch mit seiner *positiven Erwartungshaltung* gegenüber dem Paar verdeutlichen. Je mehr der Therapeut(In) dem Paar die Haltung entgegenbringt, dass es selber aktiv seine Probleme (mit den während der Therapie vermittelten Methoden) zu lösen in der Lage ist, desto mehr wird auch das Paar selber diese Zuversicht gewinnen, welche für die Veränderungs- und Performanzmotivation auf längere Sicht hinaus entscheidend ist.

Entsprechend schlagen wir vor, dass der Therapeut(In) in der letzten Sitzung v.a. die folgenden Punkte einbringt: (a) die *Überprüfung der Therapieziele*, deren Einlösung und die Festlegung eventueller weiterer Ziele, welche vom Paar künftig selber zu bearbeiten sind, (b) *Zusammenfassung* des Therapieverlaufs und *Hinweis auf die erworbenen Kompetenzen* und deren Bedeutung für die Bewältigung des Alltags, (c) die *Motivierung* des Paares, die erworbenen Kompetenzen im Alltag kontinuierlich zu trainieren, weiter zu entwickeln und aufrechtzuerhalten sowie (d) die gemeinsame *Evaluation* der Therapie sowie (e) die *Abgabe der Fragebögen* und Ankündigung der Follow-up-Fragebögen.

3.10.1 Überprüfung der Therapieziele

Obgleich während der gesamten Therapie die Therapieziele kontinuierlich (im Sinne der formativen Evaluation; siehe Kapitel 2.4.2) evaluiert wurden, ist es in der letzten Sitzung wichtig, die eingangs definierten Ziele nochmals gemeinsam hinsichtlich deren Erreichung zu überprüfen. Der Therapeut(In) fordert dabei beide Partner auf, ihre Sicht der Dinge darzulegen und zu schildern, welche Veränderungen sie in Richtung der festgelegten Ziele wahrgenommen haben, und ob die Ziele aus ihrer Sicht erreicht wurden. Dabei soll herausgearbeitet werden, inwieweit die Partnerin und der Partner ihren Kompetenzzuwachs erkennen können und inwiefern sie sich mit den erworbenen Fertigkeiten in der Lage sehen, ihre Probleme in der Partnerschaft und im Alltag wirksam lösen zu können. Der Therapeut(In) gibt seinerseits ein informatives Feedback und erörtert seine Sicht, wobei er darauf achtet, dem Paar das Gefühl der eigenen Wirksamkeit und Eigenverantwortung zu geben, um die eigenen Fähigkeiten und Synergien nochmals bewusst zu machen. Wichtig ist zudem, dass der Therapeut(In) die Zielerreichung auf beide Partner und ihren Einsatz (siehe internale, variable und spezifische Kausalattribution; Kapitel 3.5.1.2) zurückführt und damit dem Paar das Gefühl gibt, mit den erlernten Methoden auch künftige Schwierigkeiten bewältigen zu können.

3.10.2 Zusammenfassen des Therapieverlaufs

Die Zusammenfassung des Therapieverlaufs dient zum einen dazu, der Therapie eine *geschlossene Gestalt* zu geben und die Therapie abzurunden. Zum anderen ist es nochmals eine Gelegenheit des Therapeuten, dem Paar den Weg, den es in der Therapie zurückgelegt hat, zu verdeutlichen, die Mühsal, welche sie gemeinsam überwunden haben, aufzuzeigen und damit sein Regenerations- und Problembewältigungspotential zu verdeutlichen. Erneut bittet der Therapeut(In) auch um die Sicht beider Partner und versucht, mit ihnen gemeinsam, den Weg hin zum kompetenten Umgang mit Schwierigkeiten nachzuzeichnen.

3.10.3 Motivierung des Paares

Gerade das Aufzeigen dieses Prozesses hat v.a. eine motivationale Bedeutung. Dem Paar soll nochmals im Geiste der Verhaltenstherapie klar gemacht werden, dass Verhaltensänderungen primär schwierig und mühselig umzusetzen sind, dass es dazu Anstrengung, den Willen und die notwendigen Kompetenzen braucht (siehe Kasten 19) und dass die Aufrechterhaltung des Gewonnenen in jedem Fall weiterhin Aufmerksamkeit, Motivation und viel Übung erfordert. Je mehr das Paar die Therapieelemente auch künftig im Alltag anwendet, desto größer und nachhaltiger wird der Therapieerfolg sein (siehe auch Widmer et al., 2001). Die Motivierung des Paares, das Erworbene im Alltag anzuwenden, sich *rechtzeitig* und *aktiv* mit Schwierigkeiten gemeinsam auseinander zu setzen und gegebenenfalls die einzelnen Therapiematerialien (siehe Informations- und Übungsblätter oder das Selbsthilfebuch von Bodenmann, 2001 oder Schindler et al., 1998) wieder hervorzuholen und sich diszipliniert im Gesprächssetting des Kommunikationstrainings oder der Trichtermethode mitzuteilen, ist ein zentrales Element der Schlusssitzung. Gegebenfalls können auch *Boostersitzungen* (Auffrischungssitzungen) nach einem halben Jahr vereinbart werden (vgl. auch Braukhaus, Hahlweg, Kröger, Fehm-Wolfsdorf & Groth, 2001).

3.10.4 Evaluation

Zum Schluss findet die Evaluation (summative Evaluation) der Therapie aus der Sicht des Paares statt. Beide Partner werden gebeten, zuhause (unabhängig voneinander) die mitgegebenen Fragebögen (Standardset wie zu Therapiebeginn und Abschlussfragebogen) auszufüllen und in den nächsten zwei Wochen nach Therapieende dem Therapeuten per Post zuzustellen. Es wird angekündigt, dass nach sechs Monaten nochmals dasselbe Set auszufüllen sein wird (Katamnese).

4. Fallbeispiel zur Illustration der bewältigungsorientierten Therapie

Das folgende Fallbeispiel zeigt anhand von Paar C. exemplarisch eine Verhaltenstherapie mit Paaren auf. Das Fallbeispiel folgt dabei in seiner Darstellung dem in diesem Buch dargestellten Aufbau.

Anmeldung
Frau C. ruft an, um einen Termin für eine Paartherapie abzumachen. Sie sei von ihrem behandelnden Arzt aufgefordert worden, eine Paartherapie zu machen, da ihre depressiven Symptome und ihre somatischen Probleme vermutlich ihren Ursprung in der unbefriedigenden Paarsituation hätten. Ihr Mann

habe sie schließlich überredet, einen Termin zu vereinbaren. Er sei, laut ihren Angaben, insbesondere an einer Paartherapie interessiert. Der Hauptbehandlungsgrund seien somatische Probleme (bei Frau C. Eine Depression, bei Herrn C. chronische Rückenschmerzen).

Anamnese

Herr und Frau C. sind seit zehn Jahren in einer festen Partnerschaft und seit sechs Jahren verheiratet. Sie haben zwei Mädchen (4 Jahre und 10 Monate alt). Beide Partner weisen ein mittleres Bildungsniveau auf und sind zu 80% in Pflegeberufen tätig. Er arbeitet als Betagtenpfleger, sie als Krankenschwester in einem Spital.

Beide Partner kommen aus einem schwierigen sozialen Umfeld. Die Familie von Frau C. war mittellos, der Vater mehrfach ohne Arbeit und die finanziellen Verhältnisse waren prekär. Die Familie zog zehn Mal um (meist infolge von neuen Arbeitsstellen des Vaters) bis Frau C. die Adoleszenz erreichte. Sie erlebte in ihrer Kindheit mehrfach tragische Todesfälle (beispielsweise der Großmutter, die für sie von großer Bedeutung war sowie eines Lieblingsonkels).

Frau C. hat drei Geschwister (einen Bruder und zwei Schwestern, die älter sind als sie). Aufgrund der geographischen Distanz (die drei Geschwister wohnen alle über drei Stunden Fahrt weg von Frau C.) hat sie kaum mehr Kontakt mit ihnen. In der Familie sind außer somatischen Krankheiten (Krebserkrankung bei der Mutter; der Vater leidet an schwerer Arthrose) keine psychischen Störungen nachweisbar. Die Eltern und die eine Schwester werden von Frau C. jedoch als nervös, leicht reizbar und emotional unausgeglichen beschrieben.

Herr C. gibt an, dass er seine Eltern kaum gekannt habe. Er wuchs bei verschiedenen Verwandten (Großmutter, verschiedene Tanten) auf und wechselte mehrfach den Wohnort und die Bezugspersonen. Sein Vater litt an psychischen Problemen (schwere Depression) und hatte mehrere Aufenthalte in psychiatrischen Kliniken. Er hat einen Bruder, der jünger ist als er und nach seinen Angaben keine Auffälligkeiten aufweist. Die Ursprungsfamilie und die verschiedenen anderen Bezugspersonen, bei denen Herr C. aufwuchs, kennzeichneten sich durch Gewalttätigkeit. Herr C. wurde häufig geschlagen und brach mit sechzehn Jahren seinen Kontakt zu seiner Verwandtschaft ab. Er pflegt zu keinem der Familienmitglieder mehr eine Beziehung.

Zusammenfassung: Beide Partner stammen aus schwierigen sozialen Verhältnissen und erlebten häufige Wohnorts- oder Bezugspersonenwechsel. Es ist daher zu vermuten, dass der Bindungsstil bei beiden Partnern unsicher ist. Während bei der Frau ein unsicher-ambivalenter Bindungsstil diagnostiziert werden kann, scheint beim Mann ein unsicher-vermeidender Bindungsstil vorzuliegen. Zudem scheint bei beiden eine genetische Vulnerabilität vorzuliegen (vgl. Neurotizismus der anderen Familienmitglieder; respektive Depression des Vaters von Herrn C.). Entsprechend kann aufgrund der anamnestischen Daten bei beiden Partnern von eher schwierigen Persönlichkeitsmerkmalen (im Sinne der Organismusvariable des SORCK) ausgegangen werden.

Fragebogendaten

Das Paar füllte eine Reihe von Fragebögen aus, so Daten zu ihrer Partnerschaftsqualität und –zufriedenheit und eine Selbsteinschätzung der häufigsten Probleme, der Partnerschaftsproblematik, des paarinternen Kommunikationsstils, des Befindens sowie des individuellen und dyadischen Copings.

Partnerschaftsqualität und –zufriedenheit (PFB)

Der PFB-Gesamtwert (Partnerschaftsfragebogen von Hahlweg, 1996) von Frau C. liegt bei 66 Punkten, derjenige des Mannes bei 77. Beide Werte sind erstaunlich hoch und sprechen in keiner Weise für ein Krisenpaar. Der Cut-Off-Wert für unglückliche Paare liegt beim PFB bei 54 Punkten. Beide Partner erreichen jedoch Summenwerte, die deutlich über dieser kritischen Schwelle liegen. Beim Mann findet sich sogar ein Wert, der für eine sehr glückliche Partnerschaft (Cut-Off-Wert von 74) spricht. Bei den verschiedenen Subskalen liegen bei

Frau C. überall relativ hohe Werte vor, d.h. sowohl bei Zärtlichkeit und Kommunikation wie auch bei der Subskala Streitverhalten. Beim Mann liegen ebenfalls hohe Werte bei den Subskalen Zärtlichkeit und Gemeinsamkeit/Kommunikation vor (der höchste Skalenwert liegt bei ihm bei Zärtlichkeit), während die Skala Streitverhalten einen niedrigen Wert aufweist.

Gleichzeitig wird die Beziehung von der Frau im Einzelitem (Terman-Item) als eher unglücklich und in der Einschätzung der Problematik als ziemlich problematisch eingeschätzt, während der Mann sich eher als zufrieden mit der Partnerschaft beschreibt und kaum Probleme wahrnimmt.

Problembereiche (PL-Liste)
Das Paar gibt eine Reihe von Problemen an, die sich vor allem auf Themenkreise Finanzen, Freizeit, Kindererziehung, unterschiedliche Ziele und Ansichten sowie Sexualität beziehen.

Kommunikationsqualität (KOMQUAL)
Im Kommunikationsfragebogen zeichnen sich bei beiden Defizite ab. Beide Partner weisen in den negativen Skalen (wie verächtliche, provokative und defensive Kommunikation) erhöhte Werte auf, während bezüglich Positivität eher geringe Scores angegeben werden. Die höchsten Skalenwerte liegen bei beiden (stärker ausgeprägt jedoch beim Mann) bei der Skala „Rückzug/Vermeidung" vor.

Dyadische Stressbewältigung (dyadisches Coping) (FDCT-N)
Im Fragebogen zum dyadischem Coping zeichnet sich ab, dass das Paar wenig miteinander über Belastungen spricht, ein mittleres Maß an gegenseitiger Unterstützung aufweist, sich jedoch auch durch erhöhte Werte in den Subskalen des negativen dyadischen Copings (hostiles und ambivalentes dyadisches Coping) charakterisiert.

Individuelle Stressbewältigung (INCOPE)
Der Fragebogen zur individuellen Stressbewältigung zeigt beim Mann eine starke Tendenz zu Evasion/Rückzug, Passivität und Informationsunterdrückung an. Bei der Frau liegt eine starke Tendenz zu Rumination (gedankliches Kreisen) und negativer Palliation vor (v.a. Medikamentenkonsum). Beide Partner weisen einen dysfunktionalen Umgang mit Stress auf.

Sexualität
Beide Partner geben an, dass die Häufigkeit der sexuellen Kontakte unbefriedigend sei und dass es zu selten zu sexuellen Begegnungen komme.

Körperliches und psychisches Befinden (SCL-90) und Symptomblatt
Die Frau klagt über depressive Zustände, große Müdigkeit, hohe Irritierbarkeit, Schlafstörungen, Angstsymptome und Überlastung. Der Mann gibt ebenfalls depressive Zustände an, nennt auch Angstzustände und klagt über somatische Beschwerden (Rücken- und Nackenschmerzen). Er führt seine Symptome auf Stress zurück. Beide Partner sind aktuell in medikamentöser Behandlung. Herr C. hatte früher bereits eine Psychotherapie (Psychoanalyse) in Anspruch genommen.

Soziales Netz
Das Paar gibt ein soziales Netzwerk von 11-15 Personen an und fühlt sich sozial gut integriert. Da auf keine familiäre Unterstützung zurückgegriffen werden kann, wird jedoch insbesondere die Betreuung der Kinder als belastend und bei einer Fremdbetreuung als organisatorisch aufwendig beschrieben.

Zusammenfassung
Auffällig ist, dass beide Partner relativ hohe Werte bezüglich der Partnerschaftsqualität angeben, Frau C. jedoch gleichzeitig die Beziehung als eher unzufriedenstellend einschätzt, während

ihr Mann insgesamt kaum Probleme wahrnimmt. Dies ist umso erstaunlicher, als die Frau auf Drängen des Mannes um eine Therapie nachgesucht hatte. Rein aufgrund der PFB-Werte bestände kein Hinweis auf einen Therapiebedarf. Das Bild relativiert sich jedoch wenn die anderen Fragebogendaten einbezogen werden. Hier zeigt sich sowohl bei der Kommunikation, dem dyadischen Coping wie auch beim individuellen Umgang mit Stress, dass ausgeprägte Kompetenzdefizite vorliegen. Auch bei den Problembereichen geben beide Partner eine Reihe von Problemen an, die sie häufig beschäftigen. Auffällig ist zudem die starke Somatisierungstendenz beider Partner (depressive Problematik, chronische Rückenschmerzen). Diese Symptomatik, gepaart mit der Tendenz zu Rückzug, Evasion und Negierung von Schwierigkeiten (besonders in Bezug auf die Partnerschaftsqualität und dyadische Probleme) lässt bei Herrn C. auf die Möglichkeit einer starken Tendenz zu „repression" (siehe Konstrukt von Krohne, 1988) schließen. Dies umso mehr, als er auf der einen Seite sämtliche Probleme zu ignorieren und minimieren scheint, andererseits jedoch gleichwohl an einer Therapie interessiert ist. Die Bindungsproblematik von Herrn C. in Verbindung mit seinem Repressionsstil könnte auch ein Hinweis dafür sein, dass Herr C. eine starke Idealisierungshaltung bezüglich der Paarbeziehung und der Partnerin hat (welche sich insbesondere im hohen PFB-Wert niederschlägt).

Bei der Frau findet sich ebenfalls eine starke Somatisierungshaltung, jedoch insgesamt eine stärkere Einsicht in die aktuelle Problematik, wobei gleichzeitig inadäquat mit den Problemen umgegangen wird (vgl. Medikamentenkonsum). Beide Partner weisen aufgrund der Angaben in den Fragebögen Schwierigkeiten auf, die in der Paartherapie angegangen werden sollten.

Besonders interessant ist zudem die Beobachtung, dass beide Partner einen recht unterschiedlichen Stil im Umgang mit Problemen haben. Während die Frau im individuellen Coping eher zu Rumination neigt, d.h. Mühe bekundet, das Problem ruhen zu lassen und gedanklich noch lange darum kreist, ignoriert und verdrängt der Mann Schwierigkeiten.

Im Rahmen der dyadischen Kommunikation spricht die Frau Spannungen an, reagiert häufig heftig, impulsiv bis hin zu aggressiv, während der Mann sich zurückzieht und dazu tendiert, die Probleme unter den Teppich zu kehren.

Erstgespräch
Die erste Sitzung ist an einem Mittwoch um 16 Uhr vereinbart. Zur vereinbarten Zeit erscheint jedoch niemand. Die Zeit verstreicht und erst eine halbe Stunde später trifft das Paar ein. Frau C. ist aufgelöst, rot im Gesicht und sichtlich peinlich berührt ob der massiven Verspätung. Herr C. dagegen wirkt gelassen, als wäre alles in Ordnung. Während Frau C. sich entschuldigt und mit Vorwürfen an ihren Mann beginnt, dass sie seinetwegen auf dem Familienausflug den Zug verpasst und damit den Termin nicht pünktlich hätten wahrnehmen können, bagatellisiert Herr C. den Vorfall und meint, dass es ja nicht so schlimm sei und sie nun doch noch eingetroffen seien. Diese unterschiedliche Sicht des Vorfalls entzündet sich in immer wiederkehrenden Streitgesprächen, wobei sie ihm ebenfalls vorwirft, dass er es auch nicht für nötig befunden hätte, den Therapeuten anzurufen, um die Verspätung anzukündigen. Sämtliche Anrufe hätte Frau C. selbst tätigen müssen, um die Kinderbetreuung sicherzustellen, welche aufgrund der Verspätung nun ebenfalls in Frage gestellt war. Währenddessen äußert er wiederholt seinen Unmut über ihre Art zu dramatisieren und das Ereignis „künstlich aufzubauschen“. Ihre Art nerve ihn und letztlich sei der Vorfall selbst weniger belastend als ihre Art der Reaktion, die ihn stresse und die völlig inadäquat sei.
Anschließend an diese Interaktionen (welche direkt zu diagnostischen Zwecken verwendet werden konnte und bereits sehr informativ bezüglich des Funktionsniveaus des Paares und seiner Art und Weise der Konfliktbewältigung war) wurde mit der Problembeschreibung und dem Oral History Interview fortgefahren.

Problembeschreibung

Symptome: Frau C. gibt schwerwiegende paarinterne Kommunikationsstörungen an. Sie fühle sich von ihrem Mann unverstanden, habe Schwierigkeiten, den Alltag zu bewältigen (Organisationsprobleme) und fühle sich allein gelassen und überfordert. Dazu gesellen sich bei ihr Schlafstörungen, anhaltende Müdigkeit und depressive Verstimmungen. Sie habe die Tendenz, alles auf sich zu nehmen und sei von Natur aus pessimistisch. Herr C. gibt an, dass auch er an einer Depression leide, alles sehr schwer nehme, insbesondere die Kommunikationsschwierigkeiten mit seiner Frau. Es herrsche ein Mangel an Kommunikationskultur und gegenseitigem Interesse. Besonders wenn seine Frau müde sei, eskaliere die Situation schnell. Sie seien beide auch sehr unterschiedlich und das mache den Alltag schwierig. Beide geben an, dass die Probleme mit der Geburt des ersten Kindes begonnen hätten.

Detailliertere Problembeschreibung durch Partnerin und Partner: Seit der Geburt des ersten Kindes erlebt das Paar die Beziehung als konfliktreich und klagt insbesondere über Überlastung und Kommunikationsstörungen. Unregelmäßige Arbeitszeiten (beide Partner arbeiten je nach Schicht bis spät in die Nacht hinein oder arbeiten auch am Wochenende), die Belastung durch die Kinder und die Schwierigkeit der Koordination von Bedürfnissen (bezüglich Arbeitsplänen, Kinderbetreuung etc.) belasten die Partnerschaft.

Frau C. fühlt sich häufig vom Mann nicht verstanden, erlebt ihn als unnahbar, wenig empathisch und nicht verständnisvoll für ihre Situation. Er zeige nie Emotionen und sie kenne ihn nicht mehr richtig oder habe ihn nie wirklich gekannt. Im Haushalt und bei der Betreuung der Kinder hänge die Hauptverantwortung bei ihr, obgleich beide ein gleiches Arbeitspensum aufweisen und der Mann auch bei der Haushaltsführung und Kinderbetreuung mithilft. Frau C. hat den Eindruck, dass die gesamte Verantwortung für die Alltagsorganisation und die Verantwortung für das Funktionieren der Familie an ihr hänge. Häufig denkt sie, dass sie nicht füreinander bestimmt seien, und dass es nicht gut gehen könne. Gelegentlich hat sie Gedanken an eine Trennung oder Scheidung, die sie auch ihrem Mann mitteilt. Dieser reagiert jeweils konsterniert, schweigt, zieht sich zurück und ignoriert ihre Aussagen.

Herr C. dagegen empfindet seine Frau als zu kompliziert. Sie bausche Probleme unnötig auf und sehe überall Schwierigkeiten. Er leide unter dem permanenten Stress seiner Frau und befürchtet, dass ihm alles zu viel werden und er die Kontrolle verlieren könnte. Er selber scheut Probleme und Konflikte und reagiert darauf mit Rückzug oder Somatisierung. Konflikte werden lange zurückgestellt und dann meist eskalativ ausgetragen (hohe Aggression von ihrer Seite und Rückzug von Seiten des Mannes). Die Konfliktthemen werden anschließend nicht wieder aufgegriffen, sondern von beiden intern verarbeitet. Herr C. neigt dabei zur Verdrängung, Frau C. zur Rumination.

Herr C. fürchtet, dass ihn seine Frau verlassen könnte, spürt ihre Unzufriedenheit und möchte etwas ändern, ist jedoch unsicher und empfindet entsprechend Gefühle der Hilflosigkeit, Angst und des Versagens, die er jedoch vor ihr maskiert und nicht zulassen kann.

Das Paar weist kaum gemeinsame Aktivitäten auf und verbringt insgesamt aufgrund der beruflichen Situation und der Kinder wenig Zeit miteinander. Selbst Momente, die sie gemeinsam verbringen könnten, werden zusehends von beiden individuell genutzt. Frau C. verbringt diese Zeit häufig mit Hausarbeiten, Herr C. geht seinem Hobby (Modelleisenbahn) nach. Die gemeinsamen Berührungspunkte sind damit limitiert. Problematisch ist auch, dass die Kinder sehr spät zu Bett gehen. Da die beiden Eltern häufig erst spät abends nach Hause kommen und es in ihrer Familie gebräuchlich ist, dass die Kinder aufbleiben, bis beide Eltern zuhause sind und sie zu Bett bringen, gehen die Kinder meist nicht vor zehn Uhr ins Bett. Das Zu-Bett-Geh-Ritual zieht sich regelmäßig in die Länge, so dass vor halb elf keine Bettruhe herrscht. Die beiden Partner sind dann jeweils erschöpft, haben keine Energie mehr für einen gemeinsamen Abend oder Sexualität und gehen meist müde und abgespannt ins Bett.

Konflikte sind insgesamt selten. Wenn sie jedoch auftreten, werden sie eskalativ ausgetragen. Sie drehen sich häufig um unterschiedliche Einstellungen bezüglich der Kindererziehung, unterschiedliche Ansichten bezüglich Haushalt und Lebensgestaltung und die unterschiedlichen Reaktionen in belastenden Situationen.

Oral History Interview

Im Oral History Interview zeigt sich, dass beide Partner im anderen nicht die große Liebe sahen, jedoch durchaus aneinander Gefallen gefunden hatten. Insbesondere sein hartnäckiges Werben hatte ihr großen Eindruck gemacht, ihr geschmeichelt und sie bewogen, ihn überhaupt wahrzunehmen und sich auf ihn einzulassen. Eigentlich sei er nicht ihr Typ gewesen, er sei eher schüchtern und unnahbar erschienen, doch gleichwohl eben beharrlich, und das habe ihr die Entscheidung erleichtert, da sie es selber schwierig gefunden habe, sich Männern zu nähern und mit ihnen Kontakt aufzunehmen. Er hätte ihr diese Aufgabe abgenommen, sie verwöhnt und sie durch seine sensible Art beeindruckt. Er selber äußert sich eher zurückhaltend, schüchtern und ist wenig expressiv. Er nickt mehrfach bei ihren Äußerungen und man realisiert, dass ihm die Schilderungen der Partnerin wichtig sind und er ihnen Bedeutung zumisst. Er ist konzentriert, wenn sie spricht, hört aufmerksam zu und wirkt dabei sehr verletzlich. Er selber schildert, dass ihm seine Frau gefallen habe, er sich um sie bemüht habe, jedoch irgendwie noch nicht reif für eine Beziehung gewesen sei, weshalb er so behutsam und langsam vorgegangen sei (was von ihr sehr positiv beurteilt wurde). Die Erinnerungsfähigkeit beider Partner ist gut, ihre wechselseitige Zugewandtheit unübersehbar und auch das wechselseitige Interesse an den Schilderungen des Partners echt. Obgleich nicht darauf angesprochen (da nur auf positive Aspekte fokussiert wurde), erzählt Frau C., dass es insbesondere zu Beginn der Partnerschaft für sie sehr schwer gewesen sei, sich ihm anzuvertrauen, da er, nachdem er sie als Freundin umworben hatte, sich plötzlich zurückzog und während eines Jahres sich vollständig von ihr abwandte. Er hätte auf keine Briefe mehr geantwortet, telefonischen Kontakt abgebrochen und sie auch nicht empfangen, als sie ihn zuhause aufsuchen wollte. Sie hätte annehmen müssen, dass er eine andere Frau gehabt habe, was er allerdings immer negierte und vielmehr angab, dass er dieses Jahr Rückzug einfach gebraucht habe, um seine Gefühle zu ordnen, seine problematische Beziehung zu seinen Eltern aufzuarbeiten (in dieser Zeit habe er auch eine Psychotherapie in Anspruch genommen), um sich für sie bereit zu machen. Nach einem Jahr kehrte er zurück, umwarb sie erneut heftig und bat sie, ihn zu heiraten.

In den Schilderungen der gemeinsamen Beziehung spricht das Paar häufig von „wir" und „uns", was auf ein vorhandenes „Wir-Gefühl" schließen lässt.

Prognose

Aufgrund der diagnostischen Informationen (Anamnesebogen, Fragebögen, Problembeschreibung und OHI-Interview) findet sich eine Reihe von Problembereichen und schwierigen Persönlichkeitsstrukturen, welche erwarten lassen, dass die Therapie anspruchsvoll wird. Gleichzeitig scheint eher eine günstige Prognose gegeben zu sein, da zum einen der Bindungsstil der beiden Partnern (unsicher-ambivalenter Bindungsstil der Frau und unsicher-vermeidender Bindungsstil des Mannes), andererseits das OHI dafür sprechen, dass die beiden Partner die Beziehung erhalten möchten. Angesichts der Tatsache, dass beide Partner in ihrer Kindheit Bindungsdeprivationen erfahren hatten und sich daher vermutlich nach einer festen Bezugsperson sehnen, scheint der Wunsch nach einer Auflösung der Partnerschaft eher wenig wahrscheinlich. Ebenso spricht das OHI eher für eine günstige Perspektive, da die emotionale Involviertheit bei beiden Partnern spürbar ist und auch das „Wir-

Gefühl" intakt scheint. Die vorliegenden massiven Kompetenzdefizite sind dagegen therapeutisch angehbar.

Therapieziele

Auf die Therapieziele angesprochen geben beide Partner an, dass sie ihre Kommunikation verbessern möchten. Sie führen auch ihre somatischen Probleme auf die unzufriedenstellende Paarbeziehung zurück und erhoffen sich von der Therapie eine Besserung ihrer Beschwerden.

Aufgrund der Problemanalyse zeigt sich, dass bei Paar C. auf mehren Ebenen interveniert werden sollte. Zusammen mit dem Paar werden folgende Hauptproblembereiche formuliert: (1) zu wenig gemeinsame Zeit, (2) dysfunktionale dyadische Kommunikation, (3) ungünstige individuelle und dyadische Stressbewältigung und Problemlösung, (4) Unterschiedlichkeit der Partner und daraus resultierende Konflikte. Als Sekundärproblem werden die Somatisierungsprobleme beider Partner thematisiert.

Daraus ergeben sich folgende Zielformulierungen:

(1) Schaffung von mehr gemeinsamer Zeit und gemeinsamen Aktivitäten durch (a) eine Kompatibilisierung der Arbeitspläne, (b) eine bessere Koordination der Freizeiten und die darin ausgeübten Aktivitäten sowie (c) das Bemühen, die Kinder früher ins Bett zu bringen (auch wenn der Partner noch nicht zuhause ist)

(2) Erhöhung der Positivität, des wechselseitigen Interesses und der Empathie füreinander

(3) Verbesserung der dyadischen Kommunikation und Problemlösung

(4) Erhöhung der individuellen und dyadischen Copingkompetenzen

(5) Förderung des Verständnisses füreinander und Akzeptierung der Art des Partners.

Therapieplanung
Um die formulierten Ziele zu erreichen, werden die folgenden Methoden angewendet: Zur Erreichung des ersten Ziels (Erhöhung der gemeinsamen Zeit) werden (a) Aktivitätenpläne (wer arbeitet wann, wo können Freiräume für das Paar sowohl jeden Partner individuell geschaffen werden), Erziehungshilfen für beide Elternteile, um die Kinder rechtzeitig ins Bett zu bringen und ihnen mehr Struktur, Regeln und einen verbindlichen Rahmen zu geben (Etablierung von Einschlafritualen, klare Kommunikation etc.). Das zweite Ziel (Erhöhung der Positivität in der Partnerschaft) wird mittels Reziprozitätstraining, das dritte Ziel (Verbesserung der Kommunikation und Problemlösung) mittels Kommunikations- und Problemlösetraining und das vierte Ziel (Erhöhung der Copingressourcen) mit Methoden der Förderung des individuellen Copings und einer Verbesserung des dyadischen Coping mittels der 3-Phasen-Methode angegangen. Um das fünfte Ziel (Förderung des Verständnisses füreinander) zu erreichen, wird die Methode der Akzeptierungsarbeit eingesetzt.

Erhöhung der gemeinsamen Zeit
Um gemeinsame Zeitfenster zu schaffen wird mit dem Paar zusammen analysiert, wie sie ihre Arbeitspläne kompatibilisieren können. Anhand von Wochenplänen mit einem Zeitraster von morgens 7 Uhr bis abends 23 Uhr werden Freiräume festgelegt, die nun bei der Schichtplanung berücksichtigt werden sollen. Beide nehmen als Aufgabe mit, bei ihren Vorgesetzten und bei der Festlegung der Arbeitszeiten künftig darauf zu achten, dass möglichst eine hohe Übereinstimmung mit dem Arbeitsplan des Partners erreicht werden kann, um gemeinsame Zeiten zu gewinnen. Dies erfordert seitens von Herrn C. eine Aufgabe seiner laissez-faire-Haltung, seiner Art, das Problem zu minimieren und gleichzeitig eine Portion Assertivität, die für ihn nicht leicht ist. Er hatte sich angewöhnt, im Berufsleben keine Ansprüche und Forderungen zu stellen, sich anzupassen und

sich dadurch bei seinen Vorgesetzten und Kollegen beliebt zu machen, da er ihr Wohlwollen und ihre Akzeptanz brauchte. Mit Ansprüchen aufzutreten ist anfangs schwierig und herausfordernd für ihn. Die Einsicht jedoch, dass es wichtig ist, diese Freiräume für das Paar zu schaffen, motiviert ihn, sich durchzusetzen und seine Bedürfnisse anzumelden.

Bereits nach kurzer Zeit gelingt es dem Paar, die angestrebten Freiräume zu realisieren und die gemeinsamen Zeiten zu etablieren.

Das Problem, dass die beiden Kinder in der Regel erst zwischen 22:30 und 23 Uhr ins Bett gingen, respektive die Gute-Nacht-Rituale eine sehr lange Zeit in Anspruch nahmen, da jeweils beide Eltern die Kinder zu Bett bringen wollten, belastet die Dyade weiter. Es wurde bei beiden die Einsicht geweckt, dass es günstig sei, die Kinder rechtzeitig (d.h. in der Regel spätestens um 19:30 Uhr) zu Bett zu bringen. Da beide Elternteile aufgrund ihrer negativen Bindungserfahrungen und dem Wunsch, ihren Kindern bessere Eltern sein zu wollen als sie es als Kinder selbst erlebt hatten, bekommen für sie diese Gute-Nacht-Rituale eine besondere Bedeutung. Entsprechend wichtig ist es, ihnen aufzuzeigen, dass sie ihren Kindern damit keinen Dienst erweisen und es nicht altersgemäß ist, die Kinder so spät zu Bett gehen zu lassen. Mit dem Paar zusammen werden folgende Punkte erarbeitet: (a) die Kinder müssen lernen, dass sie jeweils nur von einem Partner ins Bett gebracht werden, dies akzeptieren und sich daran gewöhnen müssen, (b) es muss genügend Zeit für das Zubettgehen eingeplant werden, (c) das Zubettgehen muss mit einem ritualisierten Ablauf gekoppelt werden (z.B. Abendessen, Zähneputzen, Pyjama anziehen, anschließend Spielen, Gutenachtgeschichte, Singen, Lichterlöschen), (d) das Schlussritual (z.B. ein bestimmtes Lied oder Gebet) muss eingespielt werden und (e) auf Quengeln der Kinder wird nicht mehr eingegangen, sondern die Kinder werden instruiert, dass nach einmaligem Reagieren auf ihr Weinen nachher nicht mehr darauf eingegangen wird. Die konsequente Umsetzung dieser Regeln durch beide Partner ist dabei entscheidend[13].

Paar C. gelingt es innerhalb von drei Wochen, seine Kinder zur vereinbarten Zeit zu Bett zu bringen und damit für sich selber beziehungsweise für sich als Paar neue Freiräume zu schaffen.

Erhöhung der Positivität

Zur Erfassung der wechselseitigen Verstärker sollen diese von beiden Partnern auf die nächste Therapiestunde (siehe Übungsblatt 1) zusammengetragen werden. Sowohl Frau C. wie Herr C. führen die Aufgabe gewissenhaft aus und bringen das ausgefüllte Arbeitsblatt in die nächste Therapiesitzung mit.

Frau C. hat als mögliche Verstärker, die sie ihrem Mann im Alltag anbieten könnte folgende Punkte genannt: ihm Freiraum geben, damit er sich seinem Hobby (der Modelleisenbahn) ungestört widmen kann, Musik-CDs, ihm Momente der Entspannung (Massagen) gewähren, mit ihm zusammen fernsehen und sich für seine Interessengebiete (Wissenschaft) mehr interessieren. Sie hat damit v.a. soziale Verstärker thematisiert (was auch budgetmäßig beeinflusst sein kann, da das Paar über sehr geringe finanzielle Ressourcen verfügt).

Herr C. hat eine sehr viel umfassendere Liste erstellt. Als Items, die er umsetzen könnte, um seiner Frau Freude machen, nennt er folgende: Geschenke wie Blumen, Zeitschriften, Bücher (Romane), Zeichen der Liebe und Zuneigung im Alltag zeigen (Zärtlichkeiten, Liebenswürdigkeiten, Interesse für seine Frau), zusammen ausgehen und mehr gemeinsam erleben, für

---

[13] In Deutschland und der Schweiz werden mit dem Triple P (Positive Parenting Program) Kurse für Eltern angeboten, welche ihnen helfen, mit mehr Gelassenheit und Kompetenz den Erziehungsanforderungen gerecht zu werden (siehe Kuschel et al., 2000). Die Materialien von Triple P sind auch für Paartherapeuten eine große Hilfe, da Erziehungsschwierigkeiten häufig mit Partnerschaftsproblemen kovariieren. Die Materialien können unter www.triplep.de (Deutschland) oder www.triplep.ch (Schweiz) bestellt werden.

seine Frau und Kinder kochen, sich Zeit für sie nehmen, zusammen diskutieren, Überraschungen realisieren (z.B. mal früher nach Hause kommen, sie mit einem Geschenk überraschen, sie unerwartet ausführen), ihr das Frühstück zubereiten oder sogar ans Bett bringen. In der Liste von Herrn C. findet sich damit eine Reihe von materiellen und sozialen Verstärkern, die er realisieren möchte, um seiner Frau Freude zu machen. Weder bei ihr noch bei ihm sind spirituelle und Handlungsverstärker vertreten und scheinen für sie auch keine besondere Bedeutung zu haben. Sport zu treiben oder tanzen zu gehen interessiert beide nicht sonderlich und beide sehen auch keinen Lustgewinn an philosophischen oder intellektuellen Gesprächen. Darauf angesprochen, was sie sich zusätzlich vom Partner wünschen würden, geben beide Partner keine weiteren Wünsche an, sondern scheinen mit den gegenseitigen Vorschlägen zufrieden zu sein.

Umsetzung der Verstärkerliste

Die Umsetzung der notierten Verstärker erfolgt ohne Probleme. Obgleich beide Partner zu Beginn der Therapie aufgrund der unkoordinierten Arbeitspläne nach wie vor wenig Zeit füreinander haben, versuchen sie, die sich vorgenommenen Items auch wirklich umzusetzen. Herr C. erweist sich dabei als überaus fürsorglich und bemüht und nimmt auch bei seiner Frau eine Reihe von positiven Signalen wahr, die er mit Freude registriert. Sie kann ihrerseits beobachten, dass ihr Mann sich mehr um sie kümmert und sich im Alltag mehr Mühe gibt, was für sie sehr schön ist.

Kommunikationstraining mit Paar C. (Beispiel einer Sitzung)

Frau C. sagt, dass sie finde, dass Herr C. sich zuwenig um den Haushalt kümmert und dass er - obgleich beide Partner zu gleichen Teilen für die Hausarbeit verantwortlich sind – seine Arbeiten weniger sorgfältig und engagiert mache.

Frau C.: Wenn Du zuhause bist, ist jeweils die Wäsche nicht gewaschen… alles ist einfach unordentlicher und ich habe dann gleichwohl noch viel zu tun… Du machst das…
Therapeut(In). ...konkret, Ich.
Frau C.: Ja, mich nervt es, dass Du zuhause bist, herumerzählst, dass Du auch fünfzig Prozent Haushalt machst und dann doch einfach nur mit den Kindern auf dem Spielplatz bist und mir die Hausarbeiten überlässt. So stelle ich mir eine Arbeitsteilung nicht vor.
Therapeut(In). ...bleiben Sie bei sich...
Frau C.: Mich stört es, dass die ganze Verantwortung bei mir liegt. Ich muss mich um alles kümmern...
Therapeut(In): ...konkret...
Frau C.: Gestern beispielsweise...
Therapeut(In): Gut...
Frau C: Gestern kam ich nach hause, müde von der Arbeit - und da war nichts aufgeräumt. Ich musste noch alles in Ordnung bringen.
Therapeut(In): Wie war das für Sie?
Frau C.: Mühsam, ärgerlich. Ich war wütend auf Dich, weil Du mir alles überlässt.
Therapeut(In) (zu Herrn C. gewandt):... Würden Sie bitte zusammenfassen.
Herr C.: Du meinst, dass ich überhaupt nichts mache, Du den Dreck zu machen…
Therapeut(In): ... dass sie die ganze Verantwortung hat...
Herr C.: Ja, dass Du die ganze Verantwortung hast und ich gestern auch nicht aufgeräumt habe.
Therapeut(In) (zu Herrn C. gewandt):... und wie war das für Ihre Frau?
Herrn C.: Ja, sie war sauer.
Therapeut(In) (zu Herrn C. gewandt): ärgerlich, wütend...(zu Frau C. gewandt): Fahren Sie fort...
Frau C.: Es macht mich wütend, dass ich alles machen muss...
Herr C.: Das stimmt nicht, ich mache genau gleichviel...

Therapeut(In) (zu Herrn C. gewandt): … würden Sie bitte zuhören...
Frau C.: Das stimmt, dass Du gleichviel machst, doch Du machst es anders. Du hast andere Ansprüche an Dich.
Therapeut(In): Sprechen Sie von sich...
Frau C.: Ich habe einfach den Eindruck, dass alles an mir hängt, dass ich die Verantwortung habe, dass Du zwar auch viel machst, aber letztlich hängt es an mir, muss ich schauen, dass alles rund läuft...
Therapeut(In): ..und wie fühlen Sie sich dabei?
Frau C.: Manchmal bin ich richtig resigniert, traurig und resigniert.
Therapeut(In): Mhm, erklären Sie das noch mehr...
Frau C.: Ja, ich denke, dass ich allein bin, ich spüre Dich nicht, spüre Dein Engagement für mich und die Familie nicht...
Therapeut(In): Mhm (zu Herrn C. gewandt): Können Sie bitte zusammenfassen.
Herr C.: Du findest Dich von mir im Stich gelassen, hast den Eindruck, dass ich mich nicht engagiere und alles Dir überlasse.
Frau C.: Ja, was wichtig ist, das hängt an mir...
Therapeut(In) (zu Herrn C. gewandt): und weiter...wie fühlt sie sich dabei?
Herr C.: Das macht Dich traurig...ärgerlich und traurig, ja auch resigniert, dass ich mich nicht ändern werde, dass ich so bin und alles Dir überlasse. Es hängt alles an Dir, das wirklich Wesentliche.
Therapeut(In): Sehr gut...
Frau C.: ...damit meine ich nicht, dass Du nichts machst, nur eben die Verantwortung ist bei mir. Ich spüre Deine Verantwortung nicht, das macht mir Mühe.
Therapeut(In): Mhm, gut...
Frau C.: Ich weiß nicht, was wir Dir bedeuten. Ob Du wirklich innerlich bei uns bist. Ob Dein Engagement zuhause ein Engagement für uns ist... oder ob Du nur einfach im Haushalt mithilfst. Ich brauche dieses Engagement von Dir, dieses Wissen, dass wir Dir wichtig sind und Du bei uns sein möchtest.

Therapeut(In): Ja, mhm. (zu Herrn C. gewandt): Würden Sie bitte zusammenfassen.
Herr C.: Es macht Dich traurig, wenn ich mich zuhause nicht genügend engagiere, weil Du dann denkst, dass ich Euch nicht genügend Achtung und Liebe entgegenbringe, mich zuwenig für Euch engagiere. Ist es das?
Frau C.: Ja, genau, das erinnert mich immer wieder an den Beginn unserer Partnerschaft, als Du auf einmal einfach weg warst. Das macht mir immer wieder Angst. Angst, Du könntest einfach weggehen, uns allein lassen. Wenn Du Dich engagierst, bedeutet das doch auch, dass Du bleiben möchtest, oder?
Herr C.: (murmelt nachdenklich) Ja, ich verstehe, ich weiß jetzt was Du meinst.
Therapeut(In): Mhm. Gut, machen wir hier einen Schnitt und beenden die Paarübung. (zu Frau C. gewandt): Ich fand es sehr schön, wie schnell sie sich auf das Thema einlassen konnten und wie gut es Ihnen gelang, Ihre Gefühle zu äußern und Ihrem Mann mitzuteilen. Realisieren Sie, wie die Du-Botschaften zu Beginn kaum ein konstruktives Gespräch zuließen und wie Ihre Selbstöffnung das Gespräch und das Verständnis Ihres Partners in Gang brachte? (zu Herrn C. gewandt): Bei Ihnen gefiel mir, wie sie aktiv und engagiert zuhörten, sich Ihrer Frau zuwandten und sie zu verstehen versuchten. Sobald sie von sich zu erzählen begann, fiel Ihnen dies auch leichter und Ihre Zusammenfassungen wurden präziser und konzentrierten sich auf das Wesentliche. (zu beiden Partnern gewandt): Sie haben das sehr gut gemacht, fahren Sie weiter so, achten Sie auf die Regeleinhaltung, auch wenn es zu Beginn schwierig ist, Sie werden sehen und haben nun bereits die Erfahrung gemacht, wie viel einfacher, konstruktiver und gewinnbringender die Kommunikation verläuft.

Problemlösetraining mit Paar C. (Beispiel einer Sitzung)
Das Paar definiert als Problem, einen gemeinsamen Abend zu finden, an dem es Zeit für sich hat. Das Hauptproblem ist die Kinderbetreuung.

1. *Schritt; Problemdefinition:* „Wir haben kaum Zeit füreinander und möchten mindestens einen gemeinsamen Abend pro Woche, an dem wir aus dem Haus gehen und zusammen etwas erleben können. Das Hauptproblem stellen die Kinder dar, wie können Sie betreut werden?“
2. *Schritt; Lösungssuche: Er:* Babysitter - eine Nachbarin kann zu den Kindern schauen, *Sie:* Tagesmutter, Kinder mitnehmen ins Restaurant oder auf den Spaziergang, *Er:* Babyphone, *Sie:* abwechselnd schaue ich zu den Kindern einer Freundin und diese dann zu unseren, *Er:* Kinder ins Bett bringen und dann leise das Haus verlassen, *Sie:* die Kinder zu einer Freundin zum Übernachten bringen etc.
3. *Schritt; Beste Lösung suchen:* Das Paar bewertet gemeinsam die Lösungsvorschläge und führt v.a. monetäre Gründe gegen die Vorschläge Babysitter, Tagesmutter oder Babyphone an. Letzteres scheint ihnen auch zu gefährlich, da es einige Zeit brauche würde, bis sie wieder zuhause sein könnten und der Radius ihrer Aktivitäten sehr eingeschränkt wäre. Dieselben Argumente sprechen gegen die Idee, die Kinder einfach ins Bett zu bringen und dann aus dem Haus zu gehen. Gegen einen Babysitter oder eine Tagesmutter sprechen auch, dass man diese nicht kenne und ihnen daher nicht restlos vertrauen könne. Die Kinder zu einer Freundin zum Übernachten zu bringen wäre zwar kostengünstig, jedoch sehr aufwändig und man würde erst sehr spät ins Restaurant kommen, das Kino vermutlich verpassen und dadurch wieder sehr eingeschränkt sein. Zudem sei man vielleicht dann bereits etwas müde und könne den Abend nicht gleich genießen. Am besten erscheint der Vorschlag der abwechselnden Betreuung der Kinder durch eine Nachbarin. Zwar ist es dann auch anstrengend, deren Kinder übernehmen zu müssen, doch insgesamt ist diese Lösung kostengünstig, die Kinder kennen die Nachbarin gut und mögen sie, die Eltern haben Vertrauen zu ihr, brauchen sie nicht weit weg zu bringen und können sie abends, wenn sie zurück kommen, wieder in ihre Betten zurücktragen. Das Paar entscheidet sich für diesen Lösungsvorschlag.

4. *Schritt; Planung.* Es wird ausgehandelt, wer die Nachbarin fragen soll (Frau C., da sie die Nachbarin besser kennt, befreundet ist mit ihr und das Anliegen gut vorbringen kann), ab wann die Lösung umgesetzt werden soll (bereits nächste Woche, sofern das von der Nachbarin her geht, die sich auch sicher noch mit ihrem Mann absprechen muss) und welche Schwierigkeiten auftreten könnten (ein eigenes Kind oder ein Kind der Nachbarin könnten krank werden, die Nachbarin könnte am gewünschten Abend eventuell nicht abkömmlich sein, auf die Dauer könnte es für die eine oder andere Familie zu anstrengend werden, die Arbeitspläne könnten konfligieren etc.). Das Paar findet Lösungen dahingehend, dass der „Ausgangabend" immer dann realisiert wird, wenn alle Bedingungen stimmen, sonst behält man den Abend bei, verbringt ihn jedoch zusammen zuhause.

5. *Schritt; Umsetzung.* Das Paar fragt die Nachbarn und realisiert bereits auf das nächste Mal einen ersten Paarabend, der sehr gut verläuft. Probleme gab es einzig mit dem Einschlafen der Kinder, die sich an dieses Modell gewöhnen müssen. Die Nachbarin erlebte den Abend zudem als anstrengend und musste mehrfach hinüber kommen. Sie ist jedoch gewillt, das Experiment weiterzuführen, da sie und ihr Mann sich ihrerseits auf einen freien Abend freuen.

6. *Schritt; Bewertung.* Herr und Frau C. finden die gefundene Lösung insgesamt gut. Sie denken, dass die Lösung durch eine bessere Vorbereitung der Kinder auf die Betreuung durch die Nachbarin noch optimiert werden kann. Der jeweilige Elternteil, der an diesem Nachmittag zuhause ist, soll die Kinder auf den Abend vorbereiten, ihnen erzählen, dass sie an diesem Abend ausgehen würden, die Kinder von der Nachbarin ins Bett gebracht würden, und dass sie, wenn sie artig seien, am anderen Tag eine Belohnung bekämen.

3-Phasen-Methode mit Frau C. (Beispiel einer Sitzung)

Die Frau wählt einen Problematik, die sie an ihrem Mann stört (obgleich die Trichtermethode klassischerweise mit paarexternem Stress durchgeführt wird, wählten wir diese Methode auch bei einem paarinternen Stressthema). Sie entscheidet sich für sein geringes Verständnis für sie und seine abwertende Art, wenn sie sich Hausarbeiten widmet.

Frau C.: Ich habe letzten Samstagnachmittag unbedingt wieder einmal den Kühlschrank reinigen müssen. Das war überhaupt nicht angenehm und Du hattest kein Verständnis. Du gingst einfach schmollend in den Bastelraum, und ich sah Dich den Rest der Zeit nicht mehr.

Herr C.: Ja.

Therapeut(In): Erzählen Sie weiter, wie ging es Ihnen in dieser Situation?

Frau C.: Ich fühlte mich ziemlich mies.

Therapeut(In): Was heißt das?

Frau C.: Ja, ich dachte, er….

Therapeut(In): ...Du… (auf Partner zeigend)

Frau C.: Ja, Du schätzt wieder mal nicht, was ich tue. Ich mache das schließlich für die Familie. Hygiene ist schließlich wichtig.

Therapeut(In): Wie fühlten Sie sich da?

Frau C.: Ich war irgendwie sauer.

Therapeut(In): Und noch…

Frau C.: Sauer und ärgerlich.

Therapeut(In): (zum Mann gewandt). Können Sie bitte zusammenfassen.

Herr C.: Ja, Du hattest letzten Samstagnachmittag damit begonnen den Kühlschrank auszuräumen und zu putzen und da verschwand ich und ging mit meiner Modelleisenbahn spielen. Das hat Dich wütend gemacht

Therapeut(In): Mhm, sauer und ärgerlich…

Herr C.: Ja, das hat Dich sauer und ärgerlich gemacht.

Therapeut(In): Ja, (zu Frau C. gewandt) und wie fühlten Sie sich da noch?

Frau C.: Im Stich gelassen.

Therapeut(In): Mhm, fahren Sie fort.
Frau C.: Ja, ich fand das mies von Dir...
Therapeut(In): Bleiben Sie bei sich…
Frau C.: Ja, ich fühlte mich unverstanden.
Therapeut(In): Was heißt das?
Frau C.: Ich hatte das Gefühl, dass Du nicht siehst, was ich mache und wie ich mir Mühe für die Familie gebe.
Therapeut(In): Ja, und was löste das bei Ihnen aus?
Frau C.: Ich fühlte mich unverstanden, einsam, hilflos.
Therapeut(In): Mhm, (zum Mann gewandt) Können Sie bitte zusammenfassen.
Herr C.: Du hast Dich in dieser Situation von mir unverstanden gefühlt… und einsam.
Therapeut(In): Gut… und hilflos.
Herr C.: Ja, unverstanden, einsam und hilflos.
Therapeut(In): Sehr gut. (Zur Frau gewandt) Können Sie das noch weiter erklären?
Frau C.: Ich war einsam, weil ich dachte, nicht mal Du verstehst mich. Ich mache das auch nicht zum Spaß.
Therapeut(In): Was meinen Sie damit?
Frau C.: Ich wollte den Kühlschrank auch nicht putzen, wäre lieber mit Dir zusammen gewesen, schließlich hatten wir die ganze Woche noch keine Zeit füreinander.
Herr C.: Eben…
Therapeut(In) (zur Frau gewandt): Mhm, bleiben Sie dran…
Frau C.: Ich fühlte mich schließlich recht traurig und resigniert, allein und verlassen.
Therapeut(In): Fahren Sie fort…
Frau C.: Ich merkte, dass ich etwas tue, was ich eigentlich auch nicht tun wollte, was von Dir auch nicht geschätzt wird und was ich doch tun muss.
Therapeut(In): Warum?
Frau C.: Weil ich denke, dass es für Dich wichtig ist.
Therapeut(In)(zum Mann gewandt)*:* Fassen Sie bitte zusammen.

Herr C.: Du hast also den Kühlschrank geputzt, weil Du dachtest, dass ich das wolle. Das kann ich nicht ganz verstehen…
Therapeut(In): Bitte nur zusammenfassen…
Herr C.: Also Du dachtest, dass ich es wünsche, dass Du den Kühlschrank reinigst. Dabei fühltest Du Dich traurig und resigniert, verlassen und einsam, weil ich Dir kein positives Feedback gab, sondern einfach im Keller verschwand.
Frau C.: Genau. Es hat mich gekränkt, dass Du mich einfach links liegen ließest. Ich hätte mir gewünscht, dass Du schätzt, was ich mache. Nein, eigentlich ist es nicht das…
Therapeut(In): Sondern?
Frau C.: Ich weiß nicht…, ich habe wohl gedacht…, es war einfach schwierig für mich…
Therapeut(In): Was war schwierig?
Frau C.: Dass ich den Kühlschrank putzen musste, ohne es eigentlich zu wollen.
Herr C.: Wie meinst Du das?
Frau C.: Ich hatte Angst. Angst davor, dass Du mich nicht lieben und schätzen kannst, wenn ich keine gute Hausfrau bin.
Therapeut(In): Mhm, fahren Sie fort...
Frau C.: (mit stockender, erregter Stimme). Ich habe immer die Erfahrung gemacht, dass ich etwas leisten musste, um Anerkennung und Zuwendung zu bekommen. Zuhause gab es nie ein liebes Wort, keine Zuwendung… außer, wenn ich was geleistet habe… dann gab es vielleicht mal einen anerkennenden Blick vom Vater, oder ein kurzes Lob von der Mutter oder einen Moment der Aufmerksamkeit… sonst nicht. Einfach nichts - das war sehr schmerzhaft. Das Gefühl, geliebt zu werden kannte ich nicht. Geliebt werden hing immer mit Leistung zusammen… Und das kommt immer wieder hoch. Dieses Gefühl, dass Du mich nur lieben kannst, wenn ich zuerst den Haushalt perfekt habe, wenn ich Dir beweise, dass ich eine gute Hausfrau bin, die Küche in Ordnung halte und alles sauber und ordentlich ist…
Therapeut(In): Mhm… (zum Mann gewandt). Können Sie bitte zusammenfassen.

Herr C.: (gerührt). Du hast den Kühlschrank geputzt, weil Du dachtest, ich würde Dich nur lieben, wenn Du mir eine gute Hausfrau bist, wenn Du Leistung erbringst und alles in Ordnung hältst.
Therapeut(In): Ja, mhm. Gehen wir zur zweiten Phase über. Was könnten Sie Ihrer Frau nun für Unterstützung geben?
Herr C.: Es wird mir auf einmal alles klar. Ich dachte am Samstag, Du hast keine Lust auf mich, willst mich meiden, suchst Arbeit, um nicht mit mir zusammensein zu müssen und das ärgerte mich, und ich zog mich in den Keller zurück. Nun verstehe ich erst, was in Dir ablief…Das rührt mich, macht mich auch sehr traurig (hält inne). Ich habe Dich da all die Jahre nicht verstanden…
Therapeut(In): Ja, was möchten Sie ihr noch sagen?
Herr C.: Für mich ist das nicht so. Ich finde Dich auch eine sehr gute Frau, wenn Du den Haushalt nicht perfekt hast. Es macht mir mehr Freude, wenn Du Zeit für mich hast, wenn wir in diesen raren Momenten etwas miteinander unternehmen können. Ich liebe Dich genauso. Du brauchst mir nichts zu beweisen. Es entlastet mich sogar, wenn Du nicht alles perfekt machst, denn dann habe ich auch weniger Druck…
Therapeut(In): Gibt es noch mehr, was Sie sagen oder tun möchten…
Herr C.: Ich möchte Dich jetzt einfach halten und Dir sagen, dass ich Dich liebe und Du mir sehr wichtig bist.
Therapeut(In): Schön. *(zur Frau gewandt):* Wie war diese Unterstützung für Sie? Wie zufrieden sind Sie damit, wie wirksam ist sie, was hätten Sie sich anderes gewünscht?
Frau C.: Es war schön für mich, Dich so zu hören. Es berührt mich…
Therapeut(In): Mhm…
Frau C.: Ja, es zeigt mir auch, dass ich in unserer Beziehung nicht wie früher die gleichen Muster zeigen muss. Dass Du mich auch so liebst. Das tut gut, befreit mich… auch wenn ich Mühe habe, es zu glauben. Ich finde es sehr schön, dass Du das gesagt hast.

3-Phasen-Methode mit Herrn C. (Beispiel einer Sitzung)
Herr C. sucht relativ lange nach einem Thema. Schließlich wählt er eines, welches sich im Beruf ereignet hat.
Herr C.: Wir hatten letzte Woche Mitarbeitersitzung. Alle mussten die Urlaubswünsche eingeben und der Chef koordinierte dann die einzelnen Eingaben und Wünsche. Ich hatte, wie Du weißt, zwei Wochen im Juli vorgesehen. War ja mit Dir so abgesprochen. Da zur gleichen Zeit zwei Kollegen in den Urlaub fahren wollten, musste jemand auf diesen Zeitpunkt verzichten. Die beiden anderen meinten, dass sie sich abgesprochen hätten, und dass nur dieser Zeitpunkt für sie in Frage käme. Sie hätten bereits gebucht… Ich könne ja meinen Urlaub später legen, da ich keine schulpflichtigen Kinder hätte… Der Chef war einverstanden und bat mich, einen neuen Vorschlag zu machen und meinen Urlaub in den August zu verlegen.
Therapeut(In): Wie ging es Ihnen da?
Herr C.: Ich spürte nichts, oder besser gesagt, ich spürte nur dieses Ziehen im Rücken, diese Verkrampfung… Ich dachte, also gut, dann wechsle ich halt. Du kannst vermutlich auch wieder wechseln und das Ganze ist ja nicht so schlimm. August ist auch ganz schön, vielleicht sogar weniger heiß und es hat weniger Leute in den Ferienorten…
Therapeut(In): ... und was fühlten Sie?
Herr C.: Ich ärgerte mich schon etwas, fand es gemein und vor allem traf es mich, dass schon wieder ich zurückstehen sollte, wie immer…
Therapeut(In): (zur Frau gewandt): Können Sie bitte zusammenfassen.
Frau C.: Du wurdest wieder einmal übergangen, die anderen drängten sich vor, zwängten Dir ihre Urlaubspläne auf und Du machtest wieder mal den „Zweiten“.
Therapeut(In): Und wie ging es ihm da?
Frau C.: Du ärgertest Dich, fandest das gemein und nicht gerecht.
Herr C.: Ja, immer bin ich der Depp, der nachgeben kann. Und die beiden hatten das miteinander schon abgesprochen und

bereits gebucht. Da gab es für mich keine andere Möglichkeit als nachzugeben.

Therapeut(In): Was waren da noch für Gefühle?

Herr C.: Schon vor allem Ärger und Enttäuschung.

Therapeut(In): Ärger gegen wen?

Herr C.: Vor allem gegen mich, schon auch gegen die anderen, auch gegen den Chef, der die anderen besser mag als mich. Aber schon vor allem Ärger gegen mich, dass ich mich nie wehren kann. Dass ich immer übergangen werde, mich füge und für die anderen bequem bin…

Therapeut(In): Mhm, und noch…

Herr C.: Ich schäme mich da auch vor mir, dass ich feige bin, dass ich nicht den Mut habe, mich zu wehren, für mein Recht zu kämpfen. Ich schämte mich auch Dir gegenüber, weil ich wusste, dass Du Dich auf den Urlaub im Juli gefreut hast und Dich auch dafür einsetzen musstest, damit dieser Zeitpunkt klappt. Du hattest ja dieselben Schwierigkeiten, hast Du mir erzählt.

Therapeut(In): Ja, mhm. *(zur Frau gewandt)* Können Sie bitte zusammenfassen.

Frau C.: Du hast Dich vor allem über Dich selber geärgert, dass Du Dich nie durchsetzen kannst, immer alles auf die leichte Schulter nimmst oder wenigstens so tust als ob…

Therapeut(In): Und wie fühlte er sich…

Frau C.: Du schämtest Dich auch, fühltest Dich feige… mir unterlegen?

Herr C.: Nein, nicht unterlegen, nur war es mir unangenehm, dass Du es geschafft hattest, Deinen Urlaub durchzusetzen und ich nicht…

Frau C.: Ja, das war auch nicht einfach. Ich musste…

Therapeut(In) (sie mit einer Handbewegung stoppend, zum Mann gewandt weiterfahrend): Waren da noch andere Gefühle, neben Ärger, Scham…

Herr C.: Mhm, ich fühlte mich erniedrigt, ausgeliefert, minderwertig.

Therapeut(In): Mhm, mhm. Welches war das stärkste Gefühl in dieser Situation?

Herr C.: (überlegt). Traurigkeit und Minderwertigkeit. Ich war sehr traurig, wie gelähmt, hilflos und einfach machtlos. Ich stand da, spürte nur noch Schmerz in mir drin und konnte nicht mehr reagieren. Wieder wurde ich einfach übergangen. Ich dachte mir, Du bist nichts wert, ein Haufen Mist bist Du, ein Dreck, ein Nichts…
Therapeut(In): Mhm…
Herr C.: (langsam und sichtlich erregt). Ich hatte keine Achtung vor mir und doch konnte ich nicht anders als nicken. Ich hörte mich wie durch eine Wand sagen, dass das in Ordnung sei, kein Problem, ich könne den Urlaub gut verschieben…meine Kinder wären ja noch nicht in der Schule. Ich nickte ihnen sogar freundlich und kollegial zu. Ich habe kein Profil.
Therapeut(In): (zur Frau gewandt: Würden Sie bitte zusammenfassen.
Frau C.: (ergriffen). Du hättest Dich eigentlich wehren wollen, doch Du warst wie gelähmt. Was Du gegen außen gesagt hast, stimmte mit Deinem Innern nicht überein.
Therapeut(In): Mhm, und wie fühlte er sich?
Frau C.: (langsam, suchend). Du warst betroffen, fühltest Dich als Dreck, ein Nichts.
Herr C.: Ja, ich habe zuwenig Rückgrat. Ich bin feige und denke immer, ich müsse mich anpassen, nur nicht aufbegehren oder Forderungen stellen. Ich darf meine Wünsche und Bedürfnisse nicht äußern *(hält inne).*
Therapeut(In): Warum nicht?
Herr C.: (spricht abgehackt und sichtlich bewegt). Weil ich es nicht ertrage, wenn die anderen mich zurückstoßen, mich kritisieren oder abwerten. Ich ertrage Konflikte nicht...nehme sie persönlich und denke, dass die anderen mich dann nicht mehr mögen, mich meiden werden...und dann habe ich keine Freunde, niemanden mehr. Niemand mag mich mehr, alle verachten mich. Das ertrage ich nicht
Therapeut(In): Ja, mhm. *(zur Frau gewandt).* Können Sie zusammenfassen und anschließend Ihrem Mann Unterstützung geben.

Frau C.: (sichtlich bewegt). Du… Dir geht es sehr schlecht in diesen Situationen…Du hast Angst, zurückgestoßen zu werden, dass Dich niemand mehr mag, wenn Du Forderungen stellst.
Herr C.: Ja, genau.
Frau C.: Du fühlst Dich dann sehr schlecht, schämst Dich und eigentlich möchtest Du Dich durchsetzen, doch Du wagst es nicht.
Herr C.: Stimmt.
Frau C.: Du denkst Du seiest feige, doch das ist es nicht, Du möchtest einfach nicht zurückgestoßen werden, möchtest, dass man Dich ernst nimmt und Dich mag. Wenn Du andere kritisierst, hast Du Angst, dass sie Dich dann nicht mehr mögen.
Therapeut(In): Gut. Was möchten Sie Ihrem Mann für Unterstützung geben?
Frau C.: Es tut mir sehr weh, das von Dir zu hören. Es berührt mich sehr, ganz tief da drin *(zeigt auf ihr Herz).* Ich dachte immer, dass Dir die Situationen wirklich egal seien, und als Du nach Hause kamst und mir das so beiläufig erzählt hast, dass wir nun die Ferien halt verschieben müssten, dachte ich, dass Dir das egal sei und das hat mich sehr enttäuscht und wütend gemacht. Ich dachte immer, Dir ist so viel egal, einfach alles ist nicht schlimm und nicht wichtig. Das hat mich häufig gereizt, verletzt und wütend gegen Dich gemacht. Nun höre ich, dass das in Dir drin ganz anders aussieht. Das tut mir auf der einen Seite weh, auf der anderen ist es auch schön, das von Dir so zu hören.
Therapeut(In): Mhm, und was möchten Sie ihm noch sagen?
Frau C.: Ich finde, dass Du das Recht hast, Dich zu wehren, dass Du dadurch nur an Kontur und Ansehen gewinnen wirst. Ich denke nicht, dass das ständige Nachgeben Dich beliebter macht, die lachen sicher heimlich über Dich. Sowohl bei mir, den Kindern, wie auch im Beruf darfst und musst Du Dich mehr abgrenzen, Deine Bedürfnisse zeigen… die haben Platz und müssen ernst genommen werden. Ich für mich möchte das ganz fest. Ich mag lieber einen Mann, der selbstsicher auftritt…
Herr C.: Das kann ich nicht. Ich bin nicht dieser Typ. Du hast den falschen Mann geheiratet.

Frau C.: Nein, das kannst Du lernen. Ich liebe Dich sicher mehr, wenn Du zu Deinen Meinungen und Wünschen stehen kannst.

Therapeut(In): Mhm, bleiben Sie dran.

Frau C.: Du darfst nicht denken, dass Dich die anderen mögen, weil Du nachgibst und genauso wenig, dass Du ein Feigling bist. Ich weiß, dass Du das nicht bist. Ich war früher auch schüchtern, genauso wie Du, habe auch viel Angst gehabt, dass ich zurückgewiesen werden könnte, übrigens auch von Dir. Doch das kann man überwinden. Und dann, glaube mir, geht es einem viel besser. Du bist nämlich ein sehr lieber und sensibler Mann und das mag ich an Dir. Du musst aber nicht meinen, Du müsstest immer nachgeben und lieb sein, damit ich Dich liebe… im Gegenteil.

Therapeut(In): Gut. *(Zu Herrn C. gewandt)* Wie war die Unterstützung Ihrer Frau. Wie zufrieden sind Sie damit, wie hilfreich war sie, was hätten Sie sich anderes gewünscht?

Herr C.: Ich bin immer noch sehr aufgewühlt.

Therapeut(In): Ja, man sieht es Ihnen an.

Herr C.: Es war schwierig für mich, Dir das zu erzählen. Es war aber auch irgendwie schön für mich zu spüren, dass Du mir zugehört hast, dass Dich das interessiert hat, was ich Dir sagte. Ich weiß nicht, ob ich auf einmal ein anderer Mensch sein kann…

Frau C.: Das meinte ich nicht so, das brauchst Du nicht. Ich wollte Dir nur sagen, dass wir Dich noch mehr achten und lieben, wenn Du mehr zu Dir stehen kannst.

Herr C.: Ja.

Therapeut(In): Was hätten Sie sich von Ihrer Frau noch zusätzlich gewünscht?

Herr C.: Ich weiß nicht. Deine Reaktionen haben mich berührt. Ich bin froh, dass ich Dir das so sagen konnte. Es wäre schön, wenn ich mich in diese Richtung entwickeln könnte. Ich möchte das. Und es wäre schön, wenn Du mir dabei helfen kannst.

Akzeptierungsarbeit

Im Rahmen der Akzeptierungsarbeit stellte sich heraus, dass beide Partner ihr Hauptproblem bezüglich der starken *Unterschiedlichkeit* sahen. Beide fanden, dass der andere geradezu antagonistisch sei, das pure Gegenteil von einem selber. Während die Frau eher impulsiv, lebhaft und engagiert war, zeichnete sich der Mann durch Ruhe, Abgeklärtheit, Vermeidung und Rückzug aus. Beide bewältigten Stress unterschiedlich (sie mit Rumination, er mit Rückzug, Vermeidung), womit in vielen Situationen das gegenseitige Verständnis fehlte. Aufgrund der Trichtermethode hatten sich beide Partner jedoch bereits sehr viel besser kennen- und achten gelernt und empfanden damit ihre Unterschiedlichkeit nicht mehr als im gleichen Ausmaß störend, da sie entdeckten, dass sie eigentlich im innersten Kern beide sehr verletzlich, feinfühlig und sensibel waren. Der unterschiedliche Umgang mit Situationen, der vermeintlich andere Stil der Wahrnehmung und der Lebensführung reflektierten weniger unterschiedliche Persönlichkeiten, als vielmehr andere Strategien des Umgangs. Diese Erkenntnis erleichterte es dem Paar, sich gegenseitig besser akzeptieren zu können und gegenüber dem Verhalten des anderen mehr Toleranz aufzubringen. Es stellte sich heraus, dass die beiden eigentlich nur wenige Veränderungswünsche an den anderen hatten. Sie wünschte sich mehr Verantwortungsbewusstsein seinerseits gegenüber den Kindern, und dass er sie nicht wie damals je wieder im Stich lässt. Er seinerseits äußerte den Wunsch, dass sie ihm in gewissen Situationen seine Maske des coolen Mannes lässt, da diese für ihn Selbstschutz sei. Die anderen Differenzen zwischen ihnen wollten sie mit Akzeptanz und Toleranz füreinander überwinden.

Abschluss der Therapie und Evaluation

Beide Partner äußerten sich hoffnungsvoll am Ende der Therapie, dass sie künftig mit den erlernten Kompetenzen die Anforderungen des Alltags besser bewältigen könnten und sahen die eingangs formulierten Therapieziele als erreicht an. Die Besserung zeigte sich auch in den Fragebogendaten. Während im PFB eher eine leichte Verschlechterung eingetreten war (Summenwert der Frau bei Therapieende: 67; Summenwert des Mannes bei Therapieende: 65), die jedoch Ausdruck einer ehrlicheren und realitätsnäheren Einschätzung war (d.h. die eingangs typischen Verzerrungen konnten überwunden werden und wichen einer objektiveren Betrachtung), zeigten sich deutliche Verbesserungen bei der Kommunikation und den Copingfragebögen. Zwar hatte sich der Hang zur Rumination bei Frau C. nicht restlos gelegt, und auch Herr C. zeigte weiterhin eine Tendenz zur Vermeidung, jedoch weitaus moderater und man spürte sein Bemühen, die Dinge anzupacken und aktiv nach Lösungen zu suchen. Diese Veränderungen schlugen sich im INCOPE bemerkbar nieder. Im FDCT fanden sich Verbesserungen bei der Stresskommunikation und eine Abnahme bezüglich des hostilen dyadischen Copings. Innerhalb der Problemliste fand sich eine deutliche Reduktion der Problembereiche. Eine deutliche Verbesserung war auch im SCL-90 und der Befindlichkeit der beiden Partner zu verzeichnen.

Die Katamnese nach sechs Monaten zeigte keine wesentlichen Veränderungen im Vergleich zum Post-Messzeitpunkt und das Paar berichtete anlässlich der Boostersitzung zu diesem Zeitpunkt, dass es ihnen gut gehe, die Kinder gedeihen würden und sie für sich selber und die Partnerschaft weitaus mehr Zeit hätten. Er hatte bereits mehrere Gelegenheiten im Beruf gehabt, um sich assertiver verhalten zu können, was er zu seinem Stolz erfolgreich geschafft hatte. Das Paar zeigte sich zufrieden mit seinem Umgang mit Konflikten, die häufiger geworden seien (da Konflikte nicht mehr wie früher vermieden würden), jedoch auch konstruktiver verlaufen würden. Zwar würden sie immer wieder mal in alte Muster zurückfallen, sich dessen jedoch bewusster sein und sich gegenseitig helfen können, damit umzugehen. Obgleich die Paarübungen (Kommunikationstraining, Problemlösetraining, 3-Phasen-Methode) zuhause nur selten durchgeführt würden (bei heftigen Konflikten würden sie innehalten, die Übungsblätter hervorkramen und sich nach den gelernten Regeln orientieren), hätte sich ihre Kommunikation verändert und auch das Verständnis füreinander und die intime Begegnung sei gewachsen. Auch das hedonistische Repertoire und das Reziprozitätstraining würden noch umgesetzt.

Sie seien zwar immer noch sehr unterschiedlich, manchmal nerve das auch wie früher, doch häufiger könnten sie die Situationen nun mit Humor nehmen, da sie sich besser kennen würden und wüssten, dass keine bösen Absichten hinter diesen Verhaltensweisen stünden, sondern die jeweiligen Eigenarten des Partners und dies könne man akzeptieren. Das Paar wirkt aufgeräumt und optimistisch, auch in Zukunft die gelernten Kompetenzen nutzbringend einsetzen zu können.

5. Prävention bei Paaren

Während in den bisherigen Kapiteln therapeutische Methoden zur Behandlung von bereits vorliegenden Partnerschaftsstörungen dargestellt wurden, soll in diesem Kapitel auf Möglichkeiten der Prävention bei Paaren eingegangen werden.

Eine Reihe von Studien dokumentiert, dass Präventionsprogramme bei Paaren in einem frühen Stadium der Partnerschaft gute Effekte bringen (vgl. Bodenmann & Hahlweg, 2003; Christensen & Heavey, 1999; Cole & Cole, 1999; Hahlweg et al., 1998; Stanley, Blumberg & Markman, 1999) und angesichts des Wissens, dass Partnerschaftsstörungen mit Kompetenzdefiziten korrelieren, sind wir dezidiert der Meinung, dass auch Paartherapeuten vermehrt in präventive Angebote (zur Förderung dieser Kompetenzen) investieren sollten. Im Sinne einer *universellen Prävention* ist es wünschenswert, allen Paaren flächendeckende Angebote zur Verbesserung ihrer Kompetenzen zu machen und ihnen Möglichkeiten aufzuzeigen, um ihre Partnerschaftsqualität längerfristig aufrechterhalten zu können.

Kasten 72. Formen der Prävention

Nach Mrazek und Haggerty (1994) können drei Formen der Prävention unterschieden werden: (a) *universelle Prävention* (populationsbezogene Prävention mit einer Breitbandstreuung von Informationen), (b) *selektive Prävention* (Präventionsangebote für Risikogruppen) und (c) *indizierte Prävention* (Angebote für Risikogruppen, bei denen sich bereits erste Anzeichen einer Störung zeigen).

Die Prävention kann durch zwei komplementäre Ansätze erfolgen: (a) durch die *Förderung von Kompetenzen* (zur besseren Bewältigung von spezifischen Alltags- und Partnerschaftsanforderungen) und (b) durch die *Reduktion pathogener Umwelteinflüsse* (vgl. Ernst & Sommer, 1977). In den bekanntesten Präventionsansätzen wie dem *Minnesota Couples Communication*

Program (MCCP) von Miller, Nunnally und Wackman (1975), der *Conjugal Relationship Enhancement (CRE)* von Guerney (1977), dem *Prevention Relationship Enhancement Program (PREP)* von Markman, Floyd, Stanley und Jamieson (1984) dem *Ein Partnerschaftliches Lernprogramm (EPL)* von Hahlweg und Mitarbeiter (z.B. Hahlweg, Thurmaier, Engl, Eckert & Markman, 1993), dem Programm *Konstruktive Ehe und Kommunikation (KEK)* (Engl & Thurmaier, 2002) und dem *Freiburger Stresspräventionstraining für Paare (FSPT)* (Bodenmann, 2000b) wird v.a. die erste Strategie eingesetzt: die Vermittlung von Kompetenzen. Dies aufgrund des aktuellen Wissensstandes, wonach (a) mangelnde Kompetenzen die besten Prädiktoren für einen ungünstigen Partnerschaftsverlauf und Scheidung sind (siehe Kapitel 1.4.2), (b) Konflikte, die später zum Scheitern der Partnerschaft führen, häufig bereits zum Zeitpunkt des Eingehens der Ehe vorliegen (Behrens & Sanders, 1994; Markman, 1981), (c) eingeschliffene, destruktive Verhaltensmuster schwieriger zu verändern sind (vgl. Raush et al., 1974) und häufig eine zu spät in Anspruch genommene professionelle Intervention eine unbefriedigende Effektivität aufweist sowie (d) bei heiratswilligen oder jungvermählten Paaren häufiger ein höheres Commitment für Engagement in die Partnerschaft vorliegt.

In den letzten Jahren wurden diverse *Überblicksarbeiten* zu Prävention bei Paaren veröffentlicht (Berger & Hannah, 1999; Bodenmann & Hahlweg, 2003; Hahlweg & Bodenmann, 2003), sodass an dieser Stelle lediglich auf das Freiburger Stresspräventionstraining für Paare (FSPT) etwas detaillierter eingegangen wird (eine aktuelle Darstellung von *EPL* und *KEK* findet sich bei Engl & Thurmaier, 2002).

Das FSPT basiert auf denselben Prinzipen wie die in diesem Buch dargestellten therapeutischen Methoden. Es handelt sich um ein modular aufgebautes Training für Paare, welches 18 Stunden dauert und in der Regel als Wochenendkurs oder in Abendkursen zu drei Stunden über eine Dauer von sechs Wochen angeboten wird (siehe Abbildung 24).

Das FSPT ist für die universelle und indizierte Prävention vorgesehen und richtet sich ebenso an frisch vermählte Paare im Sinne einer *Ehevorbereitung*, wie auch an Paare in längerfristiger Partnerschaft zur *Beziehungspflege*. Wie verschiedene empirische Wirksamkeitsstudien zum FSPT zeigen, ist die Wirksamkeit des Ansatzes auch bei Paaren in langjähriger Partnerschaft und niedriger Beziehungszufriedenheit gegeben (vgl. Bodenmann, Cina & Widmer, 1999; Bodenmann, Charvoz, Cina & Widmer, 2001; Bodenmann, Perrez, Cina & Widmer, 2001; Bodenmann, Widmer & Cina, 1999; Cina, Widmer & Bodenmann, 2002). Das Manual zum FSPT (Bodenmann, 2000b) gibt eine konkrete Anweisung zu dessen standardisierten Durchführung.

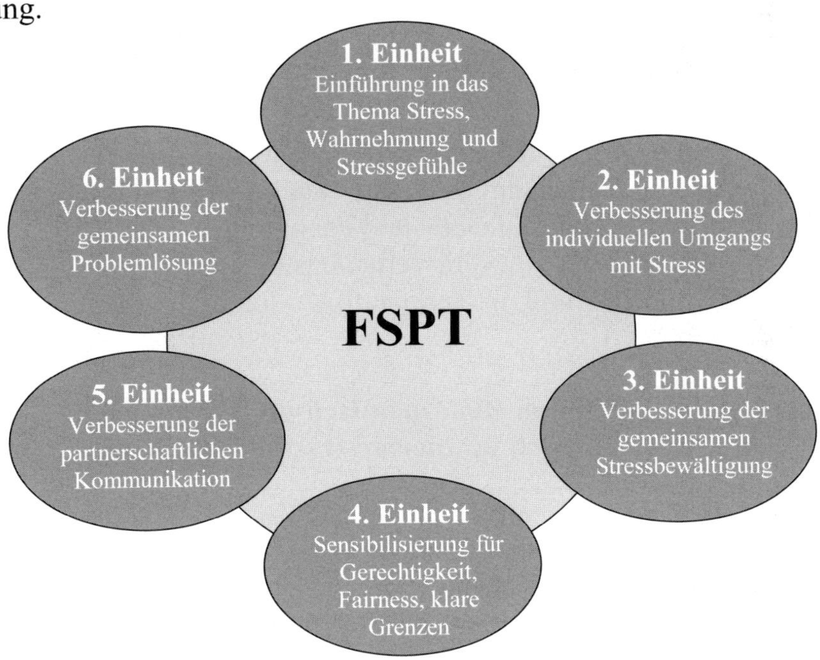

Abbildung 24. Inhalt des Freiburger Stresspräventionstrainings für Paare (FSPT)

Das FSPT dauert in der Regel 18 Stunden und wird als Wochenendkurse angeboten

5.1 Selbsthilfebücher für Paare

Wie eingangs dargestellt wurde, versteht sich die Verhaltenstherapie als Hilfe zur Selbsthilfe. Aus diesem Verständnis heraus sollte der Therapeut(In) bemüht sein, den Paaren möglichst früh eine maximale *Eigenständigkeit* zu gewährleisten, die Festigung des Verhaltens durch Hausaufgaben während der Therapiesitzungen zu fördern und sie auch im Selbststudium zu Entwicklungsfortschritten zu animieren. Im Rahmen des Selbststudiums kann die Lektüre von verhaltenstherapeutisch orientierten Selbsthilfebüchern für Paare nützlich sein, wobei darauf zu achten ist, dass die Lektüre mit den in der Therapie erarbeiteten Inhalten möglichst übereinstimmt, um einen optimalen Lerneffekt zu erzielen. Obgleich die alleinige Lektüre von Ratgebern nur begrenzte Effekte zeigt (vgl. Bodenmann, Moser, Widmer & Cina, 2001) kann eine *begleitende Lektüre* insbesondere in den Bereichen der Motivationsarbeit und des theoretischen Verständnisses, aber auch der disziplinierteren Umsetzung von Hausaufgaben und Paarübungen nützlich sein.

In Kasten 73 sind neuere verhaltenstherapeutisch orientierte Selbsthilfebücher und wissenschaftlich fundierte Ratgeber für Paare aufgeführt.

Kasten 73. Verhaltenstherapeutisch-orientierte und empirisch fundierte Selbsthilfebücher für Paare

Autoren	Buchtitel/Verlag	Schwerpunkt
Bodenmann (2001c)	*Stress und Partnerschaft. Gemeinsam den Alltag bewältigen.* Bern: Huber	Individuelle und dyadische Stressbewältigung, Fairness und Gerechtigkeit in der Partnerschaft, Kommunikationskompetenzen, Problemlösekompetenzen

Bodenmann (2002)	*Beziehungskrisen: Erkennen, verstehen und bewältigen*. Bern: Huber.	Hintergrundswissen zu Prädiktoren für einen ungünstigen Partnerschaftsverlauf und Scheidung und praktische Hinweise für eine positive Gestaltung der Partnerschaft.
Engl & Thurmaier (1996)	Wie redest Du mit mir? Fehler und Möglichkeiten in der Paarkommunikation. Freiburg: Herder	Kommunikationskompetenzen, Problemlösekompetenzen, Sexualität
Gottman (1995)	*Glücklich verheiratet?* München: Heyme.	Verschiedene Paartypen; Kommunikationsfehler und Anleitungen zur Partnerschaftspflege
Gottman (1999)	*Die sieben Geheimnisse der glücklichen Ehe.* München: Marion von Schröder.	Stärkung des Wir-Gefühls und des gegenseitigen Kennens, Kommunikations- und Problemlösekompetenzen, Sinn, Phantasien und Träume
Notarius & Markman (1995)	*Wir können uns doch verstehen. Paare lernen mit Differenzen leben.* Reinbek: Rowohlt.	Psychoedukative Elemente, austauschtheoretische Aspekte, Kommunikationskompetenzen, Problemlösekompetenzen, Emotionsregulation
Revenstorf (1999)	*Wenn das Glück zum Unglück wird. Psychologie der Partnerschaft.* München: C. H. Beck.	Kommunikations- und Problemlösefertigkeiten

Schindler, Hahlweg & Revenstorf (1999)	*Partnerschaftsprobleme: Möglichkeiten zur Bewältigung. Ein Handbuch für Paare.* Berlin: Springer.	Liebe und Bindung; soziale Lerntheorien, Kommunikations- und Problemlösetraining; Minimierung von Streitigkeiten
(nach Bodenmann, 2001b).		

Im Rahmen der Verhaltenstherapie mit Paaren eignen sich als enge Therapiebegleitung v.a. die Bücher von Schindler et al. (1999) und Bodenmann (2001c), da beide in Analogie zum therapeutischen Vorgehen konzipiert sind und die jeweiligen Konzepte, welche in der Therapiesitzung angesprochen werden, in leicht zugänglicher Lektüre vertieft werden können. Auf jeden Fall empfiehlt sich die Abgabe der Informationsblätter im Anhang I, welche in knapper Form wesentliche Inhalte vermitteln.

6. Wirksamkeit der Verhaltenstherapie mit Paaren

In der Literatur zur Wirksamkeit der Verhaltenstherapie mit Paaren wird gewöhnlich (v.a. im angloamerikanischen Sprachraum) zwischen Verhaltenstherapie ("behavioral marital therapy") und kognitiv-verhaltenstherapeutischer Paartherapie ("cognitive-behavioral marital therapy") unterschieden, eine Differenzierung, die wir bewusst nicht vornehmen, da die moderne Verhaltenstherapie nach unserem Verständnis, ungeachtet ob bei Individuen, Paaren, Familien oder Gruppen, in jedem Fall über die rein behavioralen Techniken hinausgeht und kognitive Methoden standardmäßig integriert sind. Wie in diesem Buch aufgezeigt wurde, bilden jedoch operante Techniken (z.B. das Reziprozitätstraining, Verstärkungsverhalten des Therapeuten während der Paarübungen etc.) einen zentralen Bestandteil auch der modernen Verhaltenstherapie (vgl. auch Beck et al., 1999). In diesem Sinne wird auch nachfolgend bei der Darstellung der Wirksamkeit der Verhaltenstherapie mit Paaren nicht zwischen

Verhaltenstherapie und kognitiver Verhaltenstherapie unterschieden.

Neuere *Metaanalysen* oder *Überblicksarbeiten* dokumentieren übereinstimmend und anhand einer Vielzahl voneinander unabhängiger Untersuchungen die Wirksamkeit der verhaltenstherapeutischen Paartherapie (z.B. Dunn & Schwebel, 1995; Grawe, Donati und Bernauer, 1994; Hahlweg & Markman, 1988; Shadish et al., 1993). Insgesamt kann von einer *Effektstärke* von d = .95 (d.h. einem starken Therapieeffekt im Prae-Post-Vergleich) ausgegangen werden (unter Einschluss auch von unveröffentlichten Studien zur Wirksamkeit liegt weiterhin eine Effektstärke von d = .74 vor; vgl. Shadish et al., 1993).

Kasten 74. Effektstärken der Verhaltenstherapie mit Paaren nach Bereichen

Effektstärken Prae-Post	
Gesamt	.71 - .78[14]
Bezüglich Verhaltensveränderungen	.54 - .79
Bezüglich kognitiven Veränderungen	.35 - .78
Bezüglich emotionalen Veränderungen	.56-.61
Effektstärken Prae-Follow-up	
Gesamt	.54
Bezüglich Verhaltensveränderungen	.52 -.75
Bezüglich kognitiven Veränderungen	.08 - .18
Bezüglich emotionalen Veränderungen	-

(nach Heekerens, 1999, S. 412).

[14] Die Angaben wurden bei Heekerens (2002) nach behavioraler und kognitiv-behavioraler Verhaltenstherapie mit Paaren unterschieden, weshalb zwei Indizes angegeben sind.

Umgerechnet bedeutet dies, dass ca. 65% der Paare nach einer Verhaltenstherapie für Paare eine Besserung erfahren, während dies bei 35% der Paare, die keine Intervention in Anspruch genommen haben, ebenfalls der Fall ist (d.h. bei welchen lediglich die *Spontanremission* wirksam war) (vgl. Christensen & Heavey, 1999).

In sämtlichen Untersuchungen (siehe zum Überblick Baucom, Shoham, Mueser, Daiuto & Stickle, 1998) waren die Paare, welche eine Verhaltenstherapie erhalten hatten, gegenüber der Kontrollgruppe, der Wartelistekontrollgruppe oder einer Placebokontrollgruppe überlegen. Rund 70% der Paare verbesserten sich nach der Therapie und 50% der Paare blieben auch nach der Therapie in diesem gebesserten Zustand (Baucom et al., 1998).

Wird nicht nur die statistische Signifikanz einbezogen sondern auch die klinische Verbesserung (d.h. die Frage, ob es den behandelten Paaren nach der Therapie nicht nur besser geht, sondern ob sie nun zufrieden mit der Partnerschaft sind), findet sich bei ca. 55% der Paare eine klinische Signifikanz, jedoch nur bei 36% der Paare eine klinische Verbesserung, die Partnerin und Partner betrifft (Jacobson et al., 1984).

Eine Reihe von Studien belegt auch die Wirksamkeit der einzelnen, in diesem Buch beschriebenen Methoden der Verhaltenstherapie mit Paaren. So hat Baucom (1982) die *Wirksamkeit der operanten Techniken (Reziprozitätstraining)* nachweisen können und Jacobson (1978) zeigte, dass Interventionen mittels „Good Faith Contracting“ die gleiche Wirksamkeit wie „Quid-pro-Quo-Contracting“ aufweisen. Schindler et al. (1998) referieren ebenfalls gute Erfolge beim Einsatz des Reziprozitätstrainings und geben im Rahmen ihrer Münchner Therapiestudie eine Effektstärke von 1.1 für diese Methode an.

Die *Wirksamkeit des Kommunikationstrainings* ist ebenfalls breit dokumentiert (z.B. Baucom, 1982; Gurman, Kniskern & Pinsof, 1986; Hahlweg, Revenstorf & Schindler, 1984; Jacobson & Margolin, 1979; Patterson, Hops & Weiss, 1975; Schindler et al., 1998), dasselbe gilt für das *Problemlösetraining* (z.B. Bornstein et al., 1981; Hahlweg, Revenstorf & Schindler, 1984; Jacobson, 1978; 1979; Jacobson et al., 1985) und für *kognitive Interventionen* (z.B. Baucom & Lester, 1986; Baucom, Shoham, Mueser, Daiuto & Stickle, 1998; Margolin & Weiss, 1978; Wesley & Waring, 1996).

Obgleich die Bilanz insgesamt ermutigend ist, kann sie nicht darüber hinwegtäuschen, dass rund 50% der Paare, welche eine verhaltenstherapeutische Paartherapie in Anspruch nehmen, keine stabile, längerfristige Besserung erfahren (Hahlweg & Markman, 1988; Jacobson et al., 1984; Jacobson & Addis, 1993), und nur in rund 4 von 10 Fällen auch eine klinisch relevante Besserung festgestellt werden kann (vgl. Shadish et al., 1993). Bedenkt man zudem, dass die *Rückfallrate* rund 30% beträgt (vgl. Hahlweg & Markman, 1988; Jacobson et al., 1984), wird deutlich, dass weitere Verbesserungen der Paartherapie angestrebt werden müssen, wie sie zum Teil in diesem Buch vorgeschlagen wurden (vgl. Bodenmann, 2000a; Jacobson & Christensen, 1996; Phelps & Jacobson, 1998).

Differentielle Studien belegen, dass die Wirksamkeit der verhaltenstherapeutischen Paartherapie bei jüngeren Paaren, die meist ein flexibleres Rollenverständnis haben und eine geringere Schwere der Störung aufweisen, signifikant wirksamer ist (vgl. Jacobson & Addis, 1993). Insgesamt kann festgehalten werden, dass die Verhaltenstherapie mit Paaren eine wirksame, zeitlich begrenzte und im *Kosten-Nutzen-Verhältnis* günstige Interventionsform darstellt, die sich zudem auch für die Behandlung von psychischen Störungen (z.B. Depressionen) als geeignet erwiesen hat (vgl. Beach, Fincham & Katz, 1998; Beach, Sandeen & O'Leary, 1990; Pinsof & Wynne, 1995). Allerdings zeigt sich immer wieder, dass die Therapie nur dann längerfristigen Nutzen für die Partnerschaft bringt (z.B. in Form einer Ver besserung der Partnerschaftszufriedenheit), wenn die in der Therapie erlernten Kompetenzen (z.B. Kommunikationsfertigkeiten) auch im Alltag umgesetzt werden (vgl. Baucom, 1990; Widmer, Bodenmann, Cina, 2001; Widmer, Bodenmann, Cina & Charvoz, 2001) und die Paare während der Therapie aktiv und engagiert mit dem Therapeuten *kooperieren* (Holtzworth-Munroe, Jacobson, DeKlyen & Whisman, 1989).

7. Ausblick

Wie in diesem Buch zu zeigen versucht wird, ist die Verhaltenstherapie mit Paaren in einem kontinuierlichen Prozess begriffen und gerade in den letzten Jahren erhielt die verhaltenstherapeutische Paartherapie durch den Ansatz von Jacobson und Christensen (1996) sowie durch den Einbezug von Befunden der Stress- und Copingforschung (Bodenmann, 2000a) namhafte und neue Impulse, die sich fruchtbar in der therapeutischen Arbeit mit Paaren niederschlagen. Obgleich die neueren Ansätze erst eine geringe empirische Überprüfung ihrer Wirksamkeit erfahren haben (vgl. Christensen & Heavey, 1999), kann davon ausgegangen werden, dass die Effektivität der Verhaltenstherapie mit Paaren in den nächsten Jahren weiter verbessert werden kann. Hierzu trägt der kontinuierliche Austausch zwischen Forschung und Praxis wesentlich bei.

Es gilt aber auch einige Lücken anzusprechen, die weiterhin bezüglich der Verhaltenstherapie mit Paaren festgestellt werden können. Zum einen monieren Christensen und Heavey (1999) zurecht, dass bestimmte relevante Themen wie beispielsweise *Gewalt* in der Partnerschaft, die einen Grossteil der Paare betrifft, welche eine Paartherapie in Anspruch nehmen, bisher zu wenig Beachtung gefunden haben. Spezifische Interventionen in diesem Zusammenhang fehlen weitgehend (vgl. Heyman & Neidig, 1997; Rosenbaum & O'Leary, 1986) und auch die in diesem Buch dargestellten Therapiemethoden lassen sich nur bedingt auf diesen Bereich anwenden. Auch sind Interventionen bei *binationalen Paaren* (vgl. Falicov, 1986), *Paartherapien mit nur einem Partner* (vgl. Bennun, 1997), Verhaltenstherapie mit *gleichgeschlechtlichen Partnern* (vgl. Brown & Zimmer, 1986) und Paartherapie zur *Behandlung von kindlichen Störungen* (vgl. Sanders, Markie-Dadds & Nicholson, 1997) bisher erst wenig beachtet worden und benötigen weitere theoretische Arbeiten, empirische Analysen und innovative praktische Umsetzungen. Es fällt auch auf, dass Themen, welche in den letzten Jahren die Partnerschaftsforschung intensiv beschäftigen (vgl. Attachmentforschung bei Paaren) bisher in die verhaltenstherapeutischen Arbeit mit Paaren kaum Eingang gefunden haben. Bedenkt man, dass die von Bowlby (1973) beschriebenen *"working models"* mit großer Sicherheit einen Zusammenhang zum Vertrauen und zur Intimität gegenüber dem Partner haben (Collins & Read, 1994), wird deutlich, dass ein Einbezug der *Bindungstheorie* und ihrer Befunde (z.B. Feeney, 2002; Feeney, Noller & Callan, 1994; Hazan & Shaver, 1987) künftig stärker erfolgen sollte. Spannend ist zudem die Frage, ob die Verhaltenstherapie mit Paaren in Abhängigkeit des Bindungsstils (sicher gebunden, ängstlich-ambivalent, ängstlich-vermeidend) in gleicher Weise wirksam ist und welche unterschiedlichen Vorgehensweisen möglicherweise im Zusammenhang mit dem Bindungsstil der Partner gewählt werden sollten, um den jeweiligen Bindungscharakteristika Rechnung tragen zu können. Zu diesen Fragestellungen hat die Forschung noch keine empirischen Daten geliefert.

Ein für die verhaltenstherapeutische Paartherapie interessantes und lange vernachlässigtes Thema, welches jedoch in neueren Publikationen in letzter Zeit verschiedentlich seinen Niederschlag gefunden hat, stellt *Vergeben* ("forgiveness") im Rahmen der Paarbeziehung dar (Fincham & Beach, 2002; Fincham, Paleari & Regalia, 2002). Man darf gespannt sein, welche Impulse aus diesen Forschungsarbeiten für die Paartherapie resultieren werden.

Weiter kann konstatiert werden, dass die Verhaltenstherapie mit Paaren heute immer noch zu wenig oft zur Behandlung von *individuellen Störungen* (z.B. Depressionen, Angststörungen, Sexualstörungen, Abhängigkeiten) verwendet wird und eine individuumzentrierte Vorgehensweise bei der Behandlung von psychischen Störungen weiterhin vorherrscht (zum Überblick Halford & Markman, 1997). Gerade im Bereich der Behandlung von Depressionen hat sich jedoch die Verhaltenstherapie mit Paaren als effektiv erwiesen. Im Rahmen der Rückfallprophylaxe zeigten paartherapeutische Behandlungen sogar eine Überlegenheit gegenüber individualtherapeutischen Interventionen (Beach et al., 1998). Es wäre im Interesse aller (der Patienten wie der Partner) zu wünschen, dass paartherapeutische Interventionen bei der Behandlung von psychischen Störungen vermehrt erfolgen.

Trotz aller Verbesserungen und Neuerungen in der Verhaltenstherapie mit Paaren ist auf den Umstand zu verweisen, dass auch die beste Therapieform letztlich einer präventiven Strategie unterlegen ist. Daher sollte der Austausch zwischen Therapie und Prävention auf allen Ebenen (Theorie, Forschung, Praxis, Politik) weiter vorangetrieben werden und Paaren ins Bewusstsein gerufen werden, dass sie sich aktiv um die Erhaltung ihrer Beziehung bemühen müssen. Therapeuten sollten hierzu vermehrt Hand bieten und ihren Versorgungsauftrag nicht rein reparativ verstehen.

Literaturverzeichnis

Abramson, L. Y., Metalsky, G. I. & Alloy, L. B. (1989). Hopelessness depression: A theory-based subtype of depression. *Psychological Review, 96,* 358-372.

Abramson, L. Y., Seligman, M. E. P. & Teasdale, J. D. (1978). Learned helplessness in humans: Critics and reformulation. *Journal of Abnormal Psychology, 87,* 49-74.

Ainsworth, M. D. S., Blehar, M. D., Waters, E. & Wall, S. (1978). *Patterns of attachment.* Hillsdale, NJ: Erlbaum.

Angermeier, W. F., Bednorz, P. & Hursh, S. R. (Hrsg.) (1994) Operantes Lernen. München: Reinhardt

Angermeier, W. F. & Peters, M. (1973). *Bedingte Reaktionen.* Berlin: Springer.

Antill, J. K. & Cotton, S. (1987). Self disclosure between husbands and wives: Its relationship to sex roles and marital happiness. *Australian Journal of Psychology, 39*, 11-24.

Arentevicz, G. & Schmidt, G. (1993). *Sexuell gestörte Beziehungen.* (3. Auflage). Stuttgart: Enke.

Asendorpf, J. & Banse, R. (2000). *Psychologie der Beziehung.* Bern: Huber.

Babcock, J., Waltz, J., Jacobson, N. S. & Gottman, J. M. (1993). Power and violence: The relation between communication patterns, power discrepancies, and domestic violence. *Journal of Consulting and Clinical Psychology, 61*, 40-50.

Bahr, S. J., Chappell, C. B. & Leigh, G. K. (1983). Age at marriage, role enactment, role consensus, and marital satisfaction. *Journal of Marriage and the Family, 45,* 795-803.

Bandura, A. (1979). *Sozial-kognitive Lerntheorie.* Stuttgart: Klett.

Bateson, G. (1979). *Mind and nature: A necessary unit.* New York: Dutton.

Baucom, D. H. (1982). A comparison of behavioral contracting and problem-solving/communications training in behavioral marital therapy. *Behavior Therapy, 13,* 162-174.

Baucom, D. H. (1990). Behavioral marital therapy outcomes: Alternate interpretations of the data. *Behavior Therapy, 21,* 129-138.

Baucom, D. H. & Epstein, N. (1990). *Cognitive behavioral marital therapy*. New York: Brunner & Mazel.

Baucom, D. H., Epstein, N. & Rankin, L. A. (1995). Cognitive aspects of cognitive behavioral marital therapy. In N. S. Jacobson & A. S. Gurman (eds.), *Clinical handbook of couple therapy* (pp. 65- 90). New York: The Guilford Press.

Baucom, D. H. & Lester, G. W. (1986). The usefulness of cognitive restructuring as an adjunct to behavioral marital therapy. *Behavior Therapy, 17,* 385-403.

Baucom, D. H., Sayers, S. L. & Sher, T. G. (1990). Supplementing behavioral marital therapy with cognitive restructuring and emotional expressiveness training: An outcome investigation. *Behavior Therapy, 21*, 129-138.

Baucom, D. H., Shoham, V., Mueser, K. T., Daiuto, A. D. & Stickle, T. R. (1998). Empirically supported couple and family interventions for marital distress and adult mental health problems. *Journal of Consulting and Clinical Psychology, 66,* 53-88.

Beaudry, M. & Boisvert, J-M. (1988). *Psychologie du couple.* Québec: Editions du Méridien.

Beach, S. R. H. & Aries, I. (1983). Assessment of perceptual discrepancy: Utility of the primary communication inventory. *Family Process, 22*, 309-316.

Beach, S. R. H., Fincham, F. D. & Katz, J. (1998). Marital therapy in the treatment of depression: Toward a third generation of therapy and research. *Clinical Psychology Review, 18*, 635-661.

Beach, S. R. H., Sandeen, E. E., & O'Leary, K. D. (1990). *Depression in marriage: A model for etiology and treatment.* New York: Guilford Press.

Beck, A. T. (1983). Cognitive therapy of depression: New perspectives. In P. J. Clayton & J. E. Barrett (eds.), *Treatment of depression: Old controversies and new approaches* (pp. 265-290). New York: Raven.

Beck, A. T., Freeman, A., Pretzer, J., Davis, D. D., Ottaviani, R., Beck, J., Simon, K. M., Padesky, C., Meyer, J. & Texler, L. (1999). *Kognitive Therapie der Persönlichkeitsstörungen* (4. Auflage). Weinheim: Beltz.

Beck, A. T., Rush, A. J., Shaw, B. F. & Emery, G. (1994) (4. Auflage). *Kognitive Therapie der Depression.* München: Urban & Schwarzenberg.

Becker, P. (1984). *Psychologie der seelischen Gesundheit.* Göttingen: Hogrefe.

Behrens, B. C. & Sanders, M. R. (1994). Prevention of marital distress: Current issues in programming and research. *Behaviour Change, 11,* 64-93.

Belsky, J. (1985). Exploring individual differences in marital change across the transition to parenthood: The role of violated expectations. *Journal of Marriage and the Family, 47*, 1037-1044.

Belsky, J., Ward, M. J., & Rovine, M. (1986). Prenatal expectations, postnatal experiences, and the transition to parenthood. In R. D. Ashmore & D. M. Brodzinsky (eds.), *Thinking about the family: Views of parents and children* (pp. 119-145). Hillsdale, NJ: Erlbaum.

Bentler, P. M. & Newcomb, M. D. (1978). Longitudinal study of marital success and failure. *Journal of Consulting and Clinical Psychology, 46,* 1053-1070.

Bennun, I. (1997). Relationship interventions with one partner. In W. Kim Halford & H. J. Markman (eds.), *Clinical handbook of marriage and couples intervention* (pp. 451-470). NewYork: Wiley and sons.

Berger, R. & Hannah, M. T. (1999). *Preventive approaches in couples therapy*. New York: Brunner/Mazel.

Berscheid, E. (1983). Emotion. In H. H. Kelley, E. Berscheid, A. Christensen, J. Harvey, T. Huston, G. Levinger, E. McClintock, L. A. Peplau & D. Peterson (eds.), *Close relationships* (pp. 110-168). San Francisco: Freeman.

Biermann-Ratjen, E., Eckert, J. & Schwartz, H. J. (1983). *Gesprächspsychotherapie* (3. Auflage). Stuttgart: Kohlhammer.

Billings, A. (1979). Conflict resolution in distressed and nondistressed married couples. *Journal of Consulting and Clinical Psychology, 47*, 368-376.

Birchler, G. R. & Webb, L. J. (1977). Discriminating interaction behaviors in happy and unhappy marriages. *Journal of Consulting and Clinical Psychology, 45,* 341-343.

Birchler, G. R., Weiss, R. L. & Vincent, J. P. (1975). Multimethod analysis of social reinforcement exchange in happy and unhappy marriages. *Journal of Personality and Social Psychology, 31,* 349-360.

Blattner-Bolliger, D. (2002). *Individuelle und dyadische Korrelate sexueller Funktionsstörungen.* Unveröffentlichte Lizentiatsarbeit. Fribourg: Universität Fribourg/Schweiz.

Blood, R. O. & Wolfe, D. M. (1965). *Husbands and wives: The dynamics of married living.* Glencoe: Free Press.

Bodenmann, G. (1995). *Bewältigung von Stress in Partnerschaften. Der Einfluss von Belastungen auf die Qualität und Stabilität von Paarbeziehungen.* Bern: Huber.

Bodenmann, G. (1997). Dyadic coping - a systemic-transactional view of stress and coping among couples: Theory and empirical findings. *European Review of Applied Psychology, 47,* 137-140.

Bodenmann, G. (1998). Der Einfluss von Stress auf die Partnerschaft: Implikationen für die Prävention bei Paaren. In K. Hahlweg, D. H. Baucom, R. Bastine & H. J. Markman (Hrsg.), *Prävention von Trennung und Scheidung – Internationale Ansätze zur Prädiktion und Prävention von Beziehungsstörungen* (S. 241-260). Stuttgart: Kohlhammer.

Bodenmann, G. (2000a). *Stress und Coping bei Paaren.* Göttingen: Hogrefe.

Bodenmann, G. (2000b*). Kompetenzen für die Partnerschaft.* Weinheim: Juventa.

Bodenmann, G. (2001a). Risikofaktoren für Scheidung: Ein Überblick. *Psychologische Rundschau, 52,* 85-95.

Bodenmann, G. (2001b). Neuere Entwicklungen in der kognitiv-verhaltenstherapeutischen Paartherapie. *Psychotherapeut, 46,* 161-168.

Bodenmann, G. (2001c). *Stress und Partnerschaft. Gemeinsam den Alltag bewältigen.* Bern: Huber.

Bodenmann, G. (2002). *Beziehungskrisen: Erkennen, verstehen und bewältigen*. Bern: Huber.

Bodenmann, G. (2003). Der Zusammenhang zwischen Partnerschaftsproblemen und Störungen bei Kindern und Jugendlichen. In C. Kaufmann & F. Ziegler (Hrsg.), *Kindeswohl. Eine interdisziplinäre Sicht.* (S. 119- 125). Zürich: Rüegger.

Bodenmann, G., Bradbury, T. N. & Madarasz, S. (2002). Scheidungsursachen und –verlauf aus der Sicht der Geschiedenen. *Zeitschrift für Familienforschung,14,* 5-20.

Bodenmann, G., Charvoz, L., Cina, A. & Widmer, K. (2001). Prevention of marital distress by enhancing the coping skills of couples: 1-year follow-up-study. *Swiss Journal of Psychology, 60,* 3-10.

Bodenmann, G. & Cina, A. (1999). Der Einfluss von Stress, individueller Belastungsbewältigung und dyadischem Coping auf die Partnerschaftsstabilität: Eine 4-Jahres-Längsschnittstudie. *Zeitschrift für Klinische Psychologie,, 28,* 130-139.

Bodenmann, G., & Cina, A. (2000). Stress und Coping als Prädiktoren für Scheidung: Eine prospektive Fünf-Jahres-Längsschnittstudie. *Zeitschrift für Familienforschung, 12,* 5-20.

Bodenmann, G., Cina, A. & Widmer, K. (1999). Ergebnisse zur Wirksamkeit des Freiburger Stresspräventionstrainings für Paare (FSPT) bezüglich der Partnerschaftsqualität: Eine 6-Monate-Follow-up-Studie. *Verhaltenstherapie und Verhaltensmedizin, 20,* 249-273.

Bodenmann, G., Gottman, J. M. & Backman, H. (1997). A Swiss replication of Gottman's couple typology. *Swiss Journal of Psychology, 56*, 205-216.

Bodenmann, G. & Hahlweg, K. (2003). Prävention bei Paaren und Familien. In M. Jerusalem & H. Weber (Hrsg.), *Psychologische*

Gesundheitsförderung – Diagnostik und Prävention (S. 445-459). Göttingen: Hogrefe.

Bodenmann, G., Moser, C., Widmer, K. & Cina, A. (2001). Bibliotherapien: Wie wirksam ist das autodidaktische Studium eines Partnerschaftsselbsthilfebuchs? *Zeitschrift für Gesundheitspsychologie, 9 (4) 159-167.*

Bodenmann, G. & Perrez, M. (1991). Dyadisches Coping - eine systemische Betrachtungsweise der Belastungsbewältigung in Partnerschaften. *Zeitschrift für Familienforschung, 3*, 4-25.

Bodenmann, G. & Perrez, M. (1996). Stress- und Ärgerinduktion bei Paaren: Ein experimenteller Ansatz. *Zeitschrift für Differentielle und Diagnostische Psychologie, 16,* 237-250.

Bodenmann, G., Perrez, M. & Gottman, J. M. (1996). Die Bedeutung des intrapsychischen Copings für die dyadische Interaktion. *Zeitschrift für Klinische Psychologie, 25, 1-13.*

Bodenmann, G., Perrez, M., Cina, A. & Widmer, K. (2001). Verbesserung der individuellen Stressbewältigung im Rahmen des Freiburger Stressbewältigungstrainings (FSPT): Ergebnisse einer 1-Jahres-Follow-up-Untersuchung. *Zeitschrift für Gesundheitspsychologie*, *9,* 2-12.

Bodenmann, G., Widmer, K. & Cina, A. (1999). Das Freiburger Stresspräventionstraining (FSPT): Selbstwahrgenommene Veränderungen innerhalb von 6 Monaten. *Verhaltenstherapie, 9,* 87-94.

Bolger, N., DeLongis, A., Kessler, R. C. & Wethington, E. (1990). The microstructure of daily role-related stress in married couples. In J. Eckenrode & S. Gore (Eds.), *Stress between work and family* (pp. 95-115). New York: Plenum.

Bornstein, P. H., Anton, B., Harowski, K. J., Wetzien, R. T., McIntyre, T. J. & Hocker, J. (1981). Behavioral-communication treatment of marital discord: Positive behaviors. *Behavioral Counseling Quarterly, 1*, 189-201.

Bouchard, G., Lussier, Y. & Sabourin, S. (1999). Personality and marital adjustment: Utility of the five factor model of personality. *Journal of Marriage and the Family, 61*, 651-660.

Bowlby, J. (1973). *Attachment and loss: Vol. 2, separation: anxiety and anger.* New York: Basic Books.

Bowlby, J. (1988). *A secure base. Parent-child attachment and healthy human development.* London: New Fetter Lane.

Bradbury, T. N. (1998). *The developmental course of marital dysfunction.* Cambridge. The Cambridge University Press.

Bradbury, T. N. & Fincham, F. D. (1990). Attributions in marriage: Review and critique. *Psychological Bulletin, 107,* 3-33.

Bradbury, T. N. & Fincham, F. D. (1992). Attributions and behavior in marital interaction. *Journal of Personality and Social Psychology, 63,* 613-628.

Bradbury, T. N., Fincham, F. D. & Beach, S. R. H. (2000). Research on the nature and determinants of marital satisfaction: A decade review. *Journal of Marriage and the Family, 62*, 964-980.

Brandtstädter, J. & Felser, G. (2003). *Entwicklung in Partnerschaften. Risiken und Ressourcen.* Bern: Huber.

Braukhaus, C., Hahlweg, K., Kroeger, C., Fehm-Wolfsdorf, G. & Groth, T. (2001). Darf es ein wenig mehr sein? Zur Wirksamkeit von Auffrischungssitzungen bei der Prevention von Beziehungsstörungen. *Verhaltenstherapie, 11,* 55-62.

Brown, L. S. & Zimmer, D. (1986). An introduction to therapy issues with lesbian and gay male couples. In N.S. Jacobson & A. S. Gurman (eds.), *Clinical handbook of marital therapy* (pp. 451-470). New York: The Guilford Press.

Buehlman, K. (1991). *The oral history coding system. Unpublished manual*. University of Washington, Seattle, WA.

Buehlman, K., Gottman, J. M. & Katz, L. (1992). How a couple views their past predicts their future: Predicting divorce from an oral history interview. *Journal of Family Psychology, 5*, 295-318.

Burke, R. J., Weir, T. & Harrison, D. (1976). Disclosure of problems and tensions experienced by marital problems. *Psychological Reports, 38*, 531-542.

Burr, W. R. (1973). *Theory construction and the sociology of the family.* New York: Wiley & Sons.

Caspar, F. (Hrsg.) (1996). *Psychotherapeutische Problemanalyse.* Tübingen: DGVT.

Caughlin, J. P. & Huston, T. L. (2002). A contextual analysis of the association between demand/withdraw and marital satisfaction. *Personal Relationships, 9,* 95-119.

Cherlin, A. (1981). *Marriage, divorce, remarriage.* Cambridge: Harvard University Press.

Christensen, A. & Heavey, C. L. (1999). Interventions in couples. *Annual Review of Psychology, 50,* 165-190.

Christensen, A. & Shenk, J. L. (1991). Communication, conflict, and psychological distance in nondistressed, clinic, and divorcing couples. *Journal of Consulting and Clinical Psychology, 59*, 458-463.

Christensen, A. & Sullaway, M. (1984). *Communication Patterns Questionnaire.* Unpublished manuscript. Los Angeles: University of California.

Cina, A., Widmer, K. & Bodenmann, G. (2002). Die Wirksamkeit des Freiburger Stresspräventionstrainings (FSPT): Ein Vergleich von zwei Trainingsvarianten. *Verhaltenstherapie, 12,* 36-45.

Collins, A. M. & Quillian, M. R. (1969). Retrieval from semantic memory. *Journal of Verbal and Verbal Learning Behavior, 8,* 240-247.

Collins, N. L. & Read, S. J. (1990). Adult attachment, working models, and relationship quality in dating couples. *Journal of Personality and Social Psychology, 58*, 644-663.

Collins, N. L. & Read, S. J. (1994). Cognitive representations of attachment: the structure and function of working models. *Adavances in Personal Relationships, 5,* 53-90.

Cole, C. L. & Cole, A. L. (1999). Marriage enrichment and prevention really works: Interpersonal competence training to maintain and enhance relationships. *Family Relations, 48*, 273-275.

Constantine, J.A. & Bahr, S.J. (1981). Locus of control and marital stability: A longitudinal study. *Journal of Divorce, 4,* 11-22.

Cousins, P. C. & Vincent, J. P. (1983). Supportive and aversive behavior following spousal complaints. *Journal of Marriage and the Family, 45,* 679-682.

Cowan, P. A. & Cowan, C. P. (1988). Changes in marriage during the transition in parenthood: Must we blame the baby? In G. Y. Michaels & W. A. Goldberg (Eds.), *The transition to parenthood. Current theory and research* (pp. 114-156). Cambridge: Cambridge University Press.

Coyne, J. C. & Whiffen, V. E. (1995). Issues in personality as diathesis for depression: The case of sociotropy-dependency and autonomy-self criticism. *Psychological Bulletin, 118*, 358-378.

Cupbach, W. R. & Comstock, J. (1991). Satisfaction with sexual communication in marriage: Links to sexual satisfaction and dyadic adjustment. *Journal of Social and Personal Relationships, 7,* 179-186.

Crouter, A. C., Perry-Jerkins, M., Huston, T. L. & Crawford, D. W. (1989). The influence of work-induced psychological states on behavior at home. *Basic and Applied Social Psychology, 10,* 273-292.

Crowell, J. A., Fraley, R. C. & Shaver, P. R. (1999). Measurement of individual differences in adolescent and adult attachment. In J. Cassidy & P. R. Shaver (Eds.), *Handbook of attachment* (pp. 434-465). New York: Guilford Press.

Cupach, W. R. & Comstock, J. (1990). Satisfaction with sexual communication in marriage: Links to sexual satisfaction and dyadic adjustment. *Journal of Social and Personal Relationships, 7,* 179-186.

Daigen, V. & Holmes, J. G. (2000). Don't interrupt. A good rule for marriage? *Personal Relationships, 7,* 185-201.

Damasio, A. R. (1994). *Descartes error: Emotion, reason and the human brain.* New York: Putnam.

Davidson, B., Balswick, J. & Halverson, Ch. (1983). Affective self-disclosure and marital adjustment: A test of equity theory. *Journal of Marriage and the Family, February,* 93-102.

Deal, J. E., Smith-Wampler, K. & Halverson, Ch. (1992). The importance of similarity in the marital relationship. *Family Process, 31,* 369- 382.

Dehle, C., Larsen, D. & Landers, J. E. (2001). Social support in marriage. *The American Journal of Family Therapy, 29,* 307-324.

DeKay, M. L., Greeno, C. G. & Houck, P. R. (2002). Searching for a two-factor model of marriage duration: Commentary on Gottman and Levenson. *Family Process, 41,* 97-103.

DeLongis, A., Coyne, J. C., Dakof, G., Folkman, S. & Lazarus, R. S. (1982). Relationship of daily hassles, uplifts, and major life events to health status. *Health Psychology, 1,* 119-136.

Derogatis, L. R. (1977). *SCL-90. Administration, scoring and procedures. Manual for the revised version and other instruments of the psychopathology rating series.* Baltimore: John Hopkins University; School of Medicine.

Dickson-Markman, F. D. & Markman, H. J. (1988). The effects of others on marriage: Do they help or hurt ? In P. Noller & M. A. Fitzpatrick (eds.), *Perspectives on marital interaction* (pp. 294-322). Clevedon: Multilingual Matters.

Diekmann, A. & Engelhardt, H. (1995). Die soziale Vererbung des Scheidungsrisikos. *Zeitschrift für Soziologie, 24,* 215-228.

Diethelm, K. (1991). *Mutter-Kind-Interaktion.* Bern: Huber.

Dohrenwend, B. S. & Dohrenwend, B. P. (1974). *Stressful life events. Their nature and effects.* New York: Wiley.

Döring, G., Baur, S., Frank, P., Freundl, G., & Sottong, U. (1986) Ergebnisse einer repräsentativen Umfrage zum Familienplanungsverhalten in der Bundesrepublik Deutschland 1985. *Geburtshilfe und Frauenheilkunde 46,* 892-897

Drigotas, S. M., Rusbult, C. E. & Verette, J. (1999). Level of commitment, mutuality of commitment, and couple well-being. *Personal Relationships, 6,* 389-409.

Dunn, R. L. & Schwebel, A. I. (1995). Meta-analytic review of marital therapy outcome research. *Journal of Family Psychology, 9,* 58-68.

D'Zurilla, T. J. & Goldfried, M. R. (1971). Problem-solving and behaviour modification. *Journal of Abnormal Psychology, 78,* 107-126.

El Giamal, M. (1999). *Wenn ein Paar zur Familie wird. Alltag, Belastungen und Belastungsbewältigung beim ersten Kind.* Fribourg: Universitätsverlag; Bern: Huber.

Ellis, A. (1975). Rational-emotive therapy. In R. Corsini (ed.), *Current psychotherapies* (pp. 167-206). Itasca, Ill: Peacock.

Ellis, A. (1993). *Die rational-emotive Therapie.* (erweiterte Neuauflage). München: Pfeiffer.

Ellis, A. & Grieger, R. (Hrsg.) (1979). *Praxis der rational-emotiven Therapie.* München: Pfeiffer.

Emmelkamp, P.M., van Linden, G., van Den Heuvell, C., Ruphan, M., Anderman, R., Scholing, A. & Stroink, F. (1988). Cognitive and behavioral interventions: A comparative evaluation with clinically distressed couples. *Journal of Family Psychology, 1,* 365-377.

Engl, J. & Thurmaier, F. (1996). Wie redest Du mit mir? Fehler und Möglichkeiten in der Paarkommunikation. Freiburg: Herder

Engl, J. & Thurmaier, F. (2002). Kommunikationskompetenz in Partnerschaft und Familie. In B. Rollett & H. Werneck (Hrsg.), *Klinische Entwicklungspsychologie der Familie* (S. 326-345). Göttingen: Hogrefe.

Epstein, N. B., Baucom, D. H. & Daiuto, A. (1997). Cognitive-behavioral therapy. In W. K. Halford & H. J. Markman (Eds.), *Clinical handbook of marriage and couples intervention* (pp. 415-450). Chichester: John Wiley & Sons.

Epstein, N. B. & Eidelson, R. J. (1981). Unrealistic beliefs of clinical couples. *The American Journal of Family Therapy 9,* 13-22.

Erikson, E. H. (1966). *Identität und Lebenszyklus.* Fankfurt: Suhrkamp. Urban & Schwarzenberg.

Ernst, H. & Sommer, G. (1977). Primäre Prävention. In G. Sommer & H. Ernst (Hrsg.), *Gemeindepsychologie. Therapie und Prävention in der sozialen Umwelt* (S. 39). München: Urban & Schwarzenberg.

Eysenck, H. J. & Eysenck, S. B. G. (1969). *Personality structure and measurement.* London: Routledge & Keagan.

Eysenck, H. J. & Wakefield, J. A. (1981). Psychological factors as predictors of marital satisfaction. *Advances in Behavior Research and Therapy, 3,* 151-192.

Falicov, C. J. (1986). Cross-cultural marriages. In N.S. Jacobson & A. S. Gurman (eds.), *Clinical handbook of marital therapy* (pp. 429-450). New York: The Guilford Press.

Faßnacht, G. (1995). *Systematische Verhaltensbeobachtung.* München: Reinhardt.

Feeney, J. A. (2002). Attachment, marital interaction, and relationship satisfaction: A diary study. *Personal Relationships, 9*, 39-55.

Feeney, J. A. & Noller, P. (1990). Attachment style as a predictor of adult romantic relationship. *Journal of Personality and Social Psychology, 8,* 187-215.

Feeney, J. A., Noller, P. & Callan, V. J. (1994). Attachment style, communication and satisfaction in the early years of marriage. *Advances in Personal Relationships, 5,* 269-308.

Fehm-Wolfsdorf, G., Groth, T., Kaiser, A. & Hahlweg, K. (1999). Cortisol response to marital conflict depend on marital interaction quality. International *Journal of Behavioral Medicine, 6,* 207-227.

Ferroni, P. & Taffe, J. (1997). Women's emotional well-being: The importance of communicating sexual needs. *Sexual and Marital Therapy, 12*, 127-130.

Festinger, L. (1979). *Theorie der kognitiven Dissonanz*. Bern: Huber.

Fichten, C. S. & Wright, J. (1983). Problem-solving skills in happy and distressed couples: Effects of videotape and verbal feedback. *Journal of Clinical*

Filipp, S. H. (Hrsg.). (1990). *Kritische Lebensereignisse.* München: Urban & Schwarzenberg.

Filsinger, E. E. (1981). The dyadic interaction scoring code. In E. E. Filsinger (Ed.), *Assessing mariage: New behavioral approaches* (pp. 148-159). Beverly Hills, CA: Sage.

Filsinger, E. E., & Thoma, S. J. (1988). Behavioral antecedents of relationship stability and adjustment: A five-year longitudinal study. *Journal of Marriage and the Family, 50,* 785-795.

Fincham, F. D. & Beach, S. R. H. (1999). Conflict in marriage: Implications for working with couples. *Annual Review of Psychology, 50*, 47-77.

Fincham, F. D. & Beach, S. R. H. (2002). Forgiveness in marriage: Implications for psychological aggression and constructive communication. *Personal Relationships, 9,* 239-251.

Fincham, F. D. & Bradbury, T. N. (1987). The impact of attributions in marriage: A longitudinal analysis. *Journal of Personality and Social Psychology, 53*, 481-489.

Fincham, F. D. & Bradbury, T. N. (1993). Marital satisfaction, depression, and attributions: A longitudinal analysis. *Journal of Personality and Social Psychology, 64*, 442-452.

Fincham, F. D., Paleari, F. G. & Regalia, C. (2002). Forgiveness in marriage: The role of relationship quality, attributions, and empathy. *Personal Relationships, 9,* 27-37.

Fisher, D. V. (1986). Decision-making and self-disclosure. *Journal of Social and Personal Relationships, 3*, 323-336.

Fiske, S. T. & Neuberg, S. L. (1990). A continuum of impression formation, from categroy-based to individuating processes: Influences of information and motivation on attention and interpretation. In M. P. Zanna (ed.), *Advances in experimental social psychology* (pp. 1.74). New York: Academic Press.

Fitzpatrick, M. A. (1988). A typological approach to marital interaction. In P. Noller & M. A. Fitzpatrick (Eds.), *Perspectives on marital interaction* (pp. 98-120). Clevedon: Multilingual Matters Ltd.

Fletcher, G. J. O, Fincham, F. D., Cramer, L. & Heron, N. (1987). The role of attributions and happiness in close relationships. *Journal of Personality and Social Psychology, 53,* 510-517.

Fliegel, S., Groeger, W. M., Künzel, R., Schulte, D. & Sorgatz, H. (1981). *Verhaltenstherapeutische Standardmethoden.* München: Urban & Schwarzenberg.

Fliegel, S., Neumann, H. & Paar, F. (1984). Kommunikation, Zufriedenheit und Verstehen in der sexuellen Partnerbeziehung. *Partnerberatung, 1,* 1-9.

Folkman, S. (1984). Personal control and stress and coping processes: A theoretical analysis. *Journal of Personality and Social Psychology, 46,* 839-852.

Folkman, S. & Lazarus, R. S. (1985). If it changes it must be a process: Study of emotion and coping during three stages of a college examination. *Journal of Personality and Social Psychology, 48,* 150-170.

Fowers, B. J. & Olson, D. H. (1986). Predicting marital success with PREPARE: A predictive validity study. *Journal of Marital and Family Therapy, 12*, 403-413.

Freud, S. (1960). *Gesammelte Werke.* Frankfurt: Fischer.

Freud, S. (1972). *Abriss der Psychoanalyse*. Frankfurt: Fischer.

Geist, R. L. & Gilbert, D. G. (1996). Correlates of expressed and felt emotion during marital conflict: Satisfaction, personality, process, and outcome. *Personality and Individual Differences, 21*, 49-60.

Gendlin, E. T. (1962). *Experiencing and the creation of meaning.* New York: The Free Press.

Glenn, N. D. (1998). The course of marital success and failure in five American 10-year marriage cohorts. Journal of Marriage and the Family, 52, 818-831.

Glick, P. C. (1984). How american families are changing. *American Demographics, 6,* 20-27.

Gniech, G. & Grabitz, H-J. (1984). Freiheitseinengung und psychologische Reaktanz. In D. Frey & M. Irle (Hrsg.), *Theorien der Sozialpsychologie* (S. 48-74). Bern: Huber.

Gottman, J. M. (1979). *Marital interaction. Experimental investigations.* New York: Academic Press.

Gottman, J. M. (1993). The roles of conflict engagement, escalation, and avoidance in marital interaction: A longitudinal view of five types of couples. *Journal of Consulting and Clinical Psychology, 61*, 6-15.

Gottman, J. M. (1994). *What predicts divorce?* Hillsdale, NJ: Erlbaum.

Gottman, J. M. (1995). *Glücklich verheiratet?* München: Heyme.

Gottman, J. M. (1999). *Die sieben Geheimnisse der glücklichen Ehe.* München: Marion von Schröder.

Gottman, J. M. & Carrère, S. (1994). Why can't men and women get along? *Communication and Relational Maintenance, 10,* 203-229.

Gottman, J. M., Coan, J., Carrere, S. & Swanson, C. (1998). Predicting marital happiness and stability from newlywed interactions. *Journal of Marriage and the Family, 60,* 5-22.

Gottman, J. M., Jacobson, N. S., Rushe, R. H., Shortt, J. W., Babcock, J., La Taillade, J. J. & Waltz, J. (1995). The relationship between heart rate reactivity, emotionally aggressive behaviour, and general violence in batterers. *Journal of Family Psychology, 3,* 227-248.

Gottman, J. M. & Krokoff, L. J. (1989). Marital interaction and satisfaction: A longitudinal view. *Journal of Consulting and Clinical Psychology, 57*, 47-52.

Gottman, J. M. & Levenson, R. W. (1988). The social psychophysiology of marriage. In P.Noller & M. A. Fitzpatrick (Eds.), *Perspectives on marital interaction.* (pp. 182-200). Clevedon: Multilingual Matters Ltd.

Gottman, J. M. & Levenson, R. W. (1992). Marital process predictive of later dissolution: Behavior, physiology, and health. *Journal of Personality and Social Psychology, 63*, 221-233.

Gottman, J. M. & Levenson, R. W. (1999). What predicts change in marital interaction over time? A study of alternative models. *Family Process, 38,* 143-158.

Gottman, J. M. & Levenson, R. W. (2000). What predicts change in marital interaction over time? A study of alternative models. *Family Process, 38*, 143-158.

Gottman, J.M., Notarius, C., Markman, H.A., Bank, S., Yoppi, B. & Rubin, M.E. (1976). Behavior exchange theory and marital decision making. *Journal of Personality and Social Psychology, 34*, 14-23.

Gottman, J. M. & Notarius, C. I. (2002). Marital resarch in the 20th Century and research agenda for the 21th Century. *Family Process, 41,* 159-197.

Gottman, J. M. & Porterfield, A. (1981). Communicative competence in the nonverbal behavior of married couples. *Journal of Marriage and the Family, 43*, 817-824.

Gottman, J. M. & Schwartz Gottman, J. (1999). The marriage survival kit: A research based marital therapy. In R. Berger & M. T. Hannah (Eds.), *Preventive approaches in couples therapy* (pp. 304-330). Levittown, PA: Brunner & Mazel.

Gottman, J. M., Swanson, C. & Murray, J. (1999). The mathematics of martial conflict: Dynamic mathematical nonlinear modeling of newlywed marital interaction. *Journal of Family Psychology, 13*, 3-19.

Grau, I. & Bierhoff, H. W. (1998). Tatsächliche und wahrgenommene Einstellungsähnlichkeit als Prädiktoren für die Beziehungsqualität. *Zeitschrift für Sozialpsychologie, 29,* 38-50.

Grawe, K. (1998). *Psychologische Therapie*. Göttingen: Hogrefe.

Grawe, K., Donati, R. & Bernauer, F. (1994). *Psychotherapie im Wandel. Von der Konfession zur Profession*. Göttingen: Hogrefe.

Greenberg, L. S. & Johnson, S. M. (1986). *Emotionally focused therapy for couples*. New York: Guilford.

Greenberg, L. S. & Johnson, S. M. (1990). Emotional change processes in couples therapy. In F. A. Blechmann (ed.), *Emotions and the family* (pp. 137-153). Hillsdale, NJ: Lawrence Erlbaum Associates.

Gruen, R. J., Folkman, S. & Lazarus, R. S. (1988). Centrality and individual differences in the meaning of daily hassles. *Journal of Personality, 56,* 743-762.

Guerney, B. G. (1977). *Relationship enhancement*. San Francisco: Jossey-Bass.

Guerrero, L. K. (1998). Attachment-style differences in the experience and expression of romatic jealousy. *Personal Relationships, 5,* 273-291.

Gurman, A. S., Kniskern, D. P. & Pinsof, W. M. (1986). Research on marital and family therapies. In S. L. Garfield & A. E. Bergin (Eds.), *Handbook of Psychotherapy and Behavior Change* (pp. 565-624). New York: Wiley.

Hahlweg, K. (1986). *Partnerschaftliche Interaktion.* München: Röttger.

Hahlweg, K. (1991). Störung und Auflösung von Beziehungen: Determinanten der Ehequalität und -stabilität. In M. Amelang, H. J. Ahrens & H. W. Bierhoff (Hrsg.), *Partnerwahl und Partnerschaft.* (S. 117-152). Göttingen: Hogrefe.

Hahlweg, K. (1996). *Fragebogen zur Partnerschaftsdiagnostik.* Göttingen: Hogrefe.

Hahlweg, K. (1997). Interaktionelle Aspekte psychischer Störungen. In A. Ehlers & K. Hahlweg (Hrsg.), *Klinische Psychologie, Psychologische und biologische Grundlagen. Enzyklopädie der Psychologie*, Band 1. Göttingen: Hogrefe.

Hahlweg, K. & Bodenmann, G. (2003). Universelle und indizierte Prävention von Beziehungsstörungen. In H. W. Bierhoff & I. Grau (Hrsg.), *Sozialpsychologie der Partnerschaft* (S. 191-217). Berlin: Springer.

Hahlweg, K. & Markman, H. J. (1988). Effectiveness of behavioral marital therapy: Empirical status of behavioral techniques in preventing and alleviating marital distress. *Journal of Consulting and Clinical Psychology, 56*, 440-447.

Hahlweg, K., Revenstorf, D. & Schindler, L. (1984). Effects of behavioral marital therapy on couple's communication and problem-solving skills. *Journal of Consulting and Clinical Psychology, 52,* 553-566.

Hahlweg, K., Schindler, L. & Revenstorf, D. (1982). *Partnerschaftsprobleme: Diagnose und Therapie.* Berlin: Springer.

Hahlweg, K. & Schröder, B. (1993). Kommunikationstraining. In M. Linden & M. Hautzinger (Hrsg.), *Verhaltenstherapie* (S. 193-200). Berlin: Springer.

Hahlweg, K., Markman, H. J., Thurmaier, F., Engl, J. & Eckert, V. (1998). Prevention of marital distress: Results of a German prospective longitudinal study. *Journal of Family Psychology, 12,* 543-556.

Hahlweg, K., Markman, H. J., Thurmaier, F., Engl, J. & Volker, E. (1998). Prevention of marital distress: Results of a German prospective longitudinal study. *Journal of Family Psychology, 12,* 543-556.

Haley, J. (1984). Marriage or family therapy? *American Journal of Family Therapy, 12,* 3-14.

Halford, W. K. & Bouma, R. (1997). Individual psychopathology and marital distress. In W. Kim Halford & H. J. Markman (eds.), *Clinical handbook of marriage and couples intervention* (pp. 291-322). NewYork: Wiley and sons.

Halford, W. K., Gravestock, F. M., Lowe, R., & Scheldt, S. (1992). Toward a behavioral ecology of stressful marital interactions. *Behavioral Assessment, 14,* 199-217.

Halford, W. K. & Markman, H. J. (1997). *Clinical handbook of marriag and couples intervention.* New York: John Wiley & Sons.

Halford, W. K., Sanders, M. R. & Behrens, B. C. (1993). A comparison of the generalization of behavioral marital therapy and enhanced behavioral marital therapy. *Journal of Consulting and Clinical Psychology, 61,* 51-60.

Hank, G., Hahlweg, K. & Klann, N. (1990). *Diagnostische Verfahren für Berater.* Weinheim: Beltz Test.

Hansen, J. E. & Schuldt, W. J. (1984). Marital self-disclosure and marital satisfaction. *Journal of Marriage and the Family, 46*, 923-926.

Harvey, J. H. (1987). Attributions in close relationships: Research and theoretical developments. *Journal of Social and Clinical Psychology, 5,* 420-434.

Havighurst, R. J. (1972). *Developmental tasks and education.* New York: McKay.

Hazan, C. & Shaver, P. (1987). Romantic love conceptualized as an attachment problem. *Journal of Personality and Social Psychology, 52,* 511-524.

Heil, F. E. (1991). Ehe und Partnerschaft als Gegenstand psychologischer Forschung. In M. Amelang, H.-J. Ahrens & H. W. Bierhoff (Hrsg.), Partnerwahl und Partnerschaft. Formen und Grundlagen partnerschaftlicher Beziehungen. (S. 1-30). Göttingen: Hogrefe.

Heekerens, H. P. (1999). Wirksamkeit therapeutischer Hilfen für Paare. In P. Kaiser (Hrsg.), *Partnerschaft und Paartherapie* (S. 405-422). Göttingen: Hogrefe.

Helm, J. (1980). *Gesprächspsychotherapie*. Darmstadt: Steinkopff.

Hendrick, S. S. (1981). Self-disclosure and marital satisfaction. *Journal of Personality and Social Psychology, 40*, 1150-1159.

Hewitt, P. L. & Flett, G. L. (1991). Dimensions of perfectionism in unipolar depression. *Journal of Abnormal Psychology, 100,* 98-101.

Hewitt, P. L., Flett, G. L. & Ediger, E. (1996). Perfectionism and depression: Longitudinal assessment of a specific vulnerability hypothesis. *Journal of Abnormal Psychology, 105*, 276-280.

Heyman, R. E. & Neidig, P. H. (1997). Physical aggression couples treatment. In W. Kim Halford & H. J. Markman (eds.), *Clinical handbook of marriage and couples intervention* (pp. 589-611). NewYork: Wiley and sons.

Hill, R. (1958). Generic features of families under stress. *Social Casework, 49*, 139-150.

Hill, C. T. & Peplau, L. A. (1998). Premarital predictors of relationships outcomes: A 15-year follow-up of the Boston couples study. In T. N. Bradbury (Ed.), *The developmental course of marital dysfunction* (pp. 237-278). Cambridge, UK: Cambridge University Press.

Hiroto, D. S. & Seligman, M. E. P. (1975). Generality of learned helplessness in man. *Journal of Personality and Social Psychology, 31*, 311-327.

Hjemboe, S. & Butcher, J. N. (1991). Couples in marital distress: A study of personality factors as measured by the MMPI-2. *Journal of Personality Assessment, 57*, 216-237.

Hobfoll, S. E. (1989). Conservation of resources: A new attempt at conceptualizing stress. *American Psychologist, 44,* 513-524.

Hoch, Z., Safir, M., Peres, Y. & Shepher, J. (1981). An evaluation of sexual performance - comparison between sexually dysfunctional and functional couples. *Journal of Sex and Marital Therapy, 7*, 195-206.

Holman, T. B. & Jarvis, M. O. (2003). Hostile, volatile, avoiding, and validating couple-conflict types: An investigation of Gottman's couple-conflict types. *Personal Relationships, 10,* 267-282.

Hooley, J. M. & Hahlweg, K. (1986). The marriages and interaction patterns of depressed patients and their spouses: Comparing high and low EE dyads. In M. J. Goldstein, I. Hand & K. Hahlweg (Eds.), *Treatment of schizophrenia: Family assessment and intervention* (pp. 85-96). Berlin: Springer.

Hooley, J. M. & Teasdale, J. B. (1989). Predictors of relapse in unipolar depressives: Expressed emotion, marital distress, and perceived critism. *Journal of Abnormal Psychology, 98,* 229-235.

Holtzworth-Munroe, A., Jacobson, N. S. DeKlyen, M. & Whisman, M. A. (1989). Relationship between behavioral marital therapy outcome and process variables. *Journal of Consulting and Clinical Psychology, 57,* 658-662.

Horowitz, M. (1988). *An introduction to psychodynamics*. London: Routledge.

Hoyndorf, S., Reinhold, M. & Christmann, F. (1995). *Behandlung sexueller Störungen. Ätiologie, Diagnostik, Therapie: Sexuelle Dysfunktionen, Missbrauch, Delinquenz.* Weinheim: Beltz.

Hull, C. L. (1951). *Essentials of behavior.* New Haven: Yale University Press.

Huston, T. L. & Vangelisti, A. L. (1991). Socioemotional behavior and satisfaction in marital relationships: A longitudinal study. *Journal of Personality and Social Psychology, 61*, 721-733.

Jacobson, N. S. (1978). Specific and nonspecific factors in the effectiveness of a behavioral approach to the treatment of marital discord. *Journal of Consulting and Clinical Psychology, 46,* 442-452.

Jacobson, N. S. (1979). Increasing positive behavior in severely distressed marital relationships: The effects of problem-solving training. *Behavior Therapy, 10,* 311-326.

Jacobson, N. S. (1992). Behavioural couple therapy: A new beginning. *Behaviour Therapy, 23,* 493-506.

Jacobson, N. S. & Addis, M. E. (1993). Research on couples and couple therapy: What do we know? Where are we going? *Journal of Consulting and Clinical Psychology, 61,* 85-93.

Jacobson, N. S. & Christensen, A. (1996). *Integrative behavioral couple therapy*. New York: Norton.

Jacobson, N. S., Follette, W. C., Revenstorf, D., Baucon, D. H., Hahlweg, K. & Margolin, G. (1984). Variablity in outcome and clinical significance of behavioral marital therapy: A reanalysis of outcome data. *Journal of Consulting and Clinical Psychology, 52,* 497-504.

Jacobson, N. S., Follette, W. C., Holtzworth-Munroe, A., Katt, J. L. & Schmaling, K. B. (1985). A component analysis of behavioral marital therapy: One-year follow-up. *Behavior Research and Therapy, 23,* 373-393.

Jacobson, N. S. & Margolin, G. (1979). *Marital therapy: Strategies based on social learning and behavior exchange principles*. New York: Brunner/Mazel.

Jacobson, N. S., Christensen, A. & Babcock, J. C. (1995). Intergrative couple therapy. In N. S. Jacobson & A. S. Gurman (eds.), *Clinical handbook of couple therapy* (pp. 31-64). New York: The Guilford Press.

Jockin, V., McGue, M. & Lykken, D. T. (1996). Personality and divorce: A genetic analysis. *Journal of Personality and Social Psychology, 71*, 288-299.

Johnson, M. P., Caughlin, J. P. & Huston, T. L. (1999). The tripartite nature of marital commitment: Personal, moral, and structural reasons to stay married. *Journal of Marriage and the Family, 61,* 160-177.

Johnson, S. M. & Greenberg, L. S. (1994). *The heart of the matter: Perspectives on emotion in marital therapy.* New York: Brunner/Mazel.

Johnson, S. M., Hunsley, J., Greenberg, L.S. & Schindler, D. (1999). Emotionally focused couples therapy: Status and challenges. *Clinical Psychology, 6,* 67-79.

Kahn, M. (1970). Nonverbal communication and marital satisfaction. *Family Process, 9*, 449-456.

Kanfer, F. H. & Philips, J. S. (1978). *Lerntheoretische Annahmen der Verhaltenstherapie.* München: Kindler.

Kanfer, F. H., Reinecker, H. & Schmelzer, D. (1990). *Selbstmanagementtherapie.* Berlin: Springer.

Kanner, A. D., Coyne, J. C., Schaefer, C. & Lazarus, R. S. (1981). Comparisons of two modes of stress measurement: Daily hassles and uplifts versus major life events. *Journal of Behavioral Medicine, 4,* 1-39.

Kaplan, H. S. (1974). *The new sex therapy. Active treatment of sexual dysfunction*. London: Bailiere Tindall.

Karney, B. R. & Bradbury, T. N. (1995). The longitudinal course of marital quality and stability: A review of theory, method, and research. *Psychological Bulletin, 118,* 3-34.

Karney, B. R. & Bradbury, T. N. (1997). Neuroticism, marital interaction, and the trajectory of marital satisfaction. *Journal of Personality and Social Psychology, 72,* 1075-1092.

Karney, B. R., Bradbury, T. N., Fincham, F. D. & Sullivan, K. T. (1994). The role of negative affectivity in the association between attributions and marital satisfaction. *Journal of Personality and Social Psychology, 66*, 413-424.

Kelley, G. A. (1955). *The psychology of personal constructs*. New York: W. W. Norton.

Kelley, C., Huston, T. L. & Cate, R. M. (1985). Premarital relationship correlates of the erosion of satisfaction in marriage. *Journal of Social and Personal Relationships, 2,* 167-178.

Kelley, C., Huston, T. L. & Cate, R. M. (1985). Premarital relationship correlates of the erosion of satisfaction in marriage. *Journal of Social and Personal Relationships, 2,* 167-178.

Kelly, G. (1955). *The psychology of personal constructs.* New York: Norton.

Kelly, E. L. & Conley, J. J. (1987). Personality and compatibility: A prospective analysis of marital stability and marital satisfaction. *Journal of Personality and Social Psychology, 52*, 27-40.

Kiecolt-Glaser, J. K., Malarkey, W. B., Chee, M., Newton, T., Cacioppo, J. T., Mao, H. Y. & Glaser, R. (1993). Negative behavior during marital conflict is associated with immunological down-regulation. *Psychosomatic Medicine, 55,* 395-409.

Kitamura, T., Watanabe, M., Aoki, M. & Fujino, M. (1995). Factorial structure and correlates of marital adjustment in a Japanese population: A community study. *Journal of Community Psychology, 23,* 117-126.

Kitson, G. C., Holmes, W. M. & Sussman, M. B. (1983). Withdrawing divore petitions: A predictive test of the exchange model of divorce. *Journal of Divorce, 7,* 51-66.

Köcher, R. (1993). Lebenszentrum Familie. In Bundesministerium für Familie und Senioren (Hrsg.), *40 Jahre Familienpolitik in der Bundesrepublik_Deutschland* (S. 37-51). Neuwied: Luchterhand Verlag.

Kröger, C., Hahlweg, K., Braukhaus, C., Fehm-Wolfsdorf, G. & Groth, T. (2001). Eine geschlechtsspezifische Analyse partnerschaftlicher Konfliktbereiche. Stammen Männer und Frauen doch vom selben Planeten? *Verhaltenstherapie und Verhaltensmedizin, 22*, 123-136.

Kroeger, C., Hahlweg, K., Braukhaus, C., Fehm-Wolfsdorf, G. & Groth, T. (2000). Fragebogen zur Erfassung partnerschaftlicher Kommunikationsmuster (FPK): Reliabilität und Validität. *Diagnostica, 46*, 189-198.

Krohne, H.W. (1988). Coping research: Current theoretical and methodological developments. *The German Journal of Psychology, 12*, 1-30.

Krokoff, L. J. (1991). Job distress is no laughing matter in marriage, or is it? *Journal of Social and Personal Relationships, 8*, 5-25.

Krokoff, L. J., Gottman, J. M. & Haas, S. D. (1989). Validation of rapid couples interaction scoring system. *Behavioral Assessment, 11,* 65-79.

Krokoff, L. J., Gottman, J. M. & Roy, A. K. (1988). Blue-collar marital interaction and communication orientation. *Journal of Personal and Social Relationships, 5,* 201-221.

Kurdek. L. A. (1993). Predicting marital dissolution: A 5-year prospective longitudinal study of newlywed couples. *Journal of Personality and Social_Psychology, 64,* 221-242.

Kurdek, L. A. (1995). Predicting change in marital satisfaction from husband's and wives' conflict resolution style. *Journal of Marriage and the Family, 57,* 153-164.

Kuschel, A., Miller, Y., Köppe, E., Lübke, A., Hahlweg, K. & Sanders, M. (2000). Prävention von oppositionellen und aggressiven Verhaltensstörungen bei Kindern: Triple P - ein Programm zu einer positiven Erziehung. *Kindheit und Entwicklung, 9,* 20-29.

Larsen, A. S. & Olson, D. H. (1989). Predicting marital satisfaction using PREPARE: A replication study. *Journal of Marital and Family Therapy, 15,* 311-322.

Lazarus, R. S. (1981). Stress und Stressbewältigung - ein Paradigma. In S,-H. Filipp (Hrsg.), *Kritische Lebensereignisse* (S. 198-232). München: Urban & Schwarzenberg.

Lazarus, R. S. (1993). Coping theory and research: Past, present, and future. *Psychosomatic medicine, 55*, 234-247.

Lazarus, R. S. (1993). Coping theory and research: Past, present, and future. *Psychosomatic medicine, 55*, 234-247.

Lazarus, R. S. & Folkman, S. (1984). *Stress, appraisal, and coping.* New York: Springer.

Lederer, W. J. & Jackson, D. D. (1972). *Ehe als Lernprozess. Wie Partnerschaft gelingt.* München: Pfeiffer.

Leonard, K. E. & Roberts, L. J. (1998). Marital aggression, quality, and stability in the first year of marriage: Findings from the Buffalo newlywed study. In T. N. Bradbury (ed.), *The developmental course of marital dysfunction* (pp. 44-73). Cambridge: The Cambridge University Press.

Levenson, R. W. & Gottman, J. M. (1985). Physiological and affective predictors of change in relationship satisfaction. *Journal of Personality and Social Psychology, 49,* 85-94.

Levinger, G. (1976). A social psychological perspective on marital dissolution. *Journal of Social Issues, 32*, 21-47.

Lewis, R. A. & Spanier, G. B. (1979). Theorizing about the quality and stability of marriage. In W. R. Burr, R. Hill, F. J. Neye, & J. L. Reis (Eds.), *Contemporary theories about the family* (pp. 268-294). New York: Free Press.

Lindahl, K., Clements, M. & Markman, H. (1998). The development of marriage: A nine-year perspective. In T. N. Bradbury (Ed.), *The developmental course of marital dysfunction* (pp. 205-236). Cambridge, UK: Cambridge University Press.

LoPiccolo, J. & LoPiccolo, L. (1978). *Handbook of sex therapy*. New York: Plenum Press.

Lösel, F. & Bender, D. (1998). Risiko- und Schutzfaktoren in der Entwicklung zufriedener und stabiler Ehen: eine integrative Perspektive. In K. Hahlweg, D. Baucom, R. Bastine & H. Markman (Hrsg.), *Prävention von Trennung und Scheidung. Internationale Ansätze* (S. 27-66). Stuttgart: Kohlhammer.

Luteijn, F. (1994). Personality and the quality of an intimate relationship. *European Journal of Psychological Assessment, 10*, 220-223.

Maccoby, N. & Solomon, D. S. (1981). Heart disease prevention. Community studies. In R. E. Rice & W. J. Paisley (Eds.), *Psychology and health* (pp. 105-125). Beverly Hills, CA: Sage.

Mahoney, M. J. (1977). *Kognitive Verhaltenstherapie*. München: Pfeiffer.

Manus, G. I. (1966). Marriage counseling: A technique in search of a theory. *Journal of Marriage and the Family, 28*, 449-453.

Margolin, G. (1983). *Conflict inventory*. Unpublished manuscript. University of Southern California.

Margolin, G. & Wampold, B. E. (1981). A sequential analysis of conflict and accord in distressed and nondistressed marital pairs. *Journal of Consulting and Clinical Psychology, 49*, 554-567.

Margolin, G. & Weiss, R. L. (1978). Comparative evaluation of therapeutic components associated with behavioral marital treatments. *Journal of Consulting and Clinical Psychology, 46*, 1476-1486.

Margraf, J. (2000) (Hrsg.). *Lehrbuch der Verhaltenstherapie*.Berlin: Springer.

Margraf, J. & Lieb, R. (1995). Was ist Verhaltenstherapie? Versuch einer zukunftsoffenen Neucharakterisierung. *Zeitschrift für Klinische Psychologie, 24,* 1-7.

Markman, H. J. (1981). Predicting marital distress: A 5-year follow-up. *Journal of Consulting and Clinical Psychology, 49*, 760-762.

Markman, H. J. (1984). The longitudinal study of couples' interactions: Implications for understanding and predicting the development of marital distress. In K. Hahlweg & N. S. Jacobson (Eds.), *Marital interaction. Analysis and modification* (pp. 253-281). New York: Guilford.

Markman, H. J. & Hahlweg, K. (1993). The prediction and prevention of marital distress: An international perspective. *Clinical Psychology Review, 13*, 29-43.

Markman, H. J., Floyd, F., Stanley, S. & Jamieson, K. (1984). A cognitive-behavioural program for the prevention of marital and family distress: Issues in program development and delivery. In K. Hahlweg & N. S. Jacobson (Eds.), *Marital Interaction: Analysis and modification.* New York: Guilford Press.

Masters, W. H. & Johnson, V. E. (1970). *Human sexual inadequacy.* Boston: Little Brown.

Mathes, E. W. & Wise, P. S. (1983). Romantic love and the ravages of time. *Psychological Reports, 52*, 839-846.

McCabe, M. P. (1997). Intimacy and quality of life among sexually dysfunctional males and females. *Journal of Sex and Marital Therapy, 23,* 276-290.

McCubbin, M. A. & McCubbin, H. I. (1989). Theoretical orientations to family stress and coping. In Ch. R. Figley (Eds.), *Treating stress in families* (pp. 3-43). New York: Brunner/Mazel.

McCranie, E.W. & Kahan, J. (1986). Personality and multiple divorce: A prospective study. *Journal of Nervous and Mental Disease, 174,* 161-164.

McGue, M. & Lykken, D. T. (1992). Genetic influence on risk of divorce. *Psychological Science, 3*, 368-373.

Meichenbaum, D. H. (1979). *Kognitive Verhaltensmodifikation*. München: Urban & Schwarzenberg.

Miller, S. M., Nunnally, E. & Wackman, D. (1975). Minnesota couples communication program (MCCP); Premarital and marital groups. In D. H. Olson (Ed.), *Treating relationships* (pp. 21-40). Lake Mills: Graphic.

Minsel, B. (1986). Die Förderung seelischer Gesundheit in Partnerschaften. In P. Becker & B. Minsel: *Psychologie der seelischen Gesundheit* (S. 334-416). Göttingen: Hogrefe.

Mittelmann, B. (1944). Complementary neurotic reactions in intimate relationships. *Psychoanalytic Quarterly, 13*, 479-491.

Minuchin, S. (1977). *Familie und Familientherapie: Theorie und Praxis struktureller Familientherapie*. Freiburg: Lambertus.

Morokoff, P. J. & Gilliland, R. (1993). Stress, sexual dysfunctioning and marital satisfaction. *The Journal of Sex Research, 30,* 43-53.

Mowrer, O. H. (1960). *Learning theory and behavior*. New York: Wiley.

Mrazek, P. J. & Haggerty, R. J. (Eds.). (1994). *Reducing risk for mental disorders: Frontiers for preventive intervention research.* Washington, DC: National Academic Press.

Nemechek, S. & Olson, K. R. (1996). Personality and marital adjustment. *Psychological Reports, 78,* 26-43.

Neyer, F. J. (2003). Persönlichkeit und Partnerschaft. In I. Grau & H. W. Bierhoff (Hrsg.), *Sozialpsychologie der Partnerschaft* (S. 165-189). Berlin: Springer

Noller, P. (1980). Misunderstandings in marital communication: A study of couples' nonverbal communication. *Journal of Personality and Social Psychology, 39*, 1135-1148.

Noller, P. (1982). Channel consistency and inconsistency in the communication of married couples. *Journal of Personality and Social Psychology, 43,* 732-741.

Noller, P. (1988). Understanding and misunderstanding in marriage: Sex and marital adjustment differences in structured and free interaction. In P. Noller & M. A. Fitzpatrick (Eds.), *Perspectives on marital interaction* (pp. 53-77). Clevedon: Multilingual Matters.

Noller, P. & Feeney, J. A. (1998). Communication in early marriage: Responses to conflict, nonverbal accuracy, and conversational patterns. In T. N. Bradbury (ed.), *The developmental course of marital dysfunction* (pp. 11-43). Cambridge: The Cambridge University Press.

Norton, A. J. & Glick, P. C. (1976). Marital instability: Past, present, and future. *Journal of Social Issues, 32, 5-20.*

Notarius, C., Markman, H. & Gottman, J. M. (1983). The couples interaction scoring system: Clinical applications. In E. E. Filsinger (Ed.), *A sourcebook of marriage and family assessment.* Beverly Hills: Sage Publications.

Notarius, C. & Markman, H. J. (1995). *Wir können uns doch verstehen. Paare lernen mit Differenzen leben.* Reinbek. Rowohlt.

Notarius, C.I. & Pellegrini, D.S. (1984). Marital processes as stressors and stress mediators: Implications for marital repair. In. S.Duck (Ed.), *Personal relationships* (pp. 67-88). London: Academic Press.

Oberndorf, C. P. (1938). Psychoanalysis of married couples. *Psychoanalytic Review, 25,* 453-475.

O'Leary, K. D., Barling, J., Arias, I., Rosenbaum, A.; Malone, J. & Tyree, A. (1989). Prevalence and stability of physical aggression between spouses: A longitudinal analysis. *Journal of Consulting and Clinical Psychology, 57,* 263-268.

O'Leary, K. D. & Cascardi, M. (1998). Physical aggression in marriage: A developmental analysis. In T. N. Bradbury (ed.), *The developmental course of marriage* (pp. 343-376). Cambridge: The Cambridge University Press.

Pasch, L. A. & Bradbury, T. N. (1998). *Social support in marriages. Coding system. Unpublished manual.* Los Angeles: UCLA.

Patterson, G. R. (1977). A performance theory for coercive family interaction. In R.Cairns (Ed.), *Social interaction: Method, analysis, and illustration.* Society for Research in Child Development Monograph.

Patterson, G.R. & Reid, J.B. (1970). Reciprocity and coercion: Two facets of social systems. In C.Neuringer & J.L.Michael (Eds.), *Behavior modification in clinical psychology.* New York: Appleton.

Pawlik, K. (1976). *Diagnose der Diagnostik.* Stuttgart: Klett.

Pawlow, I. P. (1972). *Die bedingten Reflexe.* München: Kindler.

Pennebaker, J. W. (1995). *Opening up.* New York: The Guilford Press.

Perrez, M. (1979). *Krise der Kleinfamilie?* Bern: Huber.

Perrez, M. (1997). Zur Entwicklung der Verhaltenstherapie. Von der Laborperspektive zum offenen System. *TW Pädiatrie, 10*, 381-387.

Perrez, M. & Waldow, M. (1984). Theoriegeleitete Verlaufsdiagnostik im Bereich der Psychotherapie. In G. Juettemann (Hrsg.), *Neue Aspekte der klinischpsychologischen Diagnostik.* Göttingen: Hogrefe.

Phelps, M. A. & Jacobson, N. S. (1998). Integrative couple therapy: Balancing between change and acceptance. *Crisis Intervention, 4*, 49-66.

Phillips, D.W. (1975). *An investigation of marital fighting behavior.* Unpublished Bachelor of Arts Honor Thesis. Indiana University.

Piaget, J. & Inhelder, B. (1973). *Die Psychologie des Kindes.* Olten: Walter.

Pickersgill, M. J. & Beasley, C. I. (1990). Spouses perceptions of life events within marriage. *Personal and Individual Differences, 11*, 169-175.

Pinsof, W. M. & Wynne, L. C. (1995). The efficacy of marital and family therapy: An empirical overview, conclusions, and recommendations. *Journal of Marriage and the Family, 21*, 585-613.

Raush, H. L., Barry, W. A., Hertel, R. K. & Swain, M. A. (1974). *Communication, conflict, and marriage.* San Francisco: Jossey-Bass.

Reinecker, H. (1987). *Grundlagen der Verhaltenstherapie.* München: Psychologie Verlags Union.

Regan, P. C. (1998). Of lust and love: Beliefs about the role of sexual desire in romantic relationships. *Personal Relationships, 5*, 139-157.

Repetti, R. L. (1989). Effects of daily workload on subsequent behavior during marital interaction: The roles of social withdrawal and spouse support. *Journal of Personality and Social Psychology, 57*, 651-659.

Revenstorf, D. (1993). Paartherapie. In D. Revenstorf (Hrsg.), *Psychotherapeutische Verfahren: Gruppen-, Paar- und Familientherapie* (S. 117-170). Stuttgart: Kohlhammer.

Revenstorf, D. (1999). *Wenn das Glück zum Unglück wird. Psychologie der Partnerschaft.* München: C. H. Beck.

Richmond, L. D., Craig, S. S. & Ruzicka, M. F. (1991). Self-monitoring and marital adjustment. *Journal of Research in Personality, 25,* 177-188.

Roberts, L. J. (2000). Fire and ice in marital communication: Hostile and distancing behaviors as predictors of marital distress. *Journal of Marriage and the Family, 62,* 693-707.

Rogers, C. R. (1951). *Client-centered therapy. Its current practice, implications, and theory.* Boston: Houghton Mifflin.

Rogge, R. D. & Bradbury, T. N. (1999). Till violence does us part: The differing roles of communication and aggression in predicting adverse marital outcomes. *Journal of Consulting and Clinical Psychology, 67,* 340-351.

Römer, M. & Hahlweg, K. (1986). Inkonsistente Kommunikation in glücklichen und unglücklichen Paarbeziehungen. *Gruppendynamik, 17,* 385-398.

Rosenbaum, A. & O'Leary, K. D. (1986). The treatment of marital violence. In N.S. Jacobson & A. S. Gurman (eds.), *Clinical handbook of marital therapy* (pp. 385-406). New York: The Guilford Press.

Rosenkranz, D. & Rost, H. (1998). Welche Partnerschaften scheitern? Prädiktoren der Instabilität von Ehen. *Zeitschrift für Familienforschung, 10,* 47-69.

Rosenthal, R. (1966). *Experimenters effects in behavioral research.* New York: Appleton-Century-Crofts.

Rothbaum, F. M., Weisz, J. R. & Snyder, S. S. (1982). Changing the world and changing the self: A two-process model of perceived control. *Journal of Personality and Social Psychology, 42*, 5-37.

Rotter, J. B. (1954). *Social learning and clinical psychology.* Englewood Cliffs: Prentice-Hall.

Russell, R. J. H. & Wells, P. A. (1994). Personality and quality of marriage. *British Journal of Psychology, 85,* 161-168.

Ruvolo, A. P. (1998). Marital well-being and general happiness of newlywed couples: Relationships across time. *Journal of Social and Personal Relationships, 15,* 470-489.

Ryder, R.G. (1968). Husband-wife dyads versus married strangers. *Family Process, 7*, 233-238.

Sabatelli, R. M. (1984). The marital comparison level index: A measure for assessing outcomes relative to expectations. *Journal of Marriage and the Family, 46,* 651-662.

Sachse, R. & Maus, C. (1991). *Zielorientiertes Handeln in der Gesprächspsychotherapie.* Stuttgart: Kohlhammer.

Sanders, M. R., Halford, W. K. & Behrens, B. C. (1999). Parental divorce and premarital couple communication. *Journal of Family Psychology, 13*, 60-74.

Sanders, M. R., Markie-Dadds, C. & Nicholson, J. M. (1997). Concurrent interventions for marital and children's problems. In W. Kim Halford & H. J. Markman (eds.), *Clinical handbook of marriage and couples intervention* (pp. 509-536). NewYork: Wiley and sons.

Sandler, J., Dare, C. & Hodler, A. (1979). *Die Grundbegriffe der psychoanalytischen Therapie.* Stuttgart: Klett-Cotta.

Sassmann, H. (2001). *Die Beziehungsgeschichte: Das ewig gleiche Lied - oder der kleine Unterschied?* Münster: Verlag für Psychotherapie.

Sassmann, H., Braukhaus, C. & Hahlweg, K. (1997). *Paar-Interview zur Beziehungsgeschichte (PIB). Kodiermanual.* Unveröffentlichtes Manuskript Braunschweig: Christoph Dornier Stiftung für Klinische Psychologie an der TU Braunschweig.

Schaap, C. (1982). *Communication and adjustment in marriage*. Lisse: Swets & Feitlinger.

Schaap, C. (1984). A comparison of distressed and nondistressed married couples in a laboratory situation: Literature survey, methodological issues, and an empirical investigation. In K.Hahlweg & N. S. Jacobson (Eds.), *Marital interaction: Analysis and modification* (pp. 133-158). New York: Guilford Press.

Schindler, L., Hahlweg, K. & Revenstorf, D. (1998). *Partnerschaftsprobleme: Diagnose und Therapie.* (2. Aktualisierte, vollständig überarbeitete Auflage). Berlin: Springer.

Schindler, L., Hahlweg, K. & Revenstorf, D. (1999). *Partnerschaftsprobleme: Möglichkeiten zur Bewältigung.* Ein Handbuch für Paare. Berlin: Springer.

Schnarch, D. (1997). *Passionate marriage: Sex, love and intimacy in emotionally committed relationships*. New York: Norton.

Schneewind, K. A. & Gerhard, A-K. (2002). Relationship personality, conflict resolution, and marital satisfaction in the first 5 years of marriage. *Family Relations, 51,* 63-71.

Schneewind, K. A., Graf, J. & Gerhard, A-K. (1999). Paarbeziehungen: Entwicklung und Intervention. In L. von Rosenstiel, C. M. Hockel & W. Molt (Hrsg.), *Handbuch der Angewandten Psychologie* (S. 1-20). Landsberg/Lech: Ecomed.

Schneewind, K., Vaskovics, L. A., Gotzler, P., Hofmann, B., Rost, H., Schlehlein, B., Sierwald, W. & Weiss, J. (1996). *Optionen der Lebensgestaltung junger Ehen und Kinderwunsch.*Stuttgart: Kohlhammer.

Schover, L. S. & Leiblum, S. R. (1994). Commentary: The stagnation of sex therapy. *Journal of Psychology and Human Sexuality, 6,* 5-30.

Schröder, B., Hahlweg, K., Hank, G. & Klann, N. (1994). Sexuelle Unzufriedenheit und Qualität der Partnerschaft (befriedigende Sexualität gleich gute Partnerschaft?). *Zeitschrift für Klinische Psychologie, 23,* 178-187.

Schütz, B. (1999). *Angst und Partnerschaft. Belastungsbewältigung von Paaren, bei denen die Frau oder der Mann an einer Angststörung leidet.* Unveröffentlichte Lizentiatsarbeit. Fribourg: Universität Fribourg.

Schweinle, W. E., Ickes, W. & Bernstein, I. H. (2002). Empathic accuracy in husband to wife aggression: The overattribution bias. *Personal Relationships, 9,* 141-158.

Seligman, M. E. P. (1975). *Helplessness. On depression, development and death.* San Francisco: Freeman.

Senchak, M. & Leonard, K. E. (1993). The role of spouse's depression and anger in the attribution-marital satisfaction relation. *Cognitive Therapy and Research, 17,* 397-409.

Shadish, W. R., Montgomery, L. M., Wilson, P., Bright, I., Okwumabua, T. (1993). The effects of family and marital psychotherapies: A meta-analysis. *Journal of Consulting and Clinical Psychology, 59,* 883-893.

Shaver, P. R. & Brennan, K. A. (1992). Attachment styles and the „big five„ personality traits: Their connections with each other and with romantic relationship outcomes. *Personality and Social Psychology Bulletin, 18,* 536-454.

Sifneos, P. E. (1973). The prevalence of "alexithymic" characteristics in psychosomatic patients. *Psychotherapy and Psychosomatics, 22*, 255-262.

Skinner, B. F. (1973). Wissenschaft und menschliches Verhalten. München: Kindler.

Skinner, B. F. (1974). *Die Funktion der Verstärkung in der Verhaltenswissenschaft.* München: Kindler.

Smythe, J. M. & Pennebaker, J. W. (1999). Sharing one's story: Translating emotional experience into words as a coping tool. In C. R. Snyder (ed.), *Coping: The psychology of what works* (pp. 70-89). Oxford: The Oxford University Press.

Snyder, D. K. (1981). *Marital satisfaction inventory (MSI). Manual.* Los Angeles: Western Psychological Services.

Snyder, D.K. & Regts, J.M. (1990). Personality correlates of marital satisfaction: A comparison of psychiatric, maritally distressed, and nonclinical samples. *Journal of Sex and Marital Therapy, 16,* 34-43.

Spanier, G. B. (1976). The measurement of marital quality. *Journal of Sex and Marital Therapy, 5,* 288-300.

Spanier, G. B., Lewis, R. A. & Cole, C. L. (1975). Marital adjustment over the family life cycle: The issue of curvilinearity. *Journal of Marriage and the Family*, 263-275.

Spielberger, C. D. (1988). *State-Trait-Anger-Expression-Inventory (STAXI).* Research Edition. Odessa: Psychological Assessment Resources.

Stanley, S. M., Blumberg, S. L. & Markman, H. J. (1999). Helping couples fight for their marriage: The PREP approach. In R. Berger & M. T. Hannah (Eds.), *Preventive approaches in couples therapy* (pp. 279-303). Levittown, PA: Brunner & Mazel.

Stern, D. (1985). *The interpersonal world of the infant.* New York: Basic Books.

Stuart, R. B. (1969). Operant-interpersonal treatment of marital discord. *Journal of Consulting and Clinical Psychology, 33,* 675-682.

Thibaut, J. W. & Kelley, H. H. (1959). *The social psychology of groups*. New York: Wiley.

Ting-Toomey, S. (1983). An analysis of verbal communication patterns in high and low marital adjustment groups. *Human Communication Research, 9,* 291-302.

Vanzetti, N. A., Notarius, C. I. & NeeSmith, D. (1992). Specific and generalized expectancies in marital interaction. *Journal of Family Psychology, 6,* 171-183.

Vaughn, C. E. & Leff, J. P. (1976). The measurement of expressed emotion in the families of psychiatric patients. *British Journal of Social and Clinical Psychology, 15,* 157-165.

Vincent, J.B., Friedman, L.L., Nugent, J. & Messerly, L. (1979). Demand characteristics in observations of marital interactions. *Journal of Consulting and Clinical Psychology, 47,* 557-566.

Wallace, P. M. & Gotlib, I. H. (1990). Marital adjustment during the transition to parenthood: Stability and predictors of change. *Journal of Marriage and the Family, 52,* 21-29.

Walster, E., Utne, M. K. & Traupman, J. (1977). Equity-Theorie und intime Sozialbeziehungen. In G. Mikula & W. Ströbe (Hrsg.), *Sympathie, Freundschaft und Ehe* (S. 193-220). Bern: Huber.

Webb, D.G. (1972). *Relationship of self-acceptance and self-disclosure to empathy and marital need satisfaction.* Unpublished doctoral dissertation. United States International University.

Weiner, B. (1982). The emotional consequences of causal ascriptions. In M.S.Clark & S.T.Fiske (Eds.), *Affect and cognition* (pp. 185-209). New York: Erlbaum.

Weiss, R. L., Birchler, G. R. & Vincent, J. P. (1974). Contractual models of negotiation training in marital dyads. *Journal of Marriage and the Family, 36,* 321-331.

Weiss, R. L. & Heyman, R. E. (1997). A clinical overview of couples interactions. In W. K. Halford & H. J. Markman (Eds.), *Clinical handbook of marriage and couples interventions* (pp. 13-41). New York: Wiley & Sons.

Weiss, R. L., Hops, H. & Patterson, G. R. (1973). A framework for conceptualizing marital conflict, technology for altering it, some data for evaluating it. In L.A. Hamerlynck, L. C. Handy & E. J. Mash (Eds.), *Behavior change: Methodology, concepts, and practice* (pp. 309-342). Champaign, IL: Research Press.

Weiss, R. L. & Summers, K. J. (1983). Marital interaction coding system-III. In E. E. Filsinger (Ed.), *Marriage and family assessment: A sourcebook for family therapy* (pp. 85-115). Beverly Hills, CA: Sage.

Wesley, S. & Waring, E. M. (1996). A critical review of marital therapy outcome research. *Canadian Journal of Psychiatry, 41,* 421-428.

Widmer, K., Bodenmann, G., Cina, A. & Charvoz, L. (2001). Das Freiburger Stresspräventionstraining für Paare (FSPT): Die Bedeutung der Trainingsqualität für die Compliance der Paare und Veränderungen der Partnerschaftsqualität im Längsschnitt. *Zeitschrift für Klinische Psychologie, Psychiatrie und Psychotherapie, 49,* 262-278.

Widmer, K., Bodenmann, G. & Cina, A. (2001). Differentielle Aspekte der Wirksamkeit eines Präventionstrainings für Paare: Der Einfluss der Compliance auf Veränderungen der Partnerschaftsqualität im Längsschnitt. *Verhaltenstherapie und Verhaltensmedizin, 22.*

Willi, J. (1975). *Die Zweierbeziehung.* Hamburg: Rowohlt.

Willi, J. (1996). *Ökologische Psychotherapie*. Göttingen: Hogrefe.

Willi, J., Frei, R. & Limacher, B. (1993). Couples therapy using the technique of construct differentiation. *Family Process, 32,* 311-321.

Williams, L. & Jurich, J. (1995). Predicting marital success after five years: Assessing the predicitve validity of FOCCUS. *Journal of Marital and Family Therapy, 21,* 141-153.

Winter, W.D., Ferreira, A.J. & Bowers, N. (1973). Decision-making in married and unrelated couples. *Family Process, 12*, 83-94.

Wortman, C. B. & Brehm, J. W. (1975). Responses to uncontrollable outcomes: An integration of reactance theory and the learned helplessness model. In L. Berkowitz (ed.), *Advances in experimental social psychology.* New York: Academic Press.

Yelsma, P. (1984). Marital communication, adjustment and perceptual differences between happy and counseling couples. *The American Journal of Family Therapy, 12,* 26-36.

Zimmer, D. (1985). *Sexualität und Partnerschaft – Grundlagen und Praxis psychologischer Behandlung*. München: Urban & Schwarzenberg.

Autorenverzeichnis

Stichwörterverzeichnis

ANHANG I

Informationsblatt 1.
Was ist Verhaltenstherapie mit Paaren?

Grundlagen: Paartherapie wird in verschiedenen Therapierichtungen durchgeführt. Das Gemeinsame aller Ansätze besteht darin, dass das, was in der Partnerschaft abläuft, im Zentrum der Aufmerksamkeit steht. Die Grundlage für die Verhaltenstherapie bei Partnerschaftsproblemen ist die *wissenschaftliche Forschung.*

Wissenschaftliche Erkenntnisse: Glückliche Paare unterscheiden sich von Paaren mit Problemen in ihrer Kommunikation im Alltag, unter Stress und im Streit: Glückliche Paare sprechen häufiger über ihre Gefühle, Wünsche und Gedanken und gehen einfühlsamer aufeinander ein. Sie loben sich häufiger oder machen sich Komplimente und geben sich zu verstehen, dass sie sich gegenseitig akzeptieren. Sie zeigen dem Partner/der Partnerin mehr Zuneigung, Interesse und Aufmerksamkeit. Unglückliche Paare kritisieren sich häufiger, machen sich gegenseitig mehr Vorwürfe, machen mehr verächtliche, verletzende Bemerkungen und drohen häufiger. Ausserdem zeigt sich ein Unterschied im Streitverhalten: unglücklichen Paaren gelingt es im Streit nicht, aus dem Teufelskreis von Kritik, Beschuldigungen, Vorwürfen und Drohungen auszubrechen. Glückliche Paare können dagegen Konflikte konstruktiv beilegen.

Es gilt heute als gesichert, dass die Zufriedenheit in der Partnerschaft stark von der Fähigkeit beider PartnerInnen abhängt, miteinander zu kommunizieren, gemeinsam Probleme zu lösen und Alltagsstress gemeinsam bewältigen zu können. Diese Fähigkeiten können gelernt werden.

In unglücklichen Partnerschaften hat sich, oft über Jahre hinweg, eine negative Sicht der Partnerschaft und der Partnerin/des Partners entwickelt. Häufig sind die Grundlagen hierfür unzutreffende oder unrealistische Erwartungen an die Partnerschaft bzw. die Partnerin/den Partner, die nicht erfüllt werden können.

Das Ergebnis ist ein dauerndes Gefühl der Enttäuschung, des Misstrauens und oft der Vermutung schlechter Absichten und gegenseitiger Schuldzuschreibungen. In der Verhaltenstherapie kann ein Paar lernen, die guten Seiten der Partnerin/des Partners wieder zu entdecken, sich gefühlsmässig wieder näher zu kommen und einander zu vertrauen.

Merkmale der Verhaltenstherapie mit Paaren: Die Verhaltenstherapie mit Paaren konzentriert sich auf das Hier und Jetzt und versucht die Kompetenzen beider Partner zu fördern und zu stärken. In Paarübungen und Hausaufgaben werden insbesondere die Kommunikation des Paares, dessen Problemlösung und die Art, gemeinsam mit Stress umzugehen verbessert. Das Paar legt mit dem Therapeuten oder der Therapeutin gemeinsam die Therapieziele und -methoden fest. Die Therapie soll eine Hilfe zur Selbsthilfe darstellen. Das Paar verpflichtet sich, die im Rahmen der Wirksamkeitsprüfung abgegebenen Fragebögen auszufüllen.

Wie funktioniert Verhaltenstherapie mit Paaren? Je nach Situation, die bei jedem Paar anders aussieht, bestimmen die PartnerInnen in enger Zusammenarbeit mit dem Therapeuten oder der Therapeutin die gegenwärtigen Probleme, die Bedingungen, die für die Probleme verantwortlich sind und die Ziele der Therapie. Der Therapeut erklärt die möglichen therapeutischen Methoden und plant gemeinsam mit dem Paar Schritt für Schritt das weitere Vorgehen, wobei die Methoden immer an die Ziele und Bedürfnisse des Paares angepasst werden. Zu den wichtigsten therapeutischen Methoden gehören:
Wahrnehmensveränderung und Aufbau von Positivität (Reziprozitätstraining): Um von der negativen Sichtweise wegzukommen wird geübt, im Alltag auf positive, angenehme Verhaltensweisen der Partnerin/des Partners zu achten. So wird die Aufmerksamkeit von Fehlverhalten weg gelenkt, und es können wieder Seiten am anderen entdeckt werden, die einem entsprechen. Konkret geht es darum, aus dem Teufelskreis aus

negativer Sicht, eingeschliffenen Reaktionsmustern und gegenseitigem Misstrauen auszubrechen. Die PartnerInnen beginnen, wieder vermehrt positive Seiten des Partners oder der Partnerin zu entdecken und planen gemeinsame positive Freizeitaktivitäten.

Kommunikationstraining: Hier wird in Paarübungen Schritt für Schritt gelernt, sich emotional mitzuteilen und eigene Empfindungen auszutauschen. Wichtig ist dabei auch die Fähigkeit, negative Gefühle mitteilen zu lernen, ohne in Schuldzuweisungen und Vorwürfe auszubrechen. Auch die Fähigkeit, aktiv zuzuhören, dem anderen zurück zu melden, was man verstanden hat und offene Fragen zu stellen, wird eingeübt.

Problemlösetraining: Hier wird geübt, wie das Paar Alltagsprobleme angehen und kompetent lösen kann.

Stressbewältigung: Die Art, wie der Partner und die Partnerin im Alltag Stress bewältigen, sich dabei ihre Empfindungen mitteilen und sich wechselseitig unterstützen, ist von zentraler Bedeutung für das Gelingen einer Partnerschaft. In der Verhaltenstherapie mit Paaren lernen die Partner, offen über ihr Stresserleben zu kommunizieren und sich gegenseitig die Unterstützung geben zu können, die benötigt wird.

Akzeptanz und Veränderung: Unrealistische Erwartungen können zu Enttäuschungen führen. Einige dieser Erwartungen sind z. B. Der Partner muss meine Gedanken lesen können, meine Partnerin muss perfekt sein, in einer Partnerschaft muss man immer und jederzeit füreinander dasein. Solche Erwartungen, die häufig nicht einmal bewusst sind, sollen entdeckt, überprüft und verändert werden. Gleichzeitig bedeutet dies die Einsicht, dass gewisse Seiten und Wesenszüge des Partners nicht geändert werden können und beide PartnerInnen zu einem gewissen Kompromiss bereit sein müssen. Das Paar wird angeregt, Paarkonflikte als ein Problem zu sehen, das beide PartnerInnen beschäftigt und das gemeinsam bewältigt werden kann und muss. So wird von der Vorstellung Abschied genommen, dass der Partner oder die Partnerin der Gegner sei.

Therapiedauer: Die Verhaltenstherapie mit Paaren gehört zu den Kurzzeittherapien und dauert in der Regel zwischen 10-20 Sitzungen. Die Sitzungen, die zwei Stunden dauern, finden in der Regel alle zwei Wochen statt.

Erwartungen an die Partner: Es wird erwartet, dass sich beide Partner aktiv und engagiert in die Therapie einbringen, die Hausaufgaben, welche zwischen den Therapiesitzungen aufgegeben werden, ausführen und sich motiviert zeigen, regelmässig und pünktlich an den Sitzungen teilzunehmen.

Wirkung: Die kognitive Verhaltenstherapie gehört zu den am besten wissenschaftlich überprüften Methoden. In vielen Studien konnte belegt werden, dass die verhaltenstherapeutische Paartherapie die Partnerschaft wirksam und langfristig verbessern kann. Sie ist besonders gut geeignet für Partnerschaftsprobleme, Kommunikationsschwierigkeiten und Stresssituationen im Zusammenleben. Sie kann jedoch auch helfen, dass ein Paar eine gute Form der Trennung findet, ohne sich unnötig zu verletzen. Die Verhaltenstherapie ist mit Paaren ist weiter zur Behandlung von psychischen Störungen (z.B. Depressionen, Ängste) geeignet.

Informationsblatt 2.
Beziehungspflege im Alltag (Reziprozitätstraining)

- Sympathie gegenüber einem Menschen hängt mit dessen Ausstrahlung und positiven Verhalten (z.B. Lächeln, Nicken, Aufmerksamkeit) zusammen.
- Je mehr der eine Partner positive Verhaltensweisen zeigt, desto besser geht es ihm/ihr im Alltag und damit auch dem anderen.
- Je mehr die Partner Positivität zeigen, desto mehr positive Rückmeldungen bekommen sie selber (Reziprozität von Verhalten).
- Je mehr Rückzug, Abkapselung und je weniger Aufmerksamkeit die Partner einander zeigen, desto weniger positives Verhalten wird er oder sie zeigen und desto mehr verkümmert die gegenseitige Aufmerksamkeit und letztlich die Liebe in der Partnerschaft.

Tips:

- Seien Sie im Alltag grosszügig mit positiven Verhaltensäusserungen (Blickkontakt, Nachfragen, Lächeln, Loben, Komplimente machen etc.).
- Achten Sie auch auf kleine Details und Aufmerksamkeiten, die Ihrem Partner Freude machen können. Häufig sind es kleine Dinge, die einen aufhorchen lassen und das Leben versüssen.
- Achten Sie auf ein faires Geben und Nehmen (Sie und Ihr Partner/Ihre Partnerin sollten auf längere Sicht gleich viel ineinander investieren).
- Verwöhnen Sie Ihren Partner bei jeder sich bietenden Gelegenheit mit Zärtlichkeit, Aufmerksamkeit und Zuwendung.
- Sagen Sie Ihrem Partner, wenn er oder sie etwas gut macht, geizen Sie nicht mit Komplimenten, Lob und Anerkennung.

Informationsblatt 3.
Aufbau von hedonistischen Aktivitäten

- Hedonistische Aktivitäten sind lustvoll, machen Spass und bereiten Freude. Sie sind frei von Zeitdruck, Erfolgserwartungen oder Leistungsdruck. Sie sind Ausdruck des reinen Vergnügens.
- Hedonistische Aktivitäten dienen der Erholung und dem Auftanken.
- Hedonistische Aktivitäten sollten im Alltag feste Inseln darstellen, die der Erholung, Regeneration und damit der Erhöhung der Lebenslust dienen.
- Hedonistische Aktivitäten erhöhen das psychische und physische Befinden und reduzieren Lustlosigkeit und Langeweile.
- Aktivität ermöglicht mehr Sozialkontakte und damit neue Erfahrungen und positives Feedback von anderen Menschen.

Tips:

- Je aktiver Sie sind, desto mehr neue Eindrücke, Ablenkung und andere Erfahrungen können Sie machen. Sie erhalten Impulse, werden bereichert und gewinnen Kontrolle über die Zeit und Ihr Leben.
- Installieren Sie in Ihrem Alltag sowohl individuelle hedonistische Aktivitäten (d.h. solche die Sie selber machen) und solche zusammen mit Ihrem Partner/Ihrer Partnerin.
- Achten Sie darauf, dass Sie regelmässige und fest eingeplante hedonistische Aktivitäten realisieren können.

Informationsblatt 4.
Kommunikation in der Partnerschaft

- Beziehungsschwierigkeiten sind meistens mit Kommunikationsproblemen verbunden.
- Eine ungünstige Kommunikation äussert sich v.a. in Du-Botschaften (Vorwürfen), Verallgemeinerungen ("Du bist immer"), Abwertungen ("Eine so unverständige Person wie Dich kenne ich keine zweite") und der Unfähigkeit, dem anderen zuzuhören (häufige Unterbrechungen und mangelnde Aufmerksamkeit).
- Ein häufiges Kommunikationsproblem stellt auch der Rückzug oder die Vermeidung der Kommunikation dar. Beide Partner müssen sich Zeit für gemeinsame Gespräche nehmen.
- Eine angemessene Kommunikation ist ein zentrales Element einer funktionierenden, zufriedenstellenden Partnerschaft. Je besser die Kommunikation, desto besser die Partnerschaftsqualität und die Zufriedenheit.
- Eine angemessene Kommunikation ist lernbar.

Tips:

- Je mehr Sie auf den anderen eingehen, ihm/ihr zuhören und sich selber mitteilen, desto besser verläuft ein Gespräch und desto näher kommen Sie sich.
- Wichtig bei der partnerschaftlichen Kommunikation ist nicht die Mitteilung von Fakten und oberflächlichen Erlebnissen, sondern die emotionale Selbstöffnung (das Mitteilen von Gefühlen, Bedürfnissen, eigenen Wünschen und Zielen).
- Gehen Sie unvoreingenommen und mit einer positiven Grundhaltung auf den Partner/die Partnerin ein und interessieren Sie sich für das was er/sie zu sagen hat.

Informationsblatt 5.
Problemlösung in der Partnerschaft

- Zufriedene und unzufriedene Paare haben meist dieselben Probleme und Konfliktbereiche (wie Finanzen, Kindererziehung, Eifersucht, Herkunftsfamilie), worin sie sich unterscheiden ist in der Art und Weise der Konfliktbewältigung. Während zufriedene Paare Lösungen finden und sich gemeinsam darum bemühen, enden bei unzufriedenen Paaren Lösungsversuche häufig im Streit.

- Probleme dürfen nicht ignoriert und unter den Teppich gekehrt werden, da sie sich meist nicht von selbst lösen. Probleme sollten aktiv angegangen werden.

- Probleme erfordern ein aktives, engagiertes Anpacken und gemeinsame Lösungen.

- Eine angemessene Problemlösung beinhaltet mehrere Schritte, die von der Einsicht, dass ein Problem besteht, über konstruktive und unvoreingenommene Lösungssuche bis hin zu deren Umsetzung und Festigung geht.

- Je besser Paare Alltagsprobleme lösen, desto weniger sind sie mit diesen belastet, gewinnen Zeit für sich und anderes und sind entsprechend zufriedener.

- Die Lösung von Problemen fördert die Selbstwirksamkeitserwartung, d.h. das Gefühl, Probleme lösen zu können und ihnen gewachsen zu sein. Dadurch werden sie auch künftig schneller und kompetenter angegangen.

Informationsblatt 6.
Stressbewältigung in der Partnerschaft

- Am häufigsten erfahren Paare Stress ausserhalb der Partnerschaft, bringen jedoch die Anspannung mit nach Hause und vergiften so das Paarklima. Der Stress von aussen wird dadurch zu Partnerschaftsstress.

- Vor allem Alltagsstress ist schädlich für die Partnerschaft. Er unterminiert lange Zeit unbemerkt die Partnerschaft. Dies indem die Partner weniger Zeit füreinander haben, unter Stress die Kommunikation schlechter ist und längerfristiger Stress gesundheitliche Schäden bewirken kann.

- Jeder Partner sollte versuchen, soviel Stress wie möglich selber zu bewältigen. Gelingt dies jedoch nicht, dann sollen sich die Partner gegenseitig zuhören und Unterstützung geben (partnerschaftliche Stressbewältigung).

Tips:

- Erklären Sie Ihrem Partner/Ihrer Partnerin was Sie belastet und reden Sie nicht um den heissen Brei herum oder geben Sie ihm/ihr nicht das Gefühl, dass er/sie schuld an Ihrer Gereiztheit sei.

- Versuchen Sie, den Partner/die Partnerin zu verstehen und ihm/ihr die Unterstützung zur Stressbewältigung zu geben, die Ihnen selber in derselben Situation gut täte. Versetzen Sie sich in Ihren Partner/Ihre Partnerin hinein.

- Achten Sie v.a. auch auf emotionale Unterstützung (Verständnis, Solidarisierung, Hilfe zur Entspannung, Hilfe zur Umbewertung der Situation etc.). Eine angemessene Stressbewältigung erfordert nicht nur die Lösung des Problems, sondern insbesondere die Bewältigung der damit verbundenen Stressgefühle.

- Achten Sie auf Fairness und Ausgewogenheit. Beide Partner sollen einander wechselseitig Ihren Stress mitteilen können und beide sollten einander in gleichem Ausmass Unterstützung und Hilfe geben.

Informationsblatt 7.
Akzeptanz und Toleranz in der Partnerschaft

- Jeder Mensch ist anders und hat eine andere Lerngeschichte. Die Persönlichkeit wird über Jahre hinweg geformt und ist entsprechend nicht so einfach zu verändern.
- Selbst beim Partner/der Partnerin, die man gut zu kennen glaubt, versteht und schätzt man nicht alles. Seine oder ihre Persönlichkeit, Eigenarten und Verhaltensweisen sind manchmal unverständlich und können als störend erlebt werden. Ein Paar muss lernen, mit diesen Unterschieden umgehen zu lernen.
- Es gibt Dinge, die einen am Partner stören, und die kann dieser/diese leicht verändern und es gibt andere, die gehören zu seiner/ihrer Person und sind ihm/ihr wichtig und wollen von ihm oder ihr nicht verändert werden.

Tips:

- Versuchen Sie nicht, den Partner nach Ihren Vorstellungen verändern zu wollen, lassen Sie ihm/ihr seine/ihre Eigenheiten (solange sie für Sie nicht schädigend und inakzeptabel sind).
- Damit ein Paar mit diesen Unterschiedlichkeiten leben kann, ist es wichtig, ein Gleichgewicht zwischen dem Wunsch nach Veränderung dieser störenden Aspekte und deren Akzeptanz zu finden. Beide Partner müssen bereit sein, am anderen eine Reihe von Eigenarten zu akzeptieren, und die Toleranz seiner oder ihrer Persönlichkeit gegenüber zu erhöhen. Der beste Weg hierfür sind Kompromisse.
- Denken Sie nicht, dass störendes Verhalten des Partners/der Partnerin dazu angelegt ist, Sie zu ärgern und zu provozieren. Vermuten Sie keine Absicht hinter etwas, was schlicht und einfach Ausdruck seiner oder ihrer Persönlichkeit sein kann.

- Verändern Sie bei sich alles, was Ihnen möglich ist, und fordern Sie von Ihrem Partner/Ihrer Partnerin dort Veränderungen, wo es für Sie nicht anders möglich ist. In allen anderen Bereichen lassen Sie Toleranz walten.

- Geben Sie sich Freiheiten und schaffen Sie Nähe durch Distanz und Intimität durch emotionale Begegnung.

Informationsblatt 8.
Erwartungen an die Partnerschaft

- Jeder Partner hat Erwartungen an den Partner/die Partnerin und die Partnerschaft. Diese Erwartungen gehen zum Teil auf frühere Erfahrungen (in der Herkunftsfamilie oder mit früheren Partnerschaften) oder auf Bilder zurück, wie sie von den Medien (Fernsehen, Zeitschriften, Filmen etc.) suggeriert werden.

- Erwartungen an die Partnerschaft sind häufig überhöht, unrealistisch und nicht einlösbar. Dadurch schaffen sie Leistungsdruck und beim nicht genügenden Partner Versagensgefühle. Nicht erfüllte Erwartungen führen zu Enttäuschungen, Frustrationen und Partnerschaftsproblemen.

- Jede Partnerschaft hat Phasen, die glücklich, schön und erfüllend sind und Phasen, die schwieriger sind. Phasen der Nähe wechseln mit Phasen der Distanz. Die Erwartung, dass man immer glücklich ist und die Partnerschaft alle Wünsche und Bedürfnisse erfüllt, ist unrealistisch.

- Besonders gefährlich ist die Erwartung, dass der Partner/die Partnerin immer wissen sollte, wie es einem geht und was man wünscht, wenn er oder sie einen wirklich liebt.

- Während zufriedene Paare störendes Verhalten des Partners/der Partnerin auf die Umstände und situative Einflussfaktoren zurückführen, nehmen unzufriedene Partner häufiger an, dass es am Partner/der Partnerin liege (an seinem/ihrem schwierigen Charakter und seiner/ihrer unzulänglichen Persönlichkeit).

Tips:

- Humanisieren Sie Ihre Erwartungen an den Partner und die Partnerschaft. Seien Sie realistisch und nicht übertrieben anspruchsvoll.

- Geben Sie Ihrem Partner/Ihrer Partnerin faire Chancen, Sie verstehen zu können und nehmen Sie nicht an, dass er oder sie alles selber merken sollte.

- Führen Sie Misserfolge oder störendes Verhalten des Partners/der Partnerin nicht voreilig auf seine oder ihre Persönlichkeit (Charakter) zurück und vermeiden Sie Äusserungen wie „immer", „nie", „Du bist…"

- Berücksichtigen Sie situative Umstände und nehmen Sie an, dass Stress oder andere Einflüsse das störende Verhalten bewirken.

Informationsblatt 9.
Sexualität in der Partnerschaft

- Sexualität gehört zu den sensiblen Bereichen in der Partnerschaft. Konflikte und Spannungen schlagen sich daher schnell in diesem Bereich nieder.

- Eine zufriedenstellende Sexualität hängt mit einer guten Partnerschaftsqualität zusammen, ist jedoch nicht gleichbedeutend. Sexuelle Probleme können auch in einer zufriedenstellenden Partnerschaft auftreten.

- Sexuelle Zufriedenheit hängt einerseits mit der sexuellen Kommunikation zusammen (d.h. der Fähigkeit beider Partner, die sexuellen Wünsche und Bedürfnisse einander angemessen mitteilen zu können), andererseits auch mit der Fähigkeit des Paares, seine Sexualität längerfristig attraktiv und abwechslungsreich zu gestalten.

- Wenn die Sexualität nicht immer gleich klappt, braucht das noch kein Hinweis auf eine sexuelle Störung zu sein. Wichtig ist, dass sich die Partner frei von Druck und Zwang der Sexualität hingeben können. Respekt, wechselseitige Achtung und Feinfühligkeit den Bedürfnissen des anderen gegenüber sind wichtige Voraussetzungen für eine für beide Partner erfüllende Sexualität.

Tips:

- Versuchen Sie auch nach Jahren der Partnerschaft attraktiv für Ihren Partner/Ihre Partnerin zu sein. Achten Sie auf Ihr Äusseres und auf Hygiene.

- Schaffen Sie Abwechslung in Ihrer Sexualität mit Ihrem Partner/Ihrer Partnerin. Vermeiden Sie Monotonie und Langeweile. Verführen Sie sich gegenseitig immer wieder aufs Neue.

- Schaffen Sie immer wieder eine erotische Atmosphäre in Ihrer Beziehung.
- Seien Sie feinfühlig den Bedürfnissen Ihres Partners/Ihrer Partnerin gegenüber und kommunizieren Sie konkret, was Ihnen Freude macht und was Sie mögen.
- Tragen Sie Konflikte nicht auf der sexuellen Ebene aus. Bewältigen Sie Spannungen mit einer angemessenen Kommunikation und Problemlösung.
- Wenn Sie sexuelle Probleme haben (andauernde Lustlosigkeit, Schmerzen beim Geschlechtsakt, Erektionsstörungen etc.), zögern Sie nicht, diese in einer Therapie anzugehen.

Übungsblatt 1. Verstärkerliste erstellen

Was kann ich tun, um meinem Partner/meiner Partnerin Freude zu machen?
in meinem alltäglichen sozialen Verhalten? *(soziale Verstärker)*
Mit welchen Geschenken kann ich ihr/ihm Freude machen? *(materielle Verstärker)*
Mit welchen gemeinsamen Handlungen kann ich ihm/ihr Freude machen? *(Handlungsverstärker)*
Welche Gespräche oder spirituellen Handlungen (Meditation etc.) können ihm/ihr Freude machen? *(spirituelle Verstärker)*

Übungsblatt 2. Realisieren von Verstärkern meines Partners/meiner Partnerin

Wann habe ich bemerkt, dass mein Partner/meine Partnerin mir Freude machen wollte?	
	Was hat er/sie getan?
Montag	
Dienstag	
Mittwoch	
Donnerstag	
Freitag	
Samstag	
Sonntag	

Übungsblatt 3. Gemeinsame hedonistische Aktivitäten aufbauen

Hedonistische Aktivitäten	
für mich alleine	**als Paar**
Was würde mir Spass/Freude machen?	Was würde ich gerne mit meinem Partner/meiner Partnerin machen?

Übungsblatt 4. Hedonistische Aktivitäten aufbauen

Hedonistische Aktivitäten	
Wann plane ich meine eigenen hedonistischen Aktivitäten ein?	**Wann wollen wir als Paar hedonistische Aktivitäten ausführen?**
Montag	
Dienstag	
Mittwoch	
Donnerstag	
Freitag	
Samstag	
Sonntag	

Übungsblatt 5. Sprecher- und Zuhörer-Regeln im Kommunikationstraining

SprecherIn- Regeln

- **Konkretheit:** Sprechen Sie von einer *ganz bestimmten, konkreten Situation*, wenn Sie den Partner kritisieren.
- **ICH-Gebrauch:** Sprechen Sie von sich und vermeiden Sie Du-Botschaften.
- **Gefühle:** Sprechen Sie von Ihren Gefühlen, Gedanken, Wünschen und Bedürfnissen.

ZuhörerIn-Regeln

- **Aktives Zuhören:** Hören Sie dem Partner/der Partnerin *aktiv*, *engagiert* und *interessiert* zu.
- **Zusammenfassen:** Fassen Sie zusammen, was Sie verstanden haben und vergewissern Sie sich, dass Sie Ihren Partner/Ihre Partnerin richtig verstehen.
- **Offene Fragen:** Fragen Sie offen und interessiert nach.

Übungsblatt 6. Paar-Stunden

Definieren Sie in Ihrem Alltag fest eingeplante Paar-Stunden, welche der Kommunikation und persönlichen Begegnung mit Ihrem Partner/Ihrer Partnerin gewidmet sind. Gestalten Sie diese Paarstunden attraktiv (z.B. gemütlich vor dem Kaminfeuer mit einem Glas Wein oder anderen für Sie hedonistischen Elementen). Legen Sie gemeinsam fest, wann diese Paarstunden realisiert werden und nehmen Sie diese Termine gleich wichtig wie geschäftliche.

Gehen Sie wie folgt vor:

1. Setzen Sie sich gemütlich so hin, dass Sie sich gegenseitig in die Augen sehen können und Ihre Körper sich zugewandt sind.
2. Konzentrieren Sie sich voll auf den Partner und das Gespräch (schalten Sie Störquellen wie Telefon ab und führen Sie die Paarstunde erst durch, wenn die Kinder im Bett sind oder sie nicht stören können).
3. Definieren Sie, worüber Sie miteinander sprechen wollen (beide Partner sollen Vorschläge machen).
4. Definieren Sie die Rollen (SprecherIn, ZuhörerIn) und nehmen Sie das Übungsblatt 5 zur Hand.
5. Führen Sie jedes Gespräch mit fester Regeleinhaltung durch.
6. Jedes Gespräch soll zwischen 15 bis 30 Minuten dauern.
7. Wechseln Sie anschliessend die Rollen und führen Sie ein zweites Gespräch durch, welches das Thema des anderen Partners behandelt. Achten Sie erneut auf die Regeleinhaltung und die Zeit.
8. Geben Sie sich wechselseitig Rückmeldung, wie die Gespräche für Sie waren.
9. Verwöhnen Sie sich gegenseitig und schliessen Sie den Abend hedonistisch ab.

Übungsblatt 7.
Partnerschaftliche Problemlösung

1. **Schritt:** Definieren Sie gemeinsam ein Problem, über das gesprochen werden soll (beide Partner können Themenvorschläge machen, sich dann auf ein Thema einigen und dieses gemäss der Regeln des Kommunikationstrainings erläutern. Arbeiten Sie v.a. heraus, weshalb das Problem für Sie relevant ist und weshalb Sie sich eine Änderung und Lösung wünschen.

2. **Schritt:** Suchen Sie gemeinsam nach Lösungsmöglichkeiten. Assoziieren Sie frei und ohne Einschränkung. Bewerten Sie in dieser Phase keine Lösungsvorschläge. Achten Sie darauf, dass Sie und Ihr Partner/Ihre Partnerin gleich viele Lösungen einbringen. Es geht in dieser Phase um die Quantität von Lösungsmöglichkeiten und nicht um deren Qualität.

3. **Schritt:** Beurteilen Sie gemeinsam, welche Lösung die angemessenste und beste sein könnte. Gehen Sie jeden Lösungsvorschlag durch und taxieren Sie ihn mit einem Plus (+) bei Punkten, die für diese Lösung sprechen respektive mit einem Minus (-) bei Aspekten, die gegen diese Lösung sprechen. Zählen Sie anschliessend zusammen, welcher Lösungsvorschlag am meisten Punkte erhalten hat und prüfen Sie nochmals, ob es sich um die beste und eine machbare Lösung handelt.

4. **Schritt:** Planen Sie konkret die Umsetzung der gefundenen Lösung. Legen Sie fest, wer, wann, wo, ab wann und wie die Lösung umsetzen soll.

5. **Schritt:** Führen Sie in den nächsten Tagen die Lösung durch und prüfen Sie, ob sie das Problem zu lösen in der Lage sind. Halten Sie sich dabei genau an die Abmachungen, wer was wann zu tun hat.

6. **Schritt:** Bewerten Sie den Erfolg. Geben Sie sich gegenseitig Rückmeldung, wie Sie mit der Problemlösung zufrieden sind und wo allenfalls neuer Handlungsbedarf vorliegt. Loben Sie sich und den Partner/die Partnerin, wenn die Lösung den gewünschten Erfolg bringt.

Übungsblatt 8. Partnerschaftliche Problemlösung

1. Schritt: Problembeschreibung:

....

....

2. Schritt: Lösungen suchen:

....

....

....

....

....

3. Schritt: Bewerten und Entscheiden:

....

4. Schritt: Planen der Umsetzung:

Wer macht was? ....

Ab wann? ....

Wann? ....

Wo? ....

Welche Hindernisse könnten auftreten? ....

5. Schritt: Durchführung

....

6. Schritt: Beurteilung des Erfolgs

....

Übungsblatt 9. Sprecher und Zuhörer-Regeln für die Trichtermethode

Regeln für die emotionale Stresskommunikation

- **Konkretheit:**
  Sprechen Sie von einer *ganz bestimmten, konkreten Situation*, die Sie gestresst hat und die immer noch Stressgefühle auslöst.
- **Gefühle:**
  Gehen Sie auf Ihre *Gedanken, Einschätzungen* und *Gefühle* in dieser Situation ein.
- **Bedeutung:**
  Arbeiten Sie heraus, weshalb die Situation dermassen *belastend* war, was sie genau so schlimm gemacht hat. Erforschen Sie die Gründe für Ihren Stress.

Regeln für das engagierte Zuhören

- **Aktives Zuhören:**
  Hören Sie dem Partner/der Partnerin *aktiv*, *engagiert* und *interessiert* zu und *geben Sie ihm/ihr Raum,* sich auszusprechen und seinen/ihren Stress zu ergründen.
- **Nachfragen:**
  Helfen Sie dem Partner/der Partnerin bei der *Suche nach den Gründen* des Stresses durch offenes, nicht interpretierendes Nachfragen. Geben Sie in dieser Phase noch *keine* Unterstützung, sondern hören Sie lediglich zu.
- **Zusammenfassen:**
  Klären Sie den Verlauf des Gesprächs immer wieder durch *Zusammenfassen* der für Ihren Partner wichtigen Inhalte. Melden Sie zurück, was Sie verstanden haben.

Übungsblatt 10. Anleitung zur Paarübung "3-Phasen-Methode"

1. Phase (30 Minuten)	2. Phase (10 Minuten)	3. Phase (5 Minuten)
Der eine Partner teilt dem anderen seinen Stress mit *(Trichtermethode)*	**Der andere Partner gibt Unterstützung**	**Der erste Partner gibt dem unterstützenden Partner Rückmeldung**
Berichten Sie von einer Stresssituation, die sich jüngst zugetragen hat, (a) gefühlsmässig nachklingt (b) nichts mit dem Partner zu tun hat. ***Regeln für den Erzählenden:*** ➢ Mein Erleben ➢ Konkretheit ➢ Bedeutung ***Regeln für den Zuhörenden:*** ➢ Aktives Zuhören, Raum geben ➢ Zusammenfassen ➢ Offenes Nachfragen	Es soll darauf geachtet werden, dass die Unterstützung den Bedürfnissen und der Tiefe der Stressäusserung des Partners angepasst ist. Wichtig ist primär Verständnis und das Bemühen um Verstehen. Die Unterstützung soll positiv und ehrlich erfolgen. Keine besserwisserischen Ratschläge geben!	Geben Sie Ihrem Partner/Ihrer Partner Rückmeldung, wie zufrieden Sie mit seiner/ihrer Unterstützung waren. ...wie wirksam für Sie diese Unterstützung für die Bewältigung des Problems war. ...was Sie sich zusätzlich gewünscht hätten. Melden Sie ihm/ihr auch zurück, was wertvoll und hilfreich war.

Übungsblatt 11. Übungsblatt für die Trichtermethode

Datum: Mann Frau

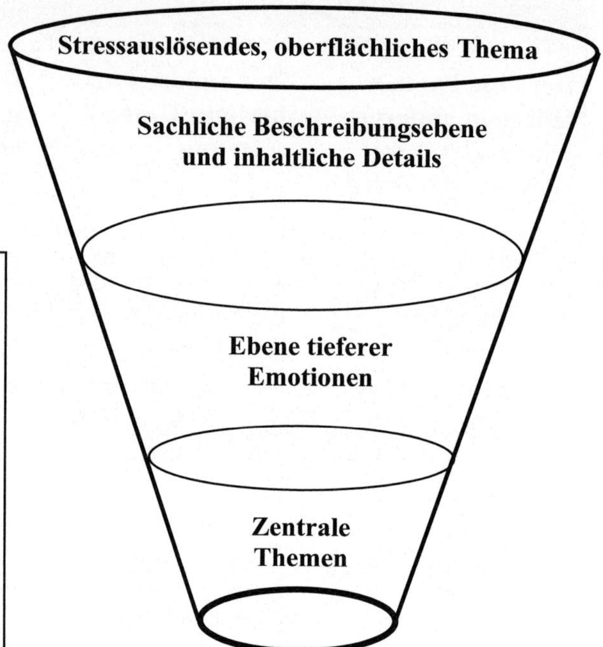

Oberflächlichere Gefühle:

....

....

....

....

....

....

Geäusserte tiefere Gefühle:

....

....

....

Wichtige Themen:

....

....

....
.

Übungsblatt 12. Was kann ich akzeptieren, was möchte ich verändert sehen?

Was kann ich akzeptieren von dem, was mich stört?

1. ....

2. ....

3.......................................

Was wünschte ich mir, dass der Partner/ die Partnerin verändert?

1. ....

2. ....

3.......................................

Übungsblatt 13. Erwartungen und Ursachenzuschreibungen

Erwartungen

Welches sind meine Erwartungen an den Partner/die Partnerin?

....

Wie realistisch und angemessen ist jede dieser Erwartungen?

....

Woher kommen diese Erwartungen, was drücken sie aus?

....

....

Ursachenzuschreibungen

Was stört mich am Partner/der Partnerin? Worauf führe ich sein/ihr Verhalten zurück?

....

Was wäre günstiger?

....

Was stört mich am Partner/der Partnerin? Worauf führe ich sein/ihr Verhalten zurück?

....

Was wäre günstiger?

....

Erinnern Sie sich daran: Ungünstig sind internale, stabile und globale Ursachenzuschreibungen (Charakter, Persönlichkeit des Partners/der Partnerin)
Günstige Ursachenzuschreibungen sind situativ (Stimmung, Müdigkeit, Überforderung) oder auf das Verhalten des Partners (nicht seien Persönlichkeit) bezogen, d.h. sie können verändert werden.

ANHANG II

Anamnesebogen

Allgemeine Angaben

Name .... **Vorname**..

Geschlecht ❑ männlich ❑ weiblich

Strasse..

Postleitzahl............................... **Wohnort**...

Telefon (privat)................................(geschäftlich)................................

Datum der Anmeldung...

Anmeldungsgrund...

Überweisung durch:...

Waren Sie bereits früher in einer Paartherapie?
❑ ja ❑ nein
Waren Sie schon einmal in einer persönlichen Psychotherapie?
❑ ja ❑ nein
Sind Sie zurzeit in einer Behandlung?
❑ ja ❑ nein
Nehmen Sie Psychopharmaka?
❑ ja ❑ nein

Wenn ja, welche?...

Kostenträger der Therapie..

Angaben zu Ihrer Person

Alter (in Jahren)..........................**Nationalität**..............................

Muttersprache ....

Religionszugehörigkeit

❑ katholisch ❑ protestantisch

❑ andere Religion ❑ konfessionslos

Zivilstand

❑ ledig ❑ in fester Beziehung

❑ verheiratet ❑ in Scheidung

❑ in Trennung

Dauer der Partnerschaft..................**Dauer der Ehe**........................

Wohnsituation ❑ alleine ❑ mit PartnerIn ❑ andere Situation

Anzahl Kinder.......

Alter des 1. Kindes......................... ...Geschlecht..

Alter des 2. Kindes.............................Geschlecht..

Alter des 3. Kindes.............................Geschlecht...

Alter der weiteren Kinder ....Gechlecht..

Wie gross ist Ihr Bekanntenkreis (Freunde, Kollegen, Nachbarn)

❑ kaum Freunde und engere Bekannte

❑ 1 bis 5 Personen

❑ 6 bis 10 Personen

❑ mehr als 10 Personen

Wie zufrieden sind Sie insgesamt mit diesen Kontakten

❑ Ich bin zufrieden so wie es ist

❑ Ich hätte gern intensivere/mehr Kontakte

❑ Ich hätte gern weniger bzw. befriedigendere Kontakte

Angaben zu Ihrer beruflichen Situation

Aktueller BerufAusbildung

❑ ArbeiterIn
❑ FacharbeiterIn
❑ LandwirtIn
❑ AngestellteR/BeamtIn
❑ Freier Beruf
❑ Hausfrau/mann
❑ in Ausbildung
❑ HöhereR BeamtIn/LeitendeR AngestellteR

❑ Primarschule/Grundschule
❑ Sekundarschule
❑ Berufsschule/Mittelschule
❑ Gymnasium/Abitur
❑ Hochschule/Universität

Einkommen pro Jahr (netto)..

Arbeitspensum
Vollzeit ❑ Teilzeit ❑ .... (Bitte Prozent angeben)
zur Zeit arbeitslos ❑ ja ❑ nein
wenn ja seit......................... Bemerkungen...

Derzeitiger Arbeitgeber
Name............................. Adresse..

Postleitzahl..................Ort..

Sind Sie zurzeit arbeitsunfähig? ja ❑ nein ❑
wenn ja seit..............................
Sind Sie zurzeit berentet? ja ❑ nein ❑
wenn ja seit..............................
Sind Sie pensioniert? ja ❑ nein ❑
wenn ja seit..............................

Angaben zu Ihrer Lebensgeschichte

Besondere Ereignisse in der Kindheit/Jugend
(Verlust wichtiger Bezugspersonen, Umzüge, Unfälle etc.)
....
....
....
....
....

Körperliche Krankheiten im bisherigen Leben
....

Bekannte körperliche Krankheiten in der Herkunftsfamilie

Vater ....

Mutter ....

Geschwister ....
....

Verwandte (bitte Verwandtschaftsverhältnis angeben)
....
....
....

Psychische Probleme im bisherigen Leben
....
....

Bekannte psychische Probleme in der Herkunftsfamilie

Vater..
Mutter ....
Geschwister..
....
....

Verwandte (bitte Verwandtschaftsverhältnis angeben)
....
....

Anzahl Geschwister..

Zivilstand der Eltern

- ❑ ledig
- ❑ verheiratet
- ❑ verwitwet
- ❑ geschieden

Beruf der Eltern

Vater

- ❑ Arbeiter
- ❑ Facharbeiter
- ❑ Landwirt
- ❑ Angestellter/Beamter
- ❑ Höherer Beamter/ Leitender Angestellter
- ❑ Freier Beruf
- ❑ Hausmann

Mutter

- ❑ Arbeiterin
- ❑ Facharbeiterin
- ❑ Landwirtin
- ❑ Angestellte/Beamte
- ❑ Höhere Beamtin/ Leitende Angestellte
- ❑ Freier Beruf
- ❑ Hausfrau

Angaben zu den Partnerschaftsproblemen

Seit wann bestehen Probleme in Ihrer Partnerschaft?

……………………………………………………………………………………

……………………………………………………………………………………

Wann traten sie zum ersten Mal auf?

……………………………………………………………………………………

……………………………………………………………………………………

Wann haben sich die Probleme zugespitzt und verschärft?

……………………………………………………………………………………

……………………………………………………………………………………

……………………………………………………………………………………

Wann treten die Probleme vor allem auf?

……………………………………………………………………………………

……………………………………………………………………………………

Gibt es Zeiten, in denen die Probleme nicht auftreten oder schwächer sind?

……………………………………………………………………………………

……………………………………………………………………………………

Haben Sie aktuell körperliche Beschwerden/Symptome?
(Bitte kurze Beschreibung)

……………………………………………………………………………………

……………………………………………………………………………………

Seit wann bestehen diese Beschwerden/Symptome?

……………………………………………………………………………………

……………………………………………………………………………………

Haben Sie zurzeit psychische Probleme?
(Kurze Beschreibung der Symptome)

……………………………………………………………………………………

Seit wann bestehen diese Probleme?

……………………………………………………………………………………

……………………………………………………………………………………

……………………………………………………………………………………

……………………………………………………………………………………

Bisheriger Verlauf der Probleme

....

Verändern sich die Probleme in An- oder Abwesenheit Ihres Partners/Ihrer Partnerin?

....

....

Gegenwärtige Belastungsfaktoren

....

....

Einverständniserklärungen:

Hiermit erkläre ich mich mit den Videoaufzeichnungen der Sitzungen einverstanden. Ich bin auch einverstanden, alle Fragebögen im Rahmen der Wirksamkeitsuntersuchung der Therapie auszufüllen.

Datum: ....

Unterschrift................................

Fragebogen zur Partnerschaftsqualität (PFB)

		nie	selten	oft	sehr oft
1.	Er/Sie wirft mir Fehler vor, die ich in der Vergangenheit gemacht habe.	❑	❑	❑	❑
2.	Er/Sie streichelt mich während des Vorspiels so, dass ich sexuell erregt werde.	❑	❑	❑	❑
3.	Ich merke, dass er/sie mich körperlich attraktiv findet.	❑	❑	❑	❑
4.	Er/Sie sagt mir, dass er/sie zufrieden ist, wenn er/sie mit mir zusammen ist.	❑	❑	❑	❑
5.	Vor dem Einschlafen schmiegen wir uns im Bett aneinander.	❑	❑	❑	❑
6.	Er/Sie bricht über eine Kleinigkeit einen Streit vom Zaun.	❑	❑	❑	❑
7.	Er/Sie teilt mir seine/ihre Gedanken und Gefühle offen mit.	❑	❑	❑	❑
8.	Wenn wir uns streiten, beschimpft er/sie mich.	❑	❑	❑	❑
9.	Er/Sie reagiert positiv auf meine sexuellen Wünsche.	❑	❑	❑	❑
10.	Wir schmieden gemeinsam Zukunftspläne.	❑	❑	❑	❑
11.	Wenn er/sie etwas aus seiner/ihrer Arbeitswelt erzählt, so möchte er/sie meine Meinung dazu hören.	❑	❑	❑	❑
12.	Wir planen gemeinsam, wie wir das Wochenende verbringen wollen.	❑	❑	❑	❑
13.	Er/Sie berührt mich zärtlich, und ich empfinde es als angenehm.	❑	❑	❑	❑

14.	Er/Sie macht mir ein ernstgemeintes Kompliment über mein Aussehen.	❑	❑	❑	❑
15.	Er/Sie bespricht Dinge aus seinem/ihrem Berufsleben mit mir.	❑	❑	❑	❑
16.	Er/Sie bemüht sich, sich meine Wünsche zu merken, und erfüllt sie bei passender Gelegenheit.	❑	❑	❑	❑
17.	Er/Sie kritisiert mich in einer sarkastischen Art und Weise.	❑	❑	❑	❑
18.	Er/Sie äussert sich abfällig über eine von mir geäusserte Meinung.	❑	❑	❑	❑
19.	Wenn er/sie mich offensichtlich falsch behandelt hat, entschuldigt er/sie sich später bei mir.	❑	❑	❑	❑
20.	Wir unterhalten uns am Abend normalerweise mindestens eine halbe Stunde miteinander.	❑	❑	❑	❑
21.	Wenn wir uns streiten, können wir nie ein Ende finden.	❑	❑	❑	❑
22.	Er/Sie gibt mir die Schuld, wenn etwas schief gegangen ist.	❑	❑	❑	❑
23.	Er/Sie nimmt mich in den Arm.	❑	❑	❑	❑
24.	Während eines Streits schreit er/sie mich an.	❑	❑	❑	❑
25.	Er/Sie fragt mich abends, was ich den Tag über gemacht habe.	❑	❑	❑	❑
26.	Wenn wir uns streiten, verdreht er/sie meine Aussage ins Gegenteil.	❑	❑	❑	❑
27.	Er/Sie spricht mit mir über seine/ihre sexuellen Wünsche.	❑	❑	❑	❑
28.	Er/Sie streichelt mich zärtlich.	❑	❑	❑	❑
29.	Er/Sie sagt mir, dass er/sie mich gerne hat.	❑	❑	❑	❑

30. Er/Sie schränkt mich in meiner persönlichen Freiheit ein. ❑ ❑ ❑ ❑

31. Wie glücklich würden Sie Ihre Partnerschaft im Augenblick einschätzen?

❑ sehr unglücklich

❑ unglücklich

❑ eher unglücklich

❑ eher glücklich

❑ glücklich

❑ sehr glücklich

Auswertung

Punkten Sie «nie» mit 0, «selten» mit 1, «oft» mit 2, und «sehr oft» mit 3.
Zärtlichkeit: Addieren Sie die Aussagen 2, 3, 4, 8, 12, 13, 22, 25, 27 und 28. Je höher die Punktzahl, desto besser. Als kritischer Wert gilt 12 und weniger.
Gemeinsamkeit/Kommunikation: Addieren Sie die Aussagen 6, 9, 10, 11, 14, 15, 18, 19, 24 und 29. Auch hier gilt: je höher die Punktzahl, desto besser. Als kritischer Wert gelten 12 Punkte und weniger.
Streitverhalten: Addieren Sie die Aussagen 1, 5, 7, 16, 17, 20, 21, 23, 26 und 30. Ziehen Sie die addierte Punktzahl von 30 ab. Werte unter 16 Punkten sind kritisch.
Partnerschaftszufriedenheit: Addieren Sie nun die drei Punktwerte. 54 und mehr Punkte stehen für eine zufriedenstellende Partnerschaft. Paar mit Werten unter 54 gelten als unzufriedene Paare. Werte über 75 kennzeichnen sehr glückliche Paare.

Erwartungen an die Partnerschaft

Bitte kreuzen Sie bei jeder Aussage an, für wie wichtig Sie diese für Ihre Partnerschaft halten:

	Überhaupt nicht wichtig						sehr wichtig
1. Selbstverwirklichung (Wachsen der eigenen Persönlichkeit)	❒	❒	❒	❒	❒	❒	❒
2. Abenteuer / Anregung	❒	❒	❒	❒	❒	❒	❒
3. Selbständigkeit / Unabhängigkeit	❒	❒	❒	❒	❒	❒	❒
4. Gemeinsame Interessen und Aktivitäten	❒	❒	❒	❒	❒	❒	❒
5. Kameradschaft	❒	❒	❒	❒	❒	❒	❒
6. Gegenseitige Verpflichtung	❒	❒	❒	❒	❒	❒	❒
7. Finanzielle Sicherheit	❒	❒	❒	❒	❒	❒	❒
8. Freundschaft	❒	❒	❒	❒	❒	❒	❒
9. Vertrauliche Gespräche	❒	❒	❒	❒	❒	❒	❒
10. Kindererziehung	❒	❒	❒	❒	❒	❒	❒
11. Liebe	❒	❒	❒	❒	❒	❒	❒
12. Verhältnis zur Verwandtschaft	❒	❒	❒	❒	❒	❒	❒
13. Religion	❒	❒	❒	❒	❒	❒	❒
14. Gegenseitige Achtung und Rücksichtnahme	❒	❒	❒	❒	❒	❒	❒

15. Romantik	❐	❐	❐	❐	❐	❐	❐
16. Sexuelle Erfüllung	❐	❐	❐	❐	❐	❐	❐
17. Gleiche Weltanschauung	❐	❐	❐	❐	❐	❐	❐
18. Freundeskreis / Bekanntschaften	❐	❐	❐	❐	❐	❐	❐
19. Unterstützung / Akzeptanz	❐	❐	❐	❐	❐	❐	❐
20. Vertrauen	❐	❐	❐	❐	❐	❐	❐
21. Aktuelles besprechen	❐	❐	❐	❐	❐	❐	❐

Liste der Problembereiche

In dieser Übersicht sind 17 verschiedene Bereiche des Zusammenlebens aufgeführt, in denen Konflikte entstehen können. Kreuzen Sie bitte an, ob und in welchem Ausmass in Ihrer Beziehung Konflikte im jeweiligen Bereich bestehen und wie Sie vorwiegend mit diesen Konflikten umgehen.

0 = keine Konflikte
1 = Konflikte, erfolgreiche Lösungen
2 = Konflikte, keine Lösungen, oft Streit
3 = oft Konflikte, aber wir sprechen kaum darüber

	Ehemann				**Ehefrau**			
	0	**1**	**2**	**3**	**0**	**1**	**2**	**3**
22. Einteilung des monatlichen Einkommens	❐	❐	❐	❐	❐	❐	❐	❐
23. Berufstätigkeit	❐	❐	❐	❐	❐	❐	❐	❐
24. Haushaltsführung	❐	❐	❐	❐	❐	❐	❐	❐
25. Kindererziehung	❐	❐	❐	❐	❐	❐	❐	❐
26. Freizeitgestaltung	❐	❐	❐	❐	❐	❐	❐	❐
27. Freunde und Bekannte	❐	❐	❐	❐	❐	❐	❐	❐
28. Weltanschauung / gemeinsame Gespräche	❐	❐	❐	❐	❐	❐	❐	❐

29. Temperament des Partners	❑	❑	❑	❑	❑	❑	❑	❑
30. Zuwendung des Partners	❑	❑	❑	❑	❑	❑	❑	❑
31. Attraktivität	❑	❑	❑	❑	❑	❑	❑	❑
32. Vertrauen	❑	❑	❑	❑	❑	❑	❑	❑
33. Eifersucht	❑	❑	❑	❑	❑	❑	❑	❑
34. Gewährung persönlicher Freiheiten	❑	❑	❑	❑	❑	❑	❑	❑
35. Aussereheliche Beziehungen	❑	❑	❑	❑	❑	❑	❑	❑
36. Sexualität	❑	❑	❑	❑	❑	❑	❑	❑
37. Verwandte	❑	❑	❑	❑	❑	❑	❑	❑
38. Persönliche Gewohnheiten des Partners	❑	❑	❑	❑	❑	❑	❑	❑

Fragebogen zur Einschätzung der Sexualität

Im Folgenden sind eine Reihe von Einschätzungen Ihrer partnerschaftlichen Sexualität aufgeführt, denen Sie eher zustimmen können oder eher nicht. Kreuzen Sie bitte die erste Antwort an, die Ihnen in den Sinn kommt.

	stimmt	stimmt nicht
1. Unser Sexualleben ist vollauf befriedigend.	❒	❒
2. Mein Partner und ich haben nur selten Sexualkontakte.	❒	❒
3. Mein Partner ist manchmal übermässig zurückhaltend oder prüde in seiner Einstellung zu Sexualität.	❒	❒
4. Es scheint, dass mein Partner unsere sexuellen Kontakte genau so sehr geniesst wie ich.	❒	❒
5. Mein Partner und ich können uns über die Häufigkeit unserer sexuellen Kontakte fast immer einigen.	❒	❒
6. In unserer sexuellen Beziehung fehlt es an Abwechslung.	❒	❒
7. Ich geniesse die sexuellen Kontakte mit meinem Partner.	❒	❒
8. Manchmal bin ich recht unglücklich mit unserer sexuellen Beziehung.	❒	❒
9. Mein Partner zeigt manchmal zu wenig Begeisterung für sexuelle Betätigung.	❒	❒
10. Es ist schwierig, mit meinem Partner über Sexualität zu sprechen.	❒	❒
11. Ich würde mir von meinem Partner etwas mehr Zärtlichkeit während der sexuellen Kontakte wünschen.	❒	❒

12. Mein Partner versagt sich mir selten, wenn ich mir sexuellen Kontakt wünsche.	❒	❒
13. Ich habe Angst, meinen Partner zu verlieren.	❒	❒
14. Nach dem Sex kuscheln wir noch ein wenig.	❒	❒
15. Ich kann Sexualität auch geniessen, wenn ich keinen Orgasmus erlebe.	❒	❒
16. Ich habe Mühe, beim Sex abzuschalten und den Alltag hinter mir zu lassen.	❒	❒
17. Während des sexuellen Kontaktes mache ich mir Sorgen darüber, was der Partner von mir denkt.	❒	❒
18. Sexualität ist mir wichtig.	❒	❒
19. Ich habe schon daran gedacht, eine Aussenbeziehung zu beginnen (Geliebter).	❒	❒

Auswertung

Punkten Sie bei den Fragen 2, 3, 6, 8, 9, 10, 11, 13, 16, 17, 19 „stimmt" mit 1 und „stimmt nicht" mit 0.
Bei den Fragen 1, 4, 5, 7, 12, 14, 15 und 18 punkten Sie „stimmt" mit 0 und „stimmt nicht" mit 1 (Umpolung).
Zählen Sie die Punkte zusammen. Je höher die Punktzahl desto niedriger die sexuelle Zufriedenheit. Der maximale Wert ist 19. Eine Punktzahl höher als 8 deutet auf Unzufriedenheit im sexuellen Bereich hin.

© Snyder, D. K. (1981). *Marital Satisfaction Inventory (MSI).* Manual. Los Angeles: Western Psychological Services.
© Klann, N., Hahlweg, K. & Hank, G. (1992). Deutsche Validierung des „Marital Satisfaction Inventory" (MSI) von Snyder (1981). *System Familie, 5,* 10-21.

Fragebogen zur partnerschaftlichen Stressbewältigung (FDCT)

Was tun Sie, wenn Sie sich gestresst/belastet fühlen ?	nie	selten	manchmal	häufig	sehr oft	immer
1. Ich teile meinem Partner/ meiner Partnerin mit, wenn ich froh um seine/ihre praktische Unterstützung oder sachliche Ratschläge und Hilfestellungen bin.	❑	❑	❑	❑	❑	❑
2. Ich bitte meinen Partner/ meine Partnerin, Aufgaben und Tätigkeiten zu übernehmen, wenn ich überlastet bin.	❑	❑	❑	❑	❑	❑
3. Ich zeige meinem Partner/ meiner Partnerin, dass ich mich belastet fühle und es mir schlecht geht.	❑	❑	❑	❑	❑	❑
4. Ich sage meinem Partner/ meiner Partnerin offen, wie ich mich fühle und dass ich froh um seine/ihre emotionale Unterstützung wäre.	❑	❑	❑	❑	❑	❑

Wie reagiert Ihr Partner/Ihre Partnerin auf Ihre Stressäusserungen ?		nie	selten	manchmal	häufig	sehr oft	immer
5.	Er/Sie gibt mir das Gefühl, dass er/sie mich versteht, und das ihn/sie mein Stress interessiert.	❑	❑	❑	❑	❑	❑
6.	Er/Sie solidarisiert sich mit mir, sagt mir, dass er/sie dieses Gefühl auch kenne und hält zu mir.	❑	❑	❑	❑	❑	❑
7.	Er/Sie macht sich über meinen Stress lustig und lacht mich aus.	❑	❑	❑	❑	❑	❑
8.	Er/Sie hilft mir, die Situation in einem anderen Licht zu sehen, das Problem zu relativieren.	❑	❑	❑	❑	❑	❑
9.	Er/Sie hört mir zu, gibt mir Raum, mich auszusprechen und spricht mir gut zu oder muntert mich auf.	❑	❑	❑	❑	❑	❑

Was tut Ihr Partner/Ihre Partnerin, wenn Sie gestresst/belastet sind?		nie	selten	manchmal	häufig	sehr oft	immer
10.	Er/Sie gibt mir zu verstehen, dass er/sie nicht mit meinen Problemen behelligt sein möchte.	❑	❑	❑	❑	❑	❑
11.	Er/Sie hilft mir zwar, doch tut er/sie dies unwillig und demotiviert.	❑	❑	❑	❑	❑	❑
12.	Er/Sie übernimmt Aufgaben und Tätigkeiten, die ich sonst mache, um mich zu entlasten, wenn ich gestresst bin.	❑	❑	❑	❑	❑	❑

	nie	selten	manchmal	häufig	sehr oft	immer
13. Er/Sie nimmt sich zwar Zeit für mich, doch scheint er/sie in seinen/ihren Gedanken anderswo.	❑	❑	❑	❑	❑	❑
14. Er/Sie hilft mir, die Situation zu analysieren, damit ich das Problem konkret angehen kann.	❑	❑	❑	❑	❑	❑
15. Er/Sie packt zu, wenn ich zuviel zu tun habe, um mich zu entlasten.	❑	❑	❑	❑	❑	❑
16. Wenn ich gestresst bin, geht mir mein Partner/meine Partnerin aus dem Weg.	❑	❑	❑	❑	❑	❑

Was tut Ihr Partner/Ihre Partnerin, wenn Sie sich gestresst/belastet fühlen ?

	nie	selten	manchmal	häufig	sehr oft	immer
17. Er/Sie teilt mir mit, wenn er/sie froh um meine praktische Unterstützung oder sachliche Ratschläge und Hilfestellungen ist.	❑	❑	❑	❑	❑	❑
18. Er/Sie bittet mich, Aufgaben und Tätigkeiten zu übernehmen, wenn ich überlastet bin.	❑	❑	❑	❑	❑	❑
19. Er/Sie zeigt mir, dass er/sie belastet fühlt und es ihm/ihr schlecht geht.	❑	❑	❑	❑	❑	❑
20. Er/Sie sagt mir offen, wenn er/sie gestresst ist und meine emotionale Unterstützung braucht.	❑	❑	❑	❑	❑	❑

Wie reagieren Sie auf diese Stressäusserungen Ihrem Partner/Ihrer Partnerin ?

		nie	selten	manchmal	häufig	sehr oft	immer
21.	Ich gebe meinem Partner/ meiner Partnerin das Gefühl, dass ich ihn/sie verstehe, mich für seinen/ihren Stress interessiere.	❑	❑	❑	❑	❑	❑
22.	Ich solidarisiere mich mit ihm/ihr, sage ihm/ihr, dass ich dieses Gefühl auch kenne und halte zu ihm/ihr.	❑	❑	❑	❑	❑	❑
23.	Ich mache mich über den Stress meines Partners/ meiner Partnerin lustig und lache ihn/sie aus.	❑	❑	❑	❑	❑	❑
24.	Ich sage meinem Partner/ meiner Partnerin, dass alles nicht so schlimm ist und helfe ihm/îhr, die Situation in einem neuen Licht zu sehen.	❑	❑	❑	❑	❑	❑
25.	Ich höre ihm/ihr zu, gebe ihm/ihr Raum, sich auszusprechen, rede ihm/ihr gut zu oder mache ihm/ihr Mut.	❑	❑	❑	❑	❑	❑
26.	Ich gebe ihm/ihr zu verstehen, dass er/sie mich mit seinen/ihren Problemen nicht behelligen möchte.	❑	❑	❑	❑	❑	❑
27.	Wenn mein Partner/meine Partnerin gestresst ist, ziehe ich mich zurück.	❑	❑	❑	❑	❑	❑
28.	Ich helfe ihm/ihr zwar, doch bin ich nicht motiviert und finde, dass er/sie selber besser mit seinen/ihren Problemen umgehen sollte.	❑	❑	❑	❑	❑	❑

	nie	selten	manchmal	häufig	sehr oft	immer
29. Ich übernehme Aufgaben und Tätigkeiten, die er/sie sonst macht, um ihn/sie zu entlasten.	❑	❑	❑	❑	❑	❑
30. Ich rede meinem Partner/ meiner Partnerin gut zu oder nehme ihn/sie in die Arme, bin aber in Gedanken anderswo.	❑	❑	❑	❑	❑	❑
31. Ich versuche, mit meinem Partner/meiner Partnerin die Situation sachlich zu analysieren und ihm/ihr zu helfen, das Problem zu verstehen und zu verändern.	❑	❑	❑	❑	❑	❑
32. Ich packe zu, wenn er/sie zuviel zu tun hat, um ihn/sie zu entlasten.	❑	❑	❑	❑	❑	❑

Wie gehen Sie und Ihr Partner/Ihre Partnerin mit Stress um, der Sie beide betrifft?

	nie	selten	manchmal	häufig	sehr oft	immer
33. Wir versuchen, das Problem gemeinsam zu bewältigen und konkrete Lösungen zu suchen.	❑	❑	❑	❑	❑	❑
34. Wir setzen uns ernsthaft mit dem Problem auseinander und analysieren, was zu tun ist.	❑	❑	❑	❑	❑	❑
35. Wir helfen uns gegenseitig, das Problem zu relativieren und in einem neuen Licht zu sehen.	❑	❑	❑	❑	❑	❑
36. Wir entspannen uns gegenseitig durch Massage, baden miteinander oder hören zusammen Musik.	❑	❑	❑	❑	❑	❑

	nie	selten	manchmal	häufig	sehr oft	immer
37. Wir sprechen miteinander und tauschen unsere Gefühle aus, um uns zu beruhigen.	❑	❑	❑	❑	❑	❑
38. Wenn wir beide gestresst sind, ziehen wir uns zurück und gehen uns aus dem Weg.	❑	❑	❑	❑	❑	❑
39. Wir sind zärtlich zueinander, schlafen miteinander und versuchen so, den Stress zu bewältigen.	❑	❑	❑	❑	❑	❑

Wie beurteilen Sie Ihren Umgang mit Stress als Paar?

	nie	selten	manchmal	häufig	sehr oft	immer
40. Ich bin zufrieden mit der Unterstützung meines Partners/meiner Partnerin und der gemeinsamen Stressbewältigung.	❑	❑	❑	❑	❑	❑
41. Ich empfinde die Unterstützung meines Partners/meiner Partnerin und unseren gemeinsamen Umgang mit Stress als wirksam.	❑	❑	❑	❑	❑	❑

Auswertung

Der Fragebogen wird auf sechs Skalen ausgewertet.

Eigene Stressäusserung: 1, 2, 3, 4. Punkten Sie bei diesen Fragen «nie» mit 1, «selten» mit 2, «manchmal» mit 3, «oft» mit 4, «sehr oft» mit 5 und «immer» mit 6.
Zählen Sie die Punkte zusammen. Je höher die Punkzahl, desto besser. Der maximale Wert ist 24. Eine Punktzahl unter 14 bedeutet, dass die Stressäusserung ungenügend ist.
Stressäusserung des Partners/der Partnerin : 17, 18, 19, 20. Auswertung analog zu oben.
Eigenes positives dyadisches Coping : 21, 22, 24, 25, 29, 31, 32. Punkten Sie

die Fragen wie oben. Zählen Sie die Punkte zusammen. Je höher die Punkzahl, desto besser. Der maximale Wert ist 42. Eine Punktzahl unter 25 bedeutet, dass die positive Unterstützung ungenügend ist.
Positives dyadisches Coping des Partners/der Partnerin : 5, 6, 8, 9, 12, 14, Auswertung wie oben.
Eigenes negatives dyadisches Coping : 23, 26, 27, 28, 30. Punkten Sie bei diesen Fragen «nie» mit 6, «selten» mit 5, «manchmal» mit 4, «oft» mit 3, «sehr oft» mit 2 und «immer» mit 1.
Zählen Sie die Punkte zusammen. Je höher die Punkzahl, desto besser. Der maximale Wert ist 30. Der kritische Wert liegt bei 25 und niedriger.
Negatives dyadisches Coping des Partners/der Partnerin : 7, 10, 11, 13, 16. Auswertung analog wie beim eigenen negativen dyadischen Coping.
Gemeinsames dyadisches Coping : 33, 34, 35, 36, 37, 38, 39. Punkten Sie bei den Fragen 33, 34, 35, 36, 37 und 39 «nie» mit 1, «selten» mit 2, «manchmal» mit 3, «oft» mit 4, «sehr oft» mit 5 und «immer» mit 6. Punkten Bei der Frage 38 muss die Skala umgepolt werden (d.h. nie = 6 etc.).
Je höher die Punkzahl, desto besser. Der maximale Wert ist 42. Eine Punktzahl unter 21 gilt als kritisch.

Fragebogen zur Kommunikation in der Partnerschaft

Wie gehen Sie bei Konflikten mit Ihrem Partner/Ihrer Partnerin um?

	nie	selten	manchmal	oft	sehr oft	immer
1. den Partner/die Partnerin beleidigen und ihm/ihr Schimpfnamen sagen	❑	❑	❑	❑	❑	❑
2. sich solange zurückziehen, bis die Luft wieder rein ist	❑	❑	❑	❑	❑	❑
3. dem Partner/der Partnerin zurückmelden, was man verstanden hat	❑	❑	❑	❑	❑	❑
4. die eigene Sichtweise deutlich machen, sich erklären	❑	❑	❑	❑	❑	❑
5. verallgemeinernde, abwertende Kritik äussern	❑	❑	❑	❑	❑	❑
6. Gefühle ansprechen	❑	❑	❑	❑	❑	❑
7. den Partner/die Partnerin klein machen, kränken, gemeine Bemerkungen machen	❑	❑	❑	❑	❑	❑
8. den Partner/die Partnerin belehren, zurechtweisen	❑	❑	❑	❑	❑	❑
9. höhnische Bemerkungen machen	❑	❑	❑	❑	❑	❑
10. den Partner/die Partnerin ignorieren, tun als ob er/sie Luft wäre	❑	❑	❑	❑	❑	❑
11. den Partner/die Partnerin handgreiflich bedrohen	❑	❑	❑	❑	❑	❑
12. quengeln, weinen	❑	❑	❑	❑	❑	❑

13. Schwachstellen des Partners/der Partnerin ausspielen	❑	❑	❑	❑	❑	❑
14. konstruktive Lösungen suchen	❑	❑	❑	❑	❑	❑
15. sich verteidigen, wehren, Gegenangriffe machen	❑	❑	❑	❑	❑	❑
16. den Partner/die Partnerin unterbrechen	❑	❑	❑	❑	❑	❑
17. nachfragen, um den Partner/die Partnerin besser zu verstehen	❑	❑	❑	❑	❑	❑
18. Gewalt anwenden	❑	❑	❑	❑	❑	❑
19. zuhören, den Partner/die Partnerin zu verstehen suchen	❑	❑	❑	❑	❑	❑

Wie beurteilen Sie Ihre Kommunikation in der Partnerschaft?
☐ sehr schlecht ☐ schlecht ☐ eher schlecht ☐ eher gut ☐ gut ☐ sehr gut

Wie beurteilen Sie die gemeinsame Problemlösung in Ihrer Partnerschaft?
☐ sehr schlecht ☐ schlecht ☐ eher schlecht ☐ eher gut ☐ gut ☐ sehr gut

Auswertung

Ungünstig sind die Fragen: 1, 2, 5, 7, 8, 9, 10, 11, 12, 13, 15, 16 und 18. Punkten Sie bei diesen Fragen «nie» mit 6, «selten» mit 5, «manchmal» mit 4, «oft» mit 3 und «sehr oft» mit 2 und «immer» mit 1.
Günstig sind die Fragen: 3, 4, 6, 14, 17, 19. Bei diesen Fragen punkten Sie «nie» mit 1 «selten» mit 2 «manchmal» mit 3, «oft» mit 4, «sehr oft» mit 5 und «immer» mit 6.
Zählen Sie die Punkte zusammen. Je höher die Punktzahl desto besser ist die Kommunikation des Paares. Der maximale Wert ist 114. Der krirtische Wert liegt bei 70 Punkten.
Hohe Werte bei den Fragen 11 und 18 sind besonders zu beachten!

Fragebogen zum Befinden (SCL-90-R)

Sie finden nachstehend eine Liste von Problemen und Beschwerden, die man manchmal hat. Bitte lesen Sie jede Frage einzeln sorgfältig durch und entscheiden Sie, wie stark Sie durch diese Beschwerden gestört oder bedrängt worden sind, und zwar während der vergangenen 7 Tage bis heute.

Wie sehr litten Sie unter...?	Überhaupt nicht	ein wenig	ziemlich	stark	sehr stark
1. Kopfschmerzen	❐	❐	❐	❐	❐
2. Nervosität oder innerem Zittern	❐	❐	❐	❐	❐
3. immer wieder auftauchenden unangenehmen Gedanken, Worten oder Ideen, die Ihnen nicht aus dem Kopf gehen	❐	❐	❐	❐	❐
4. Ohnmachts- oder Schwindelgefühlen	❐	❐	❐	❐	❐
5. Verminderung Ihres Interesses oder Ihrer Freude an Sexualität	❐	❐	❐	❐	❐
6. allzu kritischer Einstellung gegenüber anderen	❐	❐	❐	❐	❐
7. der Idee, dass irgend jemand Macht über Ihre Gedanken hat	❐	❐	❐	❐	❐
8. dem Gefühl, dass andere an den meisten Ihrer Schwierigkeiten schuld sind	❐	❐	❐	❐	❐
9. Gedächtnisschwierigkeiten	❐	❐	❐	❐	❐
10. Beunruhigung wegen Achtlosigkeit und Nachlässigkeit	❐	❐	❐	❐	❐
11. dem Gefühl, leicht reizbar oder verärgerbar zu sein	❐	❐	❐	❐	❐
12. Herz- und Brustschmerzen	❐	❐	❐	❐	❐
13. Furcht auf offenen Plätzen oder auf der Strasse	❐	❐	❐	❐	❐

Wie sehr litten Sie unter...?	Überhaupt nicht	ein wenig	ziemlich	stark	sehr stark
14. Energielosigkeit oder Verlangsamung in den Bewegungen oder im Denken	❐	❐	❐	❐	❐
15. Gedanken, sich das Leben zu nehmen	❐	❐	❐	❐	❐
16. Hören von Stimmen, die sonst keiner hört	❐	❐	❐	❐	❐
17. Zittern	❐	❐	❐	❐	❐
18. dem Gefühl, dass man den meisten Leuten nicht trauen kann	❐	❐	❐	❐	❐
19. schlechtem Appetit	❐	❐	❐	❐	❐
20. Neigung zum Weinen	❐	❐	❐	❐	❐
21. Schüchternheit oder Unbeholfenheit im Umgang mit dem anderen Geschlecht	❐	❐	❐	❐	❐
22. der Befürchtung, ertappt oder erwischt zu werden	❐	❐	❐	❐	❐
23. plötzlichem Erschrecken ohne Grund	❐	❐	❐	❐	❐
24. Gefühlsausbrüchen, denen gegenüber Sie machtlos waren	❐	❐	❐	❐	❐
25. Befürchtungen, wenn Sie allein aus dem Haus gehen	❐	❐	❐	❐	❐
26. Selbstvorwürfen über bestimmte Dinge	❐	❐	❐	❐	❐
27. Kreuzschmerzen	❐	❐	❐	❐	❐
28. dem Gefühl, dass es Ihnen schwerfällt, etwas anzufangen	❐	❐	❐	❐	❐
29. Einsamkeitsgefühlen	❐	❐	❐	❐	❐
30. Schwermut	❐	❐	❐	❐	❐
31. dem Gefühl, sich zu viele Sorgen machen zu müssen	❐	❐	❐	❐	❐

Wie sehr litten Sie unter...?	Überhaupt nicht	ein wenig	ziemlich	stark	sehr stark
32. dem Gefühl, sich für nichts zu interessieren	❒	❒	❒	❒	❒
33. Furchtsamkeit	❒	❒	❒	❒	❒
34. Verletzlichkeit in Gefühlsdingen	❒	❒	❒	❒	❒
35. der Idee, dass andere Leute von Ihren geheimsten Gedanken wissen	❒	❒	❒	❒	❒
36. dem Gefühl, dass andere Sie nicht verstehen oder teilnahmslos sind	❒	❒	❒	❒	❒
37. dem Gefühl, dass die Leute unfreundlich sind oder Sie nicht leiden können	❒	❒	❒	❒	❒
38. der Notwendigkeit, alles sehr langsam zu tun, um sicher zu sein, dass alles richtig wird	❒	❒	❒	❒	❒
39. Herzklopfen oder Herzjagen	❒	❒	❒	❒	❒
40. Übelkeit oder Magenverstimmung	❒	❒	❒	❒	❒
41. Minderwertigkeitsgefühlen gegenüber anderen	❒	❒	❒	❒	❒
42. Muskelschmerzen (Muskelkater, Gliederreissen)	❒	❒	❒	❒	❒
43. dem Gefühl, dass andere Sie beobachten oder über Sie reden	❒	❒	❒	❒	❒
44. Einschlafschwierigkeiten	❒	❒	❒	❒	❒
45. dem Zwang, wieder und wieder nachzukontrollieren, was Sie tun	❒	❒	❒	❒	❒
46. Schwierigkeiten, sich zu entscheiden	❒	❒	❒	❒	❒
47. Furcht vor Fahrten in Bus, Strassenbahn, U-Bahn oder Zug	❒	❒	❒	❒	❒

Wie sehr litten Sie unter...?	Überhaupt nicht	ein wenig	ziemlich	stark	sehr stark
48. Schwierigkeiten beim Atmen	❐	❐	❐	❐	❐
49. Hitzewallungen oder Kälteschauern	❐	❐	❐	❐	❐
50. der Notwendigkeit, bestimmte Dinge, Orte oder Tätigkeiten zu meiden, weil Sie durch diese erschreckt werden	❐	❐	❐	❐	❐
51. Leere im Kopf	❐	❐	❐	❐	❐
52. Taubheit oder Kribbeln in einzelnen Körperteilen	❐	❐	❐	❐	❐
53. dem Gefühl, einen Klumpen (Kloss) im Hals zu haben	❐	❐	❐	❐	❐
54. einem Gefühl der Hoffnungslosigkeit angesichts der Zukunft	❐	❐	❐	❐	❐
55. Konzentrationsschwierigkeiten	❐	❐	❐	❐	❐
56. Schwächegefühl in einzelnen Körperteilen	❐	❐	❐	❐	❐
57. dem Gefühl, gespannt oder aufgeregt zu sein	❐	❐	❐	❐	❐
58. Schweregefühl in Armen oder Beinen	❐	❐	❐	❐	❐
59. Gedanken an den Tod und ans Sterben	❐	❐	❐	❐	❐
60. dem Drang, sich zu überessen	❐	❐	❐	❐	❐
61. einem unbehaglichen Gefühl, wenn Leute Sie beobachten oder über Sie reden	❐	❐	❐	❐	❐
62. dem Auftauchen von Gedanken, die nicht Ihre eigenen sind	❐	❐	❐	❐	❐
63. dem Drang, jemanden zu schlagen, zu verletzen oder ihm Schmerz zuzufügen	❐	❐	❐	❐	❐

Wie sehr litten Sie unter...?	Überhaupt nicht	ein wenig	ziemlich	stark	sehr stark
64. frühem Erwachen am Morgen	❒	❒	❒	❒	❒
65. zwanghafter Wiederholung derselben Tätigkeiten wie Berühren, Zählen, Waschen	❒	❒	❒	❒	❒
66. unruhigem oder gestörtem Schlaf	❒	❒	❒	❒	❒
67. dem Drang, Dinge zu zerbrechen oder zu zerschmettern	❒	❒	❒	❒	❒
68. Ideen oder Anschauungen, die andere nicht mit Ihnen teilen	❒	❒	❒	❒	❒
69. starker Befangenheit im Umgang mit anderen	❒	❒	❒	❒	❒
70. Abneigung gegen Menschenmengen, z.B. beim Einkaufen oder im Kino	❒	❒	❒	❒	❒
71. einem Gefühl, dass alles sehr anstrengend ist	❒	❒	❒	❒	❒
72. Schreck- oder Panikanfällen	❒	❒	❒	❒	❒
73. Unbehagen beim Essen oder Trinken in der Öffentlichkeit	❒	❒	❒	❒	❒
74. der Neigung, immer wieder in Erörterungen und Auseinandersetzungen zu geraten	❒	❒	❒	❒	❒
75. Nervosität, wenn Sie allein gelassen werden	❒	❒	❒	❒	❒
76. mangelnde Anerkennung Ihrer Leistungen durch andere	❒	❒	❒	❒	❒
77. Einsamkeitsgefühlen, selbst wenn Sie in Gesellschaft sind	❒	❒	❒	❒	❒
78. so starker Ruhelosigkeit, dass Sie nicht stillsitzen können	❒	❒	❒	❒	❒

Wie sehr litten Sie unter...?	Überhaupt nicht	ein wenig	ziemlich	stark	sehr stark
79. dem Gefühl, wertlos zu sein	❐	❐	❐	❐	❐
80. dem Gefühl, dass Ihnen etwas Schlimmes passieren wird	❐	❐	❐	❐	❐
81. dem Bedürfnis, laut zu schreien oder mit Gegenständen zu werfen	❐	❐	❐	❐	❐
82. der Furcht, in der Öffentlichkeit in Ohnmacht zu fallen	❐	❐	❐	❐	❐
83. dem Gefühl, dass die Leute Sie ausnutzen, wenn Sie es zulassen würden	❐	❐	❐	❐	❐
84. sexuellen Vorstellungen, die ziemlich unangenehm für Sie sind	❐	❐	❐	❐	❐
85. dem Gedanken, dass Sie für Ihre Sünden bestraft werden sollten	❐	❐	❐	❐	❐
86. schreckerregenden Gedanken und Vorstellungen	❐	❐	❐	❐	❐
87. dem Gedanken, dass etwas ernstlich mit Ihrem Körper nicht in Ordnung ist	❐	❐	❐	❐	❐
88. dem Eindruck, sich einer anderen Person nie so richtig nahe fühlen zu können	❐	❐	❐	❐	❐
89. Schuldgefühlen	❐	❐	❐	❐	❐
90. dem Gedanken, dass irgend etwas mit Ihrem Verstand nicht in Ordnung ist	❐	❐	❐	❐	❐

Auswertung

Für die Auswertung des Fragebogens benutzen Sie das Manual von G. Franke (1995).